本书为江西省智库研究项目（编号：ZK202404）、江西省中医药管理局科技计划项目（编号：2022B992）、江西省中医药中青年骨干人才（第四批）培养计划项目（赣中医药科教字〔2022〕7号）成果

旴江医学

《内经》临证传薪

陈谦峰　李　丛◎主编

中国健康传媒集团

中国医药科技出版社

内 容 提 要

盱江医学是中国地方四大医学流派之一，本书全面系统地搜集与整理盱江医学代表医家（包括李梴、龚廷贤、喻嘉言、陈自明、万全等医家）关于《黄帝内经》学术思想的精辟论述，力图展现盱江医学对《黄帝内经》气学说、藏象理论、病因病机、治则治法、针灸临床、养生食疗、医德教育等方面的传承与创新，以帮助读者更好地理解《黄帝内经》，进而提高中医药学术和临床能力。本书内容详实，有较高的学术价值，适合中医院校师生、临床中医师阅读使用。

图书在版编目（CIP）数据

盱江医学《内经》临证传薪 / 陈谦峰，李丛主编 .
北京：中国医药科技出版社，2024.12. -- ISBN 978-7-5214-4914-3

Ⅰ. R221.09

中国国家版本馆CIP数据核字第2024UM9990号

美术编辑　陈君杞
版式设计　南博文化

出版　**中国健康传媒集团**｜中国医药科技出版社
地址　北京市海淀区文慧园北路甲 22 号
邮编　100082
电话　发行：010-62227427　　邮购：010-62236938
网址　www.cmstp.com
规格　710 × 1000mm $^1/_{16}$
印张　14
字数　274 千字
版次　2024 年 12 月第 1 版
印次　2024 年 12 月第 1 次印刷
印刷　北京印刷集团有限责任公司
经销　全国各地新华书店
书号　ISBN 978-7-5214-4914-3
定价　58.00 元

获取新书信息、投稿、为图书纠错，请扫码联系我们。

编 委 会

序

　　地方医学流派是中医学术重要组成部分，各地流派交相辉映，造就了具有强大生命力的中医药学。盱江医学是我国地方医学的杰出代表，历代盱江医家理论渊博、著作宏富、经验丰富，许多独特的学术思想和经验用药一直沿用至今。全面挖掘整理盱江医家的临床经验，系统总结盱江医学的学术思想，继承弘扬盱江医学的特色和优势，对推动中医药事业发展具有十分重要的意义。

　　《黄帝内经》(简称《内经》)是中医基本理论和诊疗技术的渊薮，也是中医哲学智慧的源泉，历代异彩纷呈的中医学流派，无不以《内经》为其学术源头。如张仲景根据《素问·热论》六经分证基本理论创立六经辨证论治体系，开创了伤寒学派之先河；刘河间根据《素问·至真要大论》病机十九条力倡"六气皆能化火"，创立"火热论"，成为寒凉派宗师；李东垣全面传承《内经》脾胃理论并加以发挥，创立脾胃内伤学说，开"补土学派"之先声。当代学术创新的理论基础也无不源于《内经》。如王琦院士总结与发挥《内经》体质论述，创立"中医体质学"；仝小林院士依据《内经》"脾瘅""膏脂"理论，创立脾瘅学说；陈日新教授依据《灵枢·九针十二原》中"刺之要，气至而有效"之论述，用艾灸激发腧穴的传导作用，提高了艾灸的治疗效果，首创热敏灸新疗法。

　　医术超群的盱江医家十分重视对中医经典的研究，在传承与发展《内经》学术方面做出了突出贡献。如喻嘉言的"大气论"是对《内经》"气学说"的传承与创新，席弘针法和龚居中灸法是对《内经》针灸技术的传承与创新，龚廷贤的"调理脾胃医中王道说"、喻嘉言的"脾胃阴阳说"是对《内经》脾胃理论的继承与发展，李梴的"血肉之心和神明之心"是对《内经》藏象心神学说的继承与发展，等等。

陈谦峰教授、李丛教授潜心于盱江医学的研究十余载，已取得了一批突出的研究成果，近又带领学生完成了《盱江医学〈内经〉临证传薪》一书的编写。本书从气学说、藏象理论、病因病机、治则治法、针灸治疗、养生食疗、医德教育等方面较全面总结了席弘、陈自明、危亦林、万全、龚廷贤、龚居中、李梴、张三锡、喻嘉言、黄宫绣、谢星焕等盱江医学代表医家对《内经》中医理论和治疗技术的传承与创新，思路新颖，内容丰富，能为盱江医学的研究提供有益参考。

本书付梓之际，欣然为序。

全国名中医 何晓晖

2024 年 9 月

前　言

2019 年，《中共中央 国务院关于促进中医药传承创新发展的意见》提出要"促进中医药传承与开放创新发展……挖掘和传承中医药宝库中的精华精髓"。2022 年，《"十四五"中医药发展规划》也指出"加强中医药传承保护……支持中医学术流派发展"。地方医学流派是我国中医药学宝库的重要组成部分，在传承与创新的视野下挖掘"盱江医学"的学术内涵，对于继承发扬宝贵的中医药遗产，推动中医药事业发展，造福人类健康事业具有十分重要的意义。

中医发展最大的特点是经典传承，纵观中医学史上重要的医学流派和医家，其理论源头无不始于《内经》。《内经》作为中医四大经典之首，被称为"医家之宗"，是中医学各个流派的源泉。中医学术流派的发展史就是以《内经》为代表的中医理论的发展史、完善史和创新史。《内经》中的三个主要理论系统与《中医各家学说》中的七大医学流派有着直接联系，《内经》的热病理论与伤寒学派和温病学派的关系密切，六气理论与河间学派、丹溪学派、攻邪学派的关系密切，脏腑理论与易水学派、温补学派的关系密切。因此，《内经》是中医各个学术流派的理论渊源，是各流派发展的原动力。

江西是中医药文化的重要发祥地之一，在中医药界占有重要地位。江西中医药源远流长，盱江医学无疑是这段历史长河中最辉煌的一部分。发源于抚州的盱江医学，名医辈出，著述丰富，是我国古代著名的四大医学流派之一，为中医学的繁荣昌盛做出了不朽的功绩。在江西历史上十大名医中，陈自明、危亦林、龚廷贤、龚居中、李梴、喻嘉言、黄宫绣、谢星焕等 8 人均为旴江医家，在全国历代 62 家针灸学派中，旴江医家占 8 家。他们的学术思想和治疗经验对我国中医药的发展产生了重要影响。

旴江医学对于中医经典的延续，传承千年，至今仍未过时。旴江医学为中医流派的一脉清流、一枝翠叶，有自身鲜明的地方特色与发展规律，是江西中医流派最为杰出的代表。它独具一格的地域特色、对《内经》等经典的传承与创新，是使它播扬四方和传承千秋的根本所在，也因此在中国医学史上留下熠熠生辉的一页。旴江医家大多重视对中医经典，尤其是《内经》的研究，在传承与发展《内经》学术方面的贡献重大。宏富的旴江医籍既全面继承了中医经典和前人的宝贵经验，又有所发现，有所发明，创造性地提出了许多新理论、新技术、新方法。其名说纷呈、名术璀璨、名方辉映，为中医药学的发展做出了不可磨灭的伟大贡献。如喻嘉言的大气论对《内经》气学说的传承与创新，席弘针法和龚氏灸法对《内经》针灸临床的传承与创新，等等。可见，传承与创新是推动中医药事业发展的动力，也是旴江医学最突出、最鲜明的学术特征。

目前，旴江医学的研究主要集中在医家医史、学术思想（如针灸、耳鼻喉科、妇科等专科）、医学教育等方面，鲜有人从经典传承与创新的角度切入研究其内涵。基于以上考虑，我们认为：《内经》是旴江医学流派的理论基础，也是促进其发展的原动力；旴江医学的代表医家、医著，体现了对《内经》学术思想的传承与创新。

《旴江医学〈内经〉临证传薪》一书基于对古今旴江医学相关

文献的挖掘，全面系统地搜集、整理旴江医学关于《内经》学术思想的精辟论述，从传承与创新的角度展现旴江医学对《内经》医德教育、养生食疗、气学说、藏象理论、针灸临床、病因病机、治则治法等的认识脉络。包括：①旴江医学对《内经》医德教育的传承与创新（如李梴的习医规格）。②旴江医学对《内经》养生食疗思想的传承与创新（如龚廷贤的《寿世保元》）。③旴江医学对《内经》气学说的传承与创新（如喻嘉言的大气论）。④旴江医学对《内经》藏象理论的传承与创新（如李梴的脏腑别通说）。⑤旴江医学对《内经》针灸临床的传承与创新（如席弘针法和龚氏灸法）。⑥旴江医学对《内经》病因病机的传承与创新（如喻嘉言的秋燥论）。⑦旴江医学对《内经》治则治法的传承与创新（如陈自明的外科脾胃论）。

以旴江医家喻嘉言对《内经》气学说的传承与创新为例，通过文献挖掘，喻氏的学术思想与他对气的认识有密切的渊源，有许多独特创见。他在传承《内经》气学说的基础上，创新性地提出了"唯气以成形"的"大气论"，指出大气为诸气之主、营卫为先务、阴阳之气不可偏、治气之说有三等内容。

江西中医药有过辉煌时代，令人津津乐道。这些早已融入江西历史文化血脉中的医药文化符号，既是资产，也是重担。如何传承好、发展好中医药瑰宝，是江西中医人必须回答的时代之问。而研究旴江医学与《内经》的传承与创新关系，有助于梳理旴江医学流派的理论源流、学术内涵，有助于推动旴江医学的发展。以《内经》为逻辑起点，以旴江医学流派为研究本体，既有中医经典的传承，又有学术流派的创新，极富传承创新的特色。

本书的研究资料来源主要有《素问》《灵枢》的历代注本、旴江医学的有关成果、中国医学史著作和相关研究论文等。杨卓寅教授等老一辈专家开创了盱江医家研究领域，并打下了坚实的学术基础，在此表示深切怀念和敬意！在本书编写和出版过程中得到了江西中医药大学党委、行政和盱江医学研究会的大力支持，在此表示衷心感谢！书中引用了许多学者的学术资料，在此一并致谢！由于从对《内经》的传承创新角度研究盱江医学尚属首次，收集的资料不完全，加上我们的知识水平有限，书中可能存在不足之处，敬请读者提出宝贵意见。

陈谦峰　李　丛

2024 年 9 月

目　录

第一章　盱江医学与医家概述

第二章　盱江医学对《内经》气学说的传承与创新

第三章　旴江医学对《内经》藏象理论的传承与创新

第四章　盱江医学对《内经》病因病机的传承与创新

第五章　盱江医学对《内经》治则治法的传承与创新

第六章 盱江医学对《内经》针灸临床的传承与创新

第七章　盱江医学对《内经》养生食疗的传承与创新

第八章　盱江医学对《内经》医德教育的传承与创新

第一章　旴江医学与医家概述

旴江医学，源于江西省旴江（今名抚河）流域。旴江水滋养了两岸勤劳聪明之人，也孕育了古今无数的文人墨客和英雄豪杰。在这样的文化氛围中，名医辈出、名说纷呈、名术璀璨、名方辉映，形成了一支光耀夺目的医学群体。

20世纪80年代，著名医史学家杨卓寅教授将旴江流域的医学群体命名为"旴江医学"，开启了旴江医学研究的先河。1990年，《中国中医药报》头版刊登了有关旴江医学的重要文章，引起了中医界的广泛关注和认可，从而确立了旴江医学在医学史界的地位。旴江医学与新安医学、孟河医学、岭南医学并称为中国四大地方医学流派，其思想理论和治疗经验具有独特的地域特色和发展规律，是江西中医流派中最为杰出的代表之一，不仅传承了中医经典，更在发展与创新中焕发出独特的光芒，不断涌现出新的理论、技术和方法，为中医药学的繁荣发展做出了不可磨灭的贡献。

旴江流域自西汉至民国有1200余位医家，著有医籍700余种。江西十大名医中，旴江医家占据了八席，同时在全国62家针灸学派中，旴江医家也占据了8家，这些医家不仅在江西医学史上留下了浓墨重彩的一笔，还对全国乃至东亚地区的医药学发展产生了深远的影响。

一、葛洪

葛洪（284—364），字稚川，号抱朴子，东晋丹阳郡句容（今江苏句容县）人。少年时研读儒家经典，尤喜"神仙导养之法"，拜葛玄之徒郑隐为师，学习气功炼丹秘术，遍游名山，探药炼丹，以医弘道，传医治病。撰有《肘后备急方》《玉函方》（已佚）和《抱朴子内篇》等作品，其中《肘后备急方》为我国第一部临床急救手册，在世界医学史上最先发现和记载了"尸注""恐水病""疥疮""沙虱毒"，还发明了取出狂犬脑敷患者伤口的免疫学治疗方法，为后世医学研究和实践提供了重要启示。我国诺贝尔奖获得者屠呦呦教授受其启发，研制出拯救亿万苍生的青蒿素。

二、席弘

席弘（？—？），字宏达，北宋江西临川（今江西抚州市）人，为席弘针灸学派创始人。据《神应经》传宗图记载，席氏家传针灸十二代，由宋到明，历久不衰，门徒遍及江西各地，是我国历史上较大的地方针灸派系，注重选穴与手法。其所著的《席弘赋》被后世广泛转载，还著有《席横家针灸书》（已佚）。此外，记载其学术思想的还有《补泻雪心歌》《天元太乙歌》《长桑君天星秘诀歌神应经》《神应经》，其中，《神应经》最有代表性。

三、陈自明

陈自明（1190—1270），字良甫，自号"药隐老人"，南宋抚州临川（今江西临川）人。其祖父、父亲均为当时名医，受到家庭医学氛围的熏陶，陈自明自幼便通读中医经典名著，在随父学医过程中，不断钻研经典，走访实践，将书中的知识切身地运用于实际问题中，经数十年的积累，练就了炉火纯青的医学技艺，通晓内外科，且在妇科方面尤有造诣。著有《妇人大全良方》《外科精要》《管见大全良方》。

四、危亦林

危亦林（1277—1347），字达斋，元代江西南丰人，人称"中国骨科之首"。他出生医学世家，五代习医，自幼谦虚好学，博览医书，随多位医家潜心学练，20岁开始单独行医诊病，精研内外妇儿、骨伤等科。危亦林不仅治学严谨，还无私地分享家传秘方，整合家传医术与先贤之术，去糟粕、留精华、创新方，最终历经十余载写成了《世医得效方》。本书在骨伤科方面的记载非常详细，是中国骨伤科历史上重要的里程碑式的著作。

五、朱权

朱权（1378—1448），别号大明奇士、涵虚子、臞仙等，明太祖第十七子，封于大宁，后就藩南昌。朱权爱好广泛，受道家和古代中和思想的影响，特别重视精神养生。其养生观以道家养生、中和养生、神隐养生为主要特点，提倡对精神的修持，使养生内容更具体化，更便于践行。他传承和发展了古代精神养生的智慧，著有《活人心法》《运化玄枢》《神隐》等多部医药著作，对于当代"精神养生"具有十分重要的指导价值。

六、万全

万全（1499—1582），又名全仁，字事，号密斋，明代豫章（今江西）人，被后世尊为儿科之圣。出生世医之家，早年习儒，自幼受儒家文化熏陶，推崇"天人合一""中和"的思想，但仕途不顺，转而学医，传承家学，深究经典，博采前人之长，并加以发挥，先著《育婴家秘》，流传颇广。其一生勤奋治学、救死扶伤，精通内、妇、儿诸科，于养生方面亦颇有建树。著作多达10部，如《痘疹心法》《伤寒摘锦》《养生四要》《幼科发挥》等。

七、龚廷贤

龚廷贤（1522—1619），字子才，号云林，又号悟真子，明代江西金溪（今合市乡龚家）人，被誉为"医林状元""天下医之魁首"。出身医学世家，御医龚信之子，幼攻举业，屡考不中，弃儒从医，既博考历代医书，又善于总结、继承家传诊疗实践经验，经过长年累月的刻苦钻研及临床实践，悟出了诸多极具价值的临床经验，并将其整理记录。其自撰存世的著作共有8部，如《万病回春》《寿世保元》《种杏仙方》等。

八、张三锡

张三锡（？—？），字叔承，别号嗣泉，明代江西旴江（今江西南城县）人。出身中医世家，为名医王肯堂弟子，世业医，精医术，行医三十年。曾博采群书，汇集成《医学六要》一书。本书采录各书而萃其要，涉及基础理论、药性、治则等各方面，是一部综合性临床参考书，包括《四诊法》《病机部》《经络考》《本草选》《治法汇》《运气略》六部分，影响甚大。名医王肯堂盛赞之，称张三锡为"医圣"。

九、龚居中

龚居中（？—1646），字应园，号如虚子，又号寿世主人，明代豫章（今江西金溪）人，少时本欲走仕途，后因病弃儒从医。龚居中将其一生都贡献给了医学事业，擅长诊治的病症范围极广，并为多类病症写了临床专著，将毕生所积累的经验及思想整理总结，给予后世医家极大的启发与影响。其著作众多，现存的代表作有《外科百效全书》《女科百效全书》《幼科百效全书》《小儿痘疹医镜》等。

十、喻嘉言

喻昌（1585—1664），字嘉言，号西昌老人，明末江西新建（今南昌）人，与吴谦、张璐并称清初三大家。其自幼聪颖好学，才高志远。明代崇祯庚午年以副榜贡生资历选送入京，在京三年无所成就，怅然而归，以医为业，专攻岐黄，潜心医道，最终成了医名卓著、冠绝一时的中医大家。其上溯《内经》《难经》诸典，下及诸子百家，钻研尤深，体会颇多。医疗上擅长内科杂病，强调识病议药，辨证论治，善用经方，诊治疑难杂证，多获奇效。著有《寓意草》《尚论篇》《医门法律》等。

十一、李梴

李梴（1766—1818），字健斋，明代江西南丰人。年少因病立志学医，博览群书，致力于医学研究，医术高明，声望颇高。首倡"异穴补泻"，擅用"上补下泻"针法治疗诸科疾病，尤善治疗五官疾病，历代医家多有私淑，推崇备至。晚年因感初学者"苦无统要入门"，著成《医学入门》。本书内容全面，集众多医书之所长，一经发出便迅速刊行全国，紧接着在日本、越南、朝鲜等国也竞相翻译出版，在国内外影响颇深。

十二、黄宫绣

黄宫绣（1720—1805），字锦芳，清代江西宜黄县君山人，是江西古代十大名医之一。出生书香门第，聪明博学，自幼习儒，嘉庆甲子恩赐举人，乙丑赐翰林院检讨。旁通医药之学，著有《本草求真》《太史医案初编》《医学求真录》《脉理求真》。他精研《黄帝内经》，领会精髓，结合自己的临床经验，对藏象学说等多有发挥。

十三、邹岳

邹岳（？—？），字五峰，号东山，清代旴江（今江西南城）人。出生医药世家，父亲景波以医名世，然早殁。岳初习儒，为邑诸生，后继父志业医，精习经方，洞晓针药，博览全书，精通内科、外科，善治疮疡，提倡用内治法治疗外科疾病，著有《医医说》（已佚）和《外科真诠》，其中《外科真诠》被近代名医秦伯未称赞"分析之细，罗列之富，为外科书籍所仅有"。

十四、谢星焕

谢星焕（1791—1857），字文斗，号映庐，清代江西南城人，是江西省十大名医之一。自幼怀揣救世之心，精研先世医学，熟读经典，博览群书。为谋生常远离故土在外开店，售药行医，医名盛隆，善治疑难奇险、误治失治之症。道光十一年，南城饥荒致时疫大作，谢氏以"温补托邪"救治，活人无数。撰有《谢映庐医案》《得心集医案》，书中所记医案，多为疑难重症，析病精确，议证详密，透悟经旨，用方巧妙。

第二章 盱江医学对《内经》气学说的传承与创新

天地有正气，杂然赋流形。下则为河岳，上则为日星。于人曰浩然，沛乎塞苍冥。

皇路当清夷，含和吐明庭。时穷节乃见，一一垂丹青。

——江西爱国将领文天祥《正气歌》

"气"是中华传统文化中的独特哲学概念，对中国社会思想的进步有着深远的影响，如江西吉州爱国将领文天祥在《正气歌》中将气描绘成组成天地万物的基础物质，包括了江河山岳以及人的气节。这种气的特殊属性同样适用于传统中医学，是组成中医理论的基石。在中医学基础理论的经典巨著《黄帝内经》中，有具体含义的字中出现最多的就是"气"，一共出现了2957次，可见"气"在《黄帝内经》和中医学发展中处于十分重要的地位。《黄帝内经》中的"通天下一气耳"就是中医学整体观念的根基，可以说《黄帝内经》中提到的气是中医哲学理论的本体论。

盱江医学是我国最为著名的地方医学流派之一，喻嘉言、陈自明、葛洪、危亦林、张三锡、龚居中、谢星焕、黄宫绣、龚廷贤、李梴等江西古代名医对《黄帝内经》中的气学说都有着深刻理解，并对其进行传承、发扬、创新。纵观盱江历代医家，无一医者不重视气在人体之中的重要地位；遍览盱江医经典籍，无一著作不论气的作用。从古至今，诸多盱江医家在《黄帝内经》的基础上守正创新，踔厉奋发，最终形成一套独特的中医医疗体系和思想。

第一节　喻嘉言与"大气论"

喻嘉言是盱江医学长河中最具传奇色彩的代表人物，其高超的医术、精湛的临床辨证能力都离不开他对于《黄帝内经》《伤寒论》等经典著作的深入研究，在他的诸多病案记录中可以看到他对于《黄帝内经》中"气学说"的深刻理解和运用。在其晚年的行医过程中更是独树一帜归纳总结出"大气论"的临证指导思想，对于后世盱江医家的临床发展有着十分深远的影响。

一、"天地合气"的传承与创新

"大气"一词首见于《黄帝内经》，书中最早阐述了"大气"的概念及生理意义。如《素问·宝命全形论》载："天地合气，命之曰人。"说明气为机体生命的基础。《内经》还以气的运动变化阐述人体生命活动及疾病的发生、诊断、治疗、痊愈的全过程。《素问·生气通天论》载："自古通天者，生之本，本于阴阳。天地之间，六合之内，其气九州、九窍、五脏、十二节，皆通乎天气。"又如《素问·五运行大论》言："地为人之下，太虚之中……大气举之。"喻嘉言继承了《黄帝内经》的主要观点，提出自然世界生生不息，也是缘于大气的升举。"大气论"是喻嘉言根据《黄帝内经》启发所创，影响深远，而后清末医家张锡纯对"大气论"进一步深入阐述，对大气下陷理论的辨证论治更是独具匠心。可见，"大气论"对中医临床具有重要的指导意义，对于中医学后世的发展起到了不可替代的作用。

喻嘉言继承《黄帝内经》的气学说思想，并在此基础上借鉴了《金匮要略》中"大气一转，其气乃散"的经典论述，对"大气"的内涵进一步进行了发挥，提出了"胸中大气"这一称谓。他在《医门法律》中撰写"大气论"，对"大气"进行阐述，他认为大气即胸中之气，包举于肺之周围而行治节。即所谓"五脏六腑，大经小络，昼夜循环不息，必赖胸中大气，斡旋其间"。他的这一学术观点对盱江医学有着非凡的影响。在其所著的《医门法律》中载有："天积气耳，地积形耳，人气以成形耳。唯气以成形，气聚则形存，气散则形亡。气之关于形也，岂不钜哉？然而身形之中……营卫、脏腑、经络而令充周无间，环流不息，通体节节皆灵者，全赖胸中大气为之主持。"在以上论述中，喻嘉言将"大气"一词在《黄帝内经》中的含义主要划分为两种：一种是自然世界中升降出入的大地之气，如《素问·五运行大论》载："岐伯曰：地为人之下，太虚之中者也。帝曰：冯乎？岐伯曰：大气举之也。燥以干之，暑以蒸之，风以动之，湿以润之，寒以坚之，火以温之。"喻氏认为"大气"为构成自然世界的基础物质。另一种则是与生命的生长壮老已息息相关的气。大气为中焦脾胃运化水谷精微后所产生的,对人体气化起推动作用。如《灵枢·五味论》谓:"谷始入于胃,其精微者,先出于胃之两焦,以溉五脏,别出两行,营卫之道。其大气之抟而不行者,积于胸中,命曰气海,出于肺,循喉咽,故呼则出,吸则入。"文中提到水谷进入人体,经脾胃运化之后,其精微之气除营养五脏之外,还转化为营气、卫气及大气,大气中的一部分积聚于胸中而主司呼吸,名为气海,即喻嘉言重点论述的"大气"。"大气"与现代《黄帝内经》中的天地之气有相同的理解与诠释,但是其概念更加贴近人体,有更深刻的含义,后文将进一步论述。

二、"宗气"的传承与创新

"胸中大气"是喻嘉言作为特定的概念提出的,他对人体之中的大气作了明确的定义和区分。在《医门法律》中,"大气论"对"大气"与"宗气"也进行了探讨:"然而身形之中,有营气、有卫气、有宗气、有脏腑之气、有经络之气,各为区分。其所以统摄营卫、脏腑、经络,而令充周无间,环流不息,通体节节皆灵者,全赖胸中大气为之主持……或谓大气即膻中之气……或谓大气即宗气之别名。宗者尊也,主也,十二经脉奉之为尊主也。"喻嘉言认为,大气抟聚于胸中,包举于心肺周围。胸中大气既不同于膻中之气,又区别于宗气、营气和卫气。喻嘉言的大气论十分明确地论述了气之间的精细差别。他认为膻中之气为"臣使之官",作用局限,即"参之天运,膻中臣使,但可尽寒、暑、燥、湿、风、火六气之职……未可言大气也"。宗气是气之宗主,一般认为与大气相似,但《黄帝内经》中已明确强调了营气、宗气、卫气应"分为三隧",既有隧可言,就不可能与鸿蒙无际的大气相提并论了。而营气、卫气功能和定义明确,二者各司其职,各行其道,更不能与大气混为一谈。因此,他认为人体中大气是位于胸中、独立于诸气之外、凌驾于诸气之上、具有统摄和推动作用的磅礴之气。他指出,身形之中的营气、卫气、宗气、脏腑之气、经络之气各司其职,环环相扣,但是全依赖胸中大气的主持与调整。他将胸中大气认定为诸气之总司,最大的特点和特征是统摄和推动诸气的能力。

此后,喻嘉言还对《金匮要略·水气病脉证并治》中"大气"的论述加以借鉴和发挥,"阴阳相得,其气乃行;大气一转,其气乃散"。然而,《金匮玉函经》认为《金匮要略》中的"大气"为"宗气","必从膻中、气海之宗气通转,然后阴阳和,荣卫布,邪气乃从下焦而散也。下焦者,中渎之官，水道出焉，前后二窍皆属之，前窍属阳，后窍属阴。阳道实，则前窍固，邪从后窍失气而出；阳道虚，则从前窍遗尿而去矣。为大气一转而邪散，故曰气分"。其认为"大气"包括"宗气"，从水液运化的角度论述了大气的功能，认为大气为上焦气血、水液正常运行的根本。然而喻嘉言认为，"大气"又不同于"宗气"。其一，"大气"与"宗气"功能存在差异，大气当为维持人体气化的根本动力，而宗气当与人体心、肺密切相关，能维持心血流动及肺司呼吸功能。如《素问·平人气象论》曰："胃之大络，名曰虚里，贯膈络肺，出于左乳下，其动应衣，脉宗气也。盛喘数绝者，则病在中；结而横，有积矣；绝不至，曰死。乳之下其动应衣，宗气泄也。"其二，二者来源不同。《灵枢·邪客》曰："五谷入于胃也，其糟粕、津液、宗气分为三隧。故宗气积于胸中，出于喉咙，以贯心肺，而行呼吸焉。"《灵枢·五味论》谓："谷始入于胃，其精微者，先出于胃之两焦，以溉五脏，别出两行，营卫之道。其大气之抟而不行者，积于胸中，命曰气海，出于肺，循喉咽，故呼则出，吸则入。"可见，宗气与大气同样来源于后天水谷精微的运化，但二者循行规律不同，宗气类同于气海所含之气，大气中"抟而不行"者为宗气，因此大气不同于宗气。

三、"少火生气"的传承与创新

《内经》所谓'少火生气'也。此气既由少火发生，以徐徐上达，培养于后天水谷之气，而磅礴之势成，绩贮于膺胸空旷之府，而盘踞之根固。是大气者，原以元气为根本，以水谷之气为养料，以胸中之地为宅窟者也。"喻昌和张锡纯均认为，大气即胸中之阳气，是全身生理活动的支撑，为人身各气之总纲。所谓大气，包括肺心两脏的阳气，若从《黄帝内经》看，宗气是心阳之气，即"左胸跳动之大气也"。以元气为根本、以水谷之气为养料、以胸中之地为所居，构成了大气的三大要素。

喻昌强调，大气从性质来看也符合胸中阳气的特征理论基础。他列举了《金匮要略》中的水分病"心下坚，大如盘，边如旋盘，水饮所作"，以此作为胸中阳气为病的典型病证进行分析，认为水饮等阴邪之所以凝聚不散，是因为胸中阳气不布之故。因此，治疗上必须宣通胸中阳气，以散阴邪之凝结。《医门法律》中提到："水饮久积胸中不散，伤其氤氲之气，乃至心下坚，大如盘，遮蔽大气不得透过……用桂枝去芍药加麻黄、附子，以通胸中阳气者。"此论不但明确指出了胸中大气就是胸中阳气，而且也为临床治疗胸中阳气为病提供了正确的思路。此外，喻氏特别强调临床治病要注意保护胸中阳气，用药不可误伤胸中阳气，以免痹痛痞塞之患，对于临床治疗用药有一定的指导意义。"治胸中大气下陷,气短不足以息。或努力呼吸,有似乎喘。或气息将停,危在顷刻。其兼证,或寒热往来,或咽干作渴,或满闷怔忡,或神昏健忘,种种病状,诚难悉数。其脉象沉迟微弱,关前尤甚",喻嘉言这一理论对于后世医家有着深刻的影响。后张锡纯在《医学衷中参西录》中首次提出"大气下陷"这一病证,肯定了喻嘉言大气的观点,并创制了升陷汤等处方,为后世升阳举陷法的应用提供了思路。《医学衷中参西录》中提到:"大气者,充满胸中,以司肺呼吸之气也。人之一身,自飞门以至魄门,一气主之。然此气有发生之处,有培养之处,有积贮之处。天一生水,肾脏先成,而肾系命门之中有气息息萌动,此乃乾元资始之气。"

诸多医家对"大气"的理解都不尽相同。"大气"在《金匮要略》与《医学衷中参西录》中含义也不完全相同。《金匮要略·水气病脉证并治》中主要提出了水气病之气分病的病症,并论述大气在本病病机中所起到的独特作用。清代徐彬《金匮要略论注》中云:"仲景于论正水后,结出一血分,于论黄汗后,结出一气分,何也?盖正水由肾受邪,发于下焦,下焦血为主用,故论正水而因及于经血不通。黄汗由心受邪,发于上焦,上焦气为主用,故因黄汗而推及于大气不转。"他认为水气病之气分病为"大气"之病,故为"气分病"。而《医学衷中参西录》中提出"盖胸中大气,即上焦阳气",大气不但为"诸气之纲领,并可为周身血脉之纲领矣"。可以看出,张锡纯的观点与黄元御"一气周流"及彭子益"圆运动"学说具有类似之处,均认为五脏功能实为气化功能的统一。"五脏者,气化之器也",五行本质上为气的不同运动变化,而五脏作为人体气化之所,脏腑气化实为五行在人体气化上的体现。但是相较于喻嘉言的大气论都不够全面,没有体现气化的优势。可见喻氏对于大气为胸中阳气的论述在后世同样有着重要影响。

四、喻嘉言"大气"学说的临证意义

大气乃诸气之宗主,对于身体健康有着不可替代的作用,是保持人体阴阳平衡和治疗各种疾病的关键。临床上最常见的大气下陷证只是大气功能受损症状之一,大气因虚无力升提而下陷,可见脘腹重坠、神疲乏力、声低语怯等表现。除此之外,大气还可影响人体的诸多生理活动,包括呼吸、语言、声音,以及肢体运动等。因此,唯有保持胸中大气正常运转,才能保持健康,远离疾病。喻嘉言提出了"大气一转,其气乃散"的临床治疗原则。在《医门法律·大气论》中,他着重论述了大气对于人体的影响,以及大气聚于胸中可统摄营卫、脏腑、经络等各组织器官的机制。只有大气"充周无间，环流不息"，才能使人身"通体皆灵"。"五脏六腑，大经小络，昼夜循环不息者，必赖胸中大气，斡旋其间。"若大气一衰，则出入废，升降息，神机化灭，气立孤危矣。因此，在治疗过程中，依赖大气的正常流转；在养生保健中，要善调养大气；在疾病康复过程中，要善于补足大气。这些对于人体大气作用的描述与应用不仅与《金匮要略》思想一致，而且多有发挥，对于后世医家对大气的理解有着深刻的影响。历代医家在大气论的指导下，在理、法、方、药及临床应用方面不断探研和完善，从临证角度验证了大气学说的巨大临床价值，尤其在指导一些难治性疾病的治疗时常常显示出显著的疗效。因而，大气论具有十分重要的临床指导意义。

总　结

纵观历代医家，详论大气而成一家言者唯有喻嘉言。喻氏的大气论是从《黄帝内经》中有关大气的论述悟出的。"人之所有者，血与气耳"（《素问·调经论》），故所谓"阴阳相得"者，即血气相得，亦即营卫相得也。《素问·五运行大论》云："地为人之下，太虚之中者也，冯乎？大气举之也。"喻氏从中体会到天地间万事万物的生成及其运动变化皆源于大气，即大气的升举作用和运动不息是自然界一切运动变化的根源，诸如自然界风、寒、暑、湿、燥、火六气的变化，有生之物所表现出来的生、长、化、收、藏的发展过程，都是运动不息的大气作用的结果。他特别强调有形之物对于无形之气的依赖作用，指出"唯气以成形，气聚则形存，气散则形亡"。而人与天地相应，人的生命活动及其生、长、壮、老、已的过程都与人自身的大气有密切关系。他指出："五脏六腑，大经小络，昼夜循环不息，必赖胸中大气斡旋其间。"

喻昌认为，大气的功能是主宰人的生机，强调"胸中为生死第一关"。大气统摄人身诸气，从而能使诸气各自发挥功能，形成全身统一活动。"大气者，充满胸中，以司呼吸之气"，能鼓动肺脏使之呼吸，排出浊气，吸入清气，这是"气化之妙用"。由此可见，大气关系到人的生命活动，"为生命之宗主"。喻氏的大气论对指导中医辨证论治有着巨大的作用，他主要强调了其中两点。①可以用通阳散寒的方法振奋大气，祛除人体中的阴邪，如寒、水、痰、瘀等。例如瓜蒌薤白白酒汤、桂枝去芍药加麻黄附子细辛汤等辛温方剂，可以达到"大气一转，其气乃散"的疗效。②"胸中大气"至关重要，必须慎用损伤胸中阳气之药，如枳壳、沉香等。喻氏还告诫医者，治病祛邪必须处处顾护胸中阳气，以免痞塞引发痹病之患。而大气下陷也会使心、肺、三焦诸脏腑失去正常的生理功能，出现一系列的症状。可见"大气论"及其证治在临床上有很大的现实意义。

第二节　葛洪与气功

葛洪继承了《黄帝内经》对于气的理解和认识，并将气学说和治未病思想融入道家、医家气功养生的临床应用中，提出了"气"能疗未患之疾，"功"可通不和之气的学术观点。葛洪认为，气功锻炼不但可以治病疗疾，还是养生的重要手段，为后世盱江医家气功疗法的运用提供了理论构架。

一、"百病生于气"的传承与创新

正如孙思邈说："气息得理，即百病不生，若消息失宜，即诸疴竞起。善摄养者，须知调气方焉，调气方疗万病大患。"从《黄帝内经》开始，医家就非常重视气与人体疾病的密切关系。如《灵枢·脉度》曰："气之不得无行也，如水之流，如日月之行不休。故阴脉荣其脏，阳脉荣其腑，如环之无端，莫知其纪，终而复始。其流溢之气，内溉脏腑，外濡腠理。"可见，人体之气的正常运转关系到人体的健康。如果气的运转出现了问题，人必定会生病。《素问·举痛论》云："余知百病生于气也，怒则气上，喜则气缓，悲则气消，恐则气下，寒则气收，灵则气泄，惊则气乱，劳则气耗，思则气结。九气不同，何病之生？"岐伯曰："怒则气逆，甚则呕血及飧泄，故气上矣。喜则气和志达，荣卫通利，故气缓矣。悲则心系急，肺布叶举，而上焦不通，荣卫不散，热气在中，故气消矣。恐则精却，却则上焦闭，闭则气还，还则下焦胀，故气不行矣。寒则腠理闭，气不行，故气收矣。灵则腠理开，荣卫通，汗大泄，故气泄。惊则心无所依，神无所归，虑无所定，故气乱矣。劳则喘息汗出，外内皆越，故气耗矣。思则心有所存，神有所归，正气留而不行，故气结矣。"可见，所有疾病的发生发展都可以从气的变化找到原因。因此，葛洪认为治病当先治气，养生当先养气。葛洪对气功的论述主要见于《抱朴子·内篇》，葛洪在书中多处提出坚持不懈的气功锻炼可以通不和之气，延年续命。气功在我国有悠久的历史，有关气功的内容在古代通常被称为吐纳、导引、行气、服气、炼丹、修道、坐禅等。各种功法的同一目的是通过行气的方法使人体脏腑功能得以改善，从而达到预防疾病的目的。《素问·刺法论》中较为具体地记载了一个导引治病的方法："肾有久病者，可以寅时面向南，净神不乱思，闭气不息七遍，以引颈咽气顺之，如咽甚硬物，如此七遍后，饵舌下津令无数。"这就是后人所说的胎息功法。由上可见，《黄帝内经》已对气功健身和治病作了明确的记载和论述。葛洪在《抱朴子·别旨》中也说："夫导引通不和之气，动之则百关气畅，闭之则三宫血凝，实养生之大律，祛疾之玄术矣。"

葛氏之语对于指导当今的气功科研、构建"气一元论"的气功学术体系也不无启迪。葛洪还明确了丹田的位置。他继承、发展了《太平经》的守一法，并将上、中、下三丹田作为"守一"的主要目标。至于三丹田的具体部位，《抱朴子·内篇·地真》说："在脐下二寸四分下丹田……心下绛宫金阙中丹田……人两眉间……三寸为上丹田也。"这与现代气功锻炼中的三丹田位置并无多大差异。葛洪还提出了练功时辰论。他借鉴《黄帝内经》对子午流注学说的认识并提出："行气当以生气之时，勿以死气之时也。故曰仙人服六气，此之谓也。一日一夜有十二时，其从半夜以至日中六时为生气，从日中至夜半六时为死气。死气之时，行气无益也。"

二、"治未病"的传承与创新

《黄帝内经》提出"圣人不治已病治未病"。而葛洪用一句话概括了气功的主要作用——"疗未患之疾，通不和之气"。其中，"疗未患之疾"相当于《黄帝内经》的"治未病思想"，体现了气功的养生功能和作用。葛洪认为，气功的作用其实包括"治未病"与"治已病"两方面的作用，与《黄帝内经》中很多论述气功能够治病防病的条文和内容相吻合。如《灵枢·病传》中的"览于诸方，或有导引行气、乔摩、灸、熨、刺、焫、饮药"及《素问·移精变气论》中的"古之治病，唯其移精变气，可祝由而已。今世治病，毒药治其内，针石治其外，或愈或不愈"。由上可见，《黄帝内经》已对气功健身和治病作了明确的记载和论述。《黄帝内经》中有许多关于气功的调理作用的经典理论，后世气功医家正是在养生"治未病"的理论指导下不断吸收《黄帝内经》的养分来发展充实自身。也正是有《黄帝内经》的坚实理论做指导，后世气功才得以蓬勃发展，从而形成了具有"治未病"特色的中医气功。

《素问·奇病论》中也指出，息积的病症必须以"积为导引服药，药不能独治也"。因此历代名医对气功这一养生方法情有独钟，把它视为"治未病"的重要方法，以医疗健身为目的，以中医"治未病"理论为指导的医家气功更有挖掘潜力。葛洪认为，气功锻炼具有极大的优势。①气功是一种身心兼养的自我保健方法，通过调身、调息、调心，外炼筋骨皮，内炼精气神，使经络通畅，正气充盈。《素问·宝命全形论》强调"一曰治神，二曰知养身，三曰知毒药为真，四曰制砭石小大，五曰知腑脏血气之诊，五法俱立，各有所先"。②气功的整体调节作用较强，能有效促进人的整体功能的改善和健康水平的提高，同时，气功具有双向调节的特性。③气功锻炼简便易行，费用低廉，安全可靠。气功具有双向调节作用，一般情况下，无需进行复杂的体质辨识，只要在有经验的气功医师指导下学练功法即可。

葛洪认为，《黄帝内经》有关气功的论述包括了两方面：其一是有关气功防病治病的记载，如《素问·异法方宜论》云："中央者，其地平以湿，天地所以生万物也众，其民食杂而不劳，故其病多痿厥寒热，其治宜导引按跷。"其二是《黄帝内经》的中医理论为气功的发展提供了理论指导。如《黄帝内经》的顺时摄生、阴阳学说、五脏学说、精气神学说等，都为后来气功的发展提供了理论指导。葛洪还引经据典地提出"养生以不伤为本"，他列举了思虑、用力、悲哀、喜乐、欲望、言笑、沉醉，以及行走、坐卧、视听、饱饥、寒热、五味等过极之伤，主张"行不疾步，耳不极听，目不久视，坐不至久，卧不及疲。先寒而衣，先热而解。不欲极饥而食，食不过饱；不欲极渴而饮。饮不过多……不欲甚劳、甚逸，不欲起晚……五味入口，不欲偏多"等。这些观点主要是根据《黄帝内经·素问》所阐明的医理加以演化而得出的，但葛洪也把道家的消极无为思想掺杂其中。除了上面提到的"行不疾步"与《黄帝内经》"久行伤筋"的意义有所不同外，他还把"汗流""奔车走马""极目远眺""数数沐浴""广志远愿""规造异巧"等统统列为禁忌。

三、"真气从之"的传承与创新

医道相通，中医四大经典《黄帝内经》《难经》《神农本草经》《伤寒杂病论》以及旴江流域的《仙传外科秘方》《古今医鉴》《万病回春》《寿世保元》《种杏仙方》《福寿丹书》《红炉点雪》无不体现鲜明的道教医学特色。而医学与道家医疗养生思想的共同特点都是通过调气使机体恢复正常功能，从而达到治病防病的目的。"真气"为医疗和养生的核心。《黄帝内经》对当时的气功功理和锻炼方法进行了大量记载，体现了医道相通的特点。

《素问·上古天真论》曰："恬惔虚无，真气从之，精神内守，病安从来。"又曰："上古有真人者，提挈天地，把握阴阳，呼吸精气，独立守神，肌肉若一，故能寿敝天地，无有终时，此其道生。"真人是道家的术语，道家称存养本性或修真得道的人为真人，亦泛称"成仙"之人。真人都是从尊敬三宝、修持十善而来，常用作称号，如关尹子、文子、列子、庄子在唐代皆封为真人。可见《黄帝内经》中很多养生思想都是来自道家的。又如："中古之时，有至人者，淳德全道，和于阴阳，调于四时，去世离俗，积精全神，游行天地之间，视听八达之外。此盖益其寿命而强者也。亦归于真人。其次有圣人者，处天地之和，从八风之理，适嗜欲于世俗之间，无恚嗔之心，行不欲离于世，被服章，举不欲观于俗，外不劳形于事，内无思想之患，以恬愉为务，以自得为功，形体不敝，精神不散，亦可以百数。其次有贤人者，法则天地，象似日月，辩列星辰，逆从阴阳，分别四时，将从上古合同于道，亦可使益寿而有极时。"这就详细说明了上古真人、中古至人、其次圣人、贤人等的不同修炼方法，各种养生思想都借鉴了道家的传统理念。《灵枢·本脏》亦说："志意和，则精神专直，魂魄不散，悔怒不起，五脏不受邪矣。"同样，葛洪也从《黄帝内经》记载的以静修身的修炼方法中归纳出很多气功的经验和思路。

在道教理论上，葛洪首次提出"玄"的概念，并将其作为道教思想体系的核心。"玄"即"道"，是创造天地万物之母。在《抱朴子·内篇》中他主张养心颐神，将神仙方术与儒家纲常名教相结合，主张神仙养生为内、儒术应世为外，这与《黄帝内经》的养神思想不谋而合。"恬惔虚无，真气从之，精神内守"都是强调神的调节，《黄帝内经》同样有道家关于神的描述，神包括两方面含义：一是指生命活动现象；一是指不平凡的、异乎寻常的、不可思议的事物或现象。葛洪认为，事物之间或人体内部顺应阴阳的变化并按五行属性生克制化的过程就是神。

葛洪认为，医家气功以医疗健身为目的，吸收融合各种有利于防病治病的自我锻炼方法，与道家、儒家气功是交叉的。其中，道家、儒家气功可以健身，也可以给人治病，医家气功中也有关于道家、儒家练功修炼的成分。比如"恬惔虚无""清心寡欲""治气养心"等。但医家气功最终目标是健身延年，防病治病。

四、葛洪"气功"学说的临证意义

两汉及其以后的有关导引、按摩等气功养生术得到了后世医家们的重视，而气功也从原始的手舞足蹈发展到熊经、鸟伸、龟咽、蛇屈，又推进到收视返听、存思冥想等高级气功修炼阶段。气功理论的完善、各种功法的创立，促使了气功门派支流的大量出现，医学气功从而得到了极大的发展。葛洪继承道家和医家的不同经验，对于气功养生在江西的发展产生了巨大影响。葛洪对导引的应用比较注重预防疾病的实效，而反对当时过于讲究形式的倾向。"凡人导行，骨节有声，如大引则声大，小引则声小，则筋缓气通也。夫导引治未患之疾，通不和之气，动之则百关气畅，闭之则三宫血凝，实养生之大律，祛疾之玄术矣。"简言之，即导引之法不必拘泥于图谱、术式，不论坐、卧、立、走都可随意行功。他的这一理论观点曾被后世许多养生家、医家所吸取，以致在晋代以后，很多有关导引的著述，都只是记录导引的动作概要，而不立任何式名。在两汉之前，导引术、行气术等尚未很好地结合，葛洪告诫说："又患好生之徒，各仗其所长，知玄素之术者，则曰唯房中之术可以度世矣。明吐纳之道者，则曰唯行气可以延年矣。知屈伸之法者，则曰唯导引可以难老矣。知草木之方者，则曰唯药饵可以无穷矣。"这说明在晋代以导引、行气或草药作为保健手段的人是很多的。而葛洪却批评说："浅见之家，偶知一事，便言已足。"《抱朴子内篇·微旨》说："若未得其至要之大者，则其小者不可不广知也，盖藉众术之共成长生也。"葛洪此论为后世动静功的结合开了先河，由此后世许多气功修炼方法都讲求调心、调身、调息的结合，如太极拳便是其中的典范。《抱朴子·极言篇》曰："善摄生者，卧起有四时之早晚，兴居有至和之常制，调利筋骨有偃仰之方，杜疾却邪有吞吐之术，流行营卫有补泻之法，节宣劳逸有与夺之要，忍怒以全阴气，抑喜以养阳气。"在这些思想中，可以看出葛洪继承了《黄帝内经》的经文和思想的影子，对于后世医家的临床应用有着深刻影响。

总　结

葛洪的著述甚多，除诗、赋、章、表及神仙传记数百卷（已大部亡佚）之外，流传至今的有《神仙传》《抱朴子》内外篇。《抱朴子·内篇》二十卷，论神仙黄白、鬼怪变化、养生延年、禳邪却祸之事，属道家；外篇五十卷，论时政得失、人事臧否，属儒家。他还精通医术，著《玉函方》一百卷，后压缩为《肘后备急方》（又作《肘后要急方》《肘后救卒方》），多为简易治疗方法和易得之药，尤便民间使用，一直为后世所重。

气功到了汉代又有了进一步的发展。1973年底发掘出来的长沙马王堆三号墓出土的随葬物品中，有一张绘有人体各种运动姿势的帛画，现定名为"导引图"和另一篇可能是战国时代流传下来的古佚书"却谷食气篇"。这两件材料为研究古代气功提供了丰富的资料。晋代葛洪是一个医学家，也是一个提倡神仙导引的人。《晋书》载葛洪著《金匮药方》一百卷，《肘后备急方》四卷。在他的《抱朴子》一书中，记录了各种长生的方术，从他的书中可以看到《黄帝内经》的养生思想。

《黄帝内经》曰："上古之人，其知道者，法于阴阳，和于术数，食饮有节，起居有常，不妄作劳，故能形与神俱，而尽终其天年。"葛洪对气功导引的记述体现了其对《内经》的继承和发扬。如《别旨篇》云："夫导引不在于立名、象物、粉绘、表影、著图，但无名状也。或伸屈，或俯仰，或行卧，或倚立，或踯躅，或徐步，或吟或息，皆导引也。疾愈则已，不可使身汗，有汗则受风，以摇动故也。"可见功法和操作方法都有与《内经》相近的部分。葛洪对道家、医家的研究体现了旴江医派对《黄帝内经》的继承和发扬。

第三节　张三锡与运气学说

张三锡对于《黄帝内经》的气同样有着深刻的认识，擅长从整体观分析气与人体、气与自然的内在关系，并将之用于临床的辨证之中。张三锡提出五运六气的重要观点，用于指导人们认识理解疾病发作与节气，环境的关系，对于后世旴江医家研究瘟疫等重大疾病提供了参考。

一、"神机气立"的传承与创新

神机和气立表述首见于《素问·六微旨大论》，书中载："出入废则神机化灭，升降息则气立孤危。"那什么是神机，什么是气立呢？《素问·五常政大论》云："五类衰盛，各随其气之所宜也……根于中者，命曰神机，神去则机息。根于外者，命曰气立，气止则化绝。"后世医家认为，神机气立学说是中医学中仅次于阴阳五行的重要思想。张三锡继承《黄帝内经》气一元论的观点，认为气是构成世界的本原物质。《黄帝内经》运用气一元论的理论表述自然现象及生命现象。《灵枢·决气》谓"何谓气？上焦开发，宣五谷味，熏肤充身泽毛，若雾露之溉，是谓气"，这是人体气的概念。《中医哲学基础》云："气是天地万物的本原，是联系万事万物的中介，是形成形体的本原，是物质性和功能性的统一。"《中医基础理论》云："气是不断运动着的具有很强活力的精微物质，是构成人体和维持人体生命活动的最基本物质。"《庄子·知北游》云："人之生，气之聚也；聚则为生，散则为死。""立"，存在、生存之谓，指气运行正常。气立即气聚之意，是生命存在的根基，泛指生命活动现象或规律。自然之气运动变化，施化成纷纭万物的过程，可以称为"气化"，包括气的运动变化及气化育万物的作用。气化为一切自然现象产生的根本，即有了气化才有自然万物的产生。《素问·五常政大论》指出："气始而生化，气散而有形，气布而蕃育，气终而象变，其致一也。"人体也是自然气化所产生的生物之一，因此，气化理论是《黄帝内经》神机气立理论的重要组成部分，同时也是张三锡研究运气学说的基础。

张三锡强调，世界因气的运动变化而出现各种生命现象，"出入废则神机化灭，升降息则气立孤危"，升降出入的是气。"五类衰盛，各随其气之所宜""根于外者命曰气立，气止则化绝"，根于中或根于外的仍是气。王元认为，神机气立是三焦气化的核心和基石。如果说气是构成和维持生命的基本物质，那神机气立则是生命无为而治的气化之道，是生命存续的基本规律。

二、"阴阳之气"的传承与创新

在《黄帝内经》中详细论述了四时节律对于气候变化与人体健康、疾病的影响，体现了《黄帝内经》"天人相应"的根本是阴阳变化。《素问·阴阳应象大论》云："阴阳者，天地之道也，万物之纲纪，变化之父母，生杀之本始。"阴阳是地球围绕太阳运行1周365天圭表投影的变化，把一年的投影长短按二十四节气移光定位连接起来就形成太极阴阳图。故《素问·阴阳应象大论》谓阴阳为天地之道，并进一步演化为三阴三阳，以"开阖枢"表达阴阳的消长转化关系，用以说明自然万物生长化收藏的变化规律。而阴阳的形成，其根本在于太阳在天地自然中形成的一年四季阳气的升降出入，人与天地相应。

张三锡在《医学六要·五运要略》中云："盖运者，动也，主行乎天地之间。"他认为，运气学说中五运六气的对应关系，是指阴阳、五运（行）与六气的对应关系，主要见于《素问》的《四气调神大论》《阴阳应象大论》及《运气七篇大论》等。《素问·天元纪大论》云："夫五运阴阳者，天地之道也，万物之纲纪，变化之父母，生杀之本始，神明之府也。"五运和阴阳都是大道，是万物的根本大法。这种天人相应观揭示的就是气立的重要思想，《素问·天元纪大论》云："在天为气，在地成形，形气相感而化生万物。"人置身天地间，享受着大自然赋予的阳光、空气、水的滋养，沐浴着阳光带来的阴阳变化，顺应寒来暑往、春生、夏长、秋收、冬藏，适应风寒暑湿燥火对人体的作用。又如《素问·天元纪大论》云："天以六为节，地以五为制……凡六十岁而为一周，不及太过，斯皆见矣。"运用十天干配十二地支纪年，司天之气循环以六为常数，地之五运以五为常数，三十年为一纪，六十年为一周，即一个甲子。其重要作用在于清楚体现各年的气候特点，是风寒湿燥火哪方面太过或不及，六十年甲子周天是具有一定规律可循的。每年春夏秋冬二十四节气轮回，产生生长化收藏变化，同时各年份运气各有其特点，对人体升降出入之气机产生各种不同的影响，把这些规律用五行和风寒热湿燥火或三阴三阳配属联系，揭示了人与自然同步生长化收藏之道，这是《黄帝内经》运气七篇的重要学说思想。气化理论的深入探讨为解释运气学说打下了基石，张三锡在其运气学说中认识自然界及人体生命活动规律时，始终将"气一元论"作为其理论的核心，认为自然界各种生命现象和自然景象均是太虚之气气化的结果。

张三锡还进一步分析了《内经》中五运六气与阴阳学说的关系。《素问·天元纪大论》云："鬼臾区曰：阴阳之气各有多少，故曰三阴三阳也……鬼臾区曰：寒暑燥湿风火，天之阴阳也，三阴三阳上奉之。木火土金水火，地之阴阳也，生长化收藏下应之。"又云："其与三阴三阳之候，奈何合之……厥阴之上，风气（木）主之；少阴之上，热气（君火）主之；太阴之上，湿气（土）主之；少阳之上，相火主之；阳明之上，燥气（金）主之；太阳之上，寒气（水）主之。"从以上内容可以看出，地之五（六）行在与天之六气相配时，三阴三阳（厥阴、少阴、太阴，少阳、阳明、太阳）之六气与天之六气（风、热、湿、相火、燥、寒）也是相配属的。

三、"五运六气"的传承与创新

五运六气学说是以阴阳五行学说为纲，以天干、地支为引，研究天文历法与天地阴阳变化、人体生理健康和疾病的学说。运气说的内容约占《素问》篇幅的三分之一，由于其内容博大深奥，文字简约，并涉及多学科知识，历来被认为是《黄帝内经》中最艰深的部分。如何正确认识运气说，成为中医史乃至哲学史上的重要内容。

根据五运六气学说，明代张三锡在《医学六要》中指出"天久淫雨，湿令流行，民多寒疫"，认为湿邪可以导致寒疫。民国以来，对寒疫病因的认识更加深入，张三锡在《医学六要·运气略》中指出"民多寒疫，多兼泻利，忌用润药，宜渗湿理脾"。《重订通俗伤寒论》指出，寒疫是寒邪夹杂戾气或秽湿所导致的传染性疾病。梳理历代疫病相关文献，寒疫可以归纳为因感受非时暴寒或阴寒疫毒之气所致的急性流行性传染性外感疾病的总称，包括寒湿疫、寒燥疫等。寒疫是由戾气引起的传染性疾病。吴鞠通所著《温病条辨·寒疫论》论述其传染性："世多言寒疫者……时行则里巷之中，病俱相类。"天时偏寒以及非时之暴寒是寒疫发生的外在条件。天时偏寒则有助于某些寒性戾气的滋生，导致寒疫的发生。

瘟疫自古有之，乃天地间非寒、非暑、非暖、非凉之气，名曰戾气。从古到今，人类历史的演进一直伴随着与传染病的斗争。从过去的鼠疫、天花、伤寒，到现代的艾滋病、传染性非典型肺炎、禽流感等，新的传染病层出不穷。据《中国疫病史鉴》记载，自西汉以来的两千多年里，中国先后发生过321次流行疫病，历代中医先贤在与瘟疫的抗争中不断探索与实践，积累了丰富的经验。可以说中华民族的发展史，其实就是一部不断与疫病进行抗争的历史。瘟疫是发生于一定季节，感受疫疠之邪，具有强烈传染性并能引起广泛流行的急性外感热病。吴又可《温疫论》曰："温疫之为病，非风、非寒、非暑、非湿，乃天地间别有一种异气所感。"有别于六淫外感邪气，也并非四时之常气的温热之邪。张三锡《医学六要·运气略》中提出："湿令大行，脾土受伤，民多寒疫。"非时之暴寒不但有助寒性戾气的衍生，而且易削弱人体之正气，导致寒疫的流行和暴发，他的观点直至今日依然影响深刻。

四、张三锡"运气"学说的临证意义

《素问·宝命全形论》曰："天覆地载，万物悉备，莫贵于人，人以天地之气生，四时之法成。"运气学说是基于《黄帝内经》中的天人一体思想指导疾病的防治。体质是一个人患病情况的基础条件，是在先天因素和后天因素共同作用下形成的某一阶段机体状态，会受天地"运气"运行的影响。先天因素来源于父母，个人易患病的趋势与先天相关，故而出生时的运气直接影响健康。北京中医药大学东直门医院对支气管炎患者进行分析发现，支气管炎的罹患与出生时的运气存在很大的关联性。《医学入门》曰："天时胜，则舍人之病而从天之时，人病胜，则舍天之时而从人之病。"此外，疾病的发病又与后天的运气变化存在密切联系，《素问·病机气宜保命集》提到："形体者，假天地之气而生……天气不绝，真灵内属，动静变化悉与天通。"因此，借助运气学说的演算，可以预估后天发病倾向和规律，做到未病先防，从而达到治未病的目的，可广泛应用于临床。

感受邪气（非常之运气）是疾病发生发展的必要条件，当年的运气变化、发病季节的运气盛衰情况，会导致病位、病性产生显著差异，继而指导医生采用对应的方剂，从而恢复人体运气的正常运行。在实际应用过程中，中医学十分注意三因制宜，要根据气候、地域特点及实际的气候与疾病关系灵活运用，顺应天地的运气变化，做到"审查病机，无失气宜"。临床上应用五运六气应着重从知常、达变、融通三方面来把握。根据时气盛衰与脏腑虚实，采取有效的生活调摄、遣方用药、针灸导引等措施，趋利避害，以顺应天地气化之常，规避其变，纠正脏腑气血之偏以补其不足，预防或减缓疾病的危害，取得事半功倍的效果。

总　结

运气学说是中国古代研究气候变化及其与人体健康和疾病关系的学说，

在中医学中占有比较重要的地位。运气学说的基本内容，是在中医整体观念的指导下，以阴阳五行学说为基础，运用天干地支等符号作为演绎工具，来推论气候变化规律及其对人体健康和疾病的影响。在现存中医书籍中，最先论述运气学说的是《黄帝内经》的《天元纪大论》《五运行大论》《六微旨大论》《气交变大论》《五常政大论》《六元正纪大论》《至真要大论》等七篇。其他如《六节藏象论》和《黄帝内经素问遗篇》中的《刺法论》《本病论》等也有论述。运气学说涉及天文、地理、历法、医学等各方面的知识。

运气学说是以宇宙天体运行规律演绎自然规律和人体生命规律的一门学科。其内涵是以人肉眼所能观测到的天文现象与自然界气象、气候、物候等变化相联属，对人体生命与疾病变化规律进行深入探讨并提出防病治病的方法。张三锡继承《黄帝内经》的主旨，提出中医学有六大主旨需要重点分析：首列"四诊经"一卷，强调"诊法不明，安知病情""经络不分，安知病根，病机不察，安知传变"；次列"经络考"一卷、"病机部"二卷，强调"药性不熟，何以处方？纲目虽备，切要维紧"；再次列"治法汇"八卷，认为"治病大法"有八：曰阴、曰阳、曰表、曰里、曰寒、曰热、曰虚、曰实，而气血痰火，尽赅于中；最后列"运气略"一卷，该书遵从《黄帝内经》中天人合一的核心思想，汇集《素问》《难经》《素问六气玄珠密语》等经典医著及各家名言，阐述运气学说基本概念及主要内容等，如五运起例诀、五运要略、六气、十干属阴阳、十二支属阴阳、五郁、司天在泉歌、天符岁会、同天符、南北政、南政司天脉歌等。《医学六要》是我国少见的运气学著作，对盱江医学的发展有着深刻影响。

第四节　龚廷贤与元气论

一、肾中元气为身生之本

龚廷贤重视元气，且尤重肾中元气。除《内经》之外，龚廷贤还结合了其他医家关于肾中元气的认识，如元代朱丹溪亦十分重视命门元气，曾指出："人以气为主，一息不运则机缄穷，一毫不续则穹壤判。阴阳之所以升降者，气也；血脉之所以流行者，亦气也；荣卫之所以运转者，此气也；五脏六腑之所以相养相生者，亦此气也。盛则盈，衰则虚，顺则平，逆则病，气也者，独非人身之根本乎？"因此，龚廷贤在《寿世保元》中论述："夫人之一身，有元神，有元气，神官于内，气充乎体，少有不保，而百病生矣。余谬为保元云者，正欲保其元神，常为一身之主，保其元气，常为一身之辅，而后神固气完，百邪无能奸，百病无由作矣。"可见人之一身，元气为本，后天保养元气可以防百病。龚廷贤认为，保护元气对于人体生命健康非常重要。龚廷贤在《万病回春》中阐述元气虚损的原因："凡幼年被诱欲太早者，根本受伤及禀赋薄者，又断丧之过，隐讳不敢实告，以致元气脾胃虚惫。"指出诱欲太早、禀赋薄弱、沉溺酒色等先后天因素均可损伤元气。《济世全书》对这种情况提出用益寿保元丹治疗，其药味组成为：生地黄、茯苓、山茱萸、干山药、牡丹皮、菟丝子、楮实子、覆盆子、枸杞子、柏子仁等，用药均为补肾气之品。可见，龚廷贤认为元气虚惫是指肾中元气虚惫。

龚廷贤认为，房劳是损伤肾精、耗损元气的直接原因，他认为："肾者，藏精之脏也。若人强力入房，以竭其精，则成肾劳。肾主精，精主封填骨髓，肾精以入房而竭"；"其有禀赋素薄之人，又兼斫丧太早者，真阴根本受亏。"如果不顾及肾中精气的盛衰，强行房事，则可使肾精枯竭，影响元气的生成。元气的功能可体现为命门水火的功能，龚廷贤说："一阳居于二阴为坎，故肾中有命门之火焉。凡人入房甚而阳事作强不已者，水衰而火独治也。阳事柔痿不举者，水衰而火亦败也。"此即论述了房劳可导致命门水衰，亦可导致命门火衰，而无论命门水衰还是命门火衰，最终都是命门元气衰竭的体现。因此龚廷贤认为六味地黄丸可补元气，《寿世保元》曰："大补元气，填培虚损之圣药也，即六味地黄丸。"龚廷贤主张用六味地黄丸"壮水之主，以制阳光。夫人之生，以肾为主，人之病，多由肾虚而致者，此一方，天一生水之剂，无不可用"，辨证为肾水虚衰，常用六味地黄丸天一生水。对于命门火衰者，应命门水火同补，书中记载八味丸治"下元冷惫，脐腹疼痛，夜多漩溺""下元虚惫，心火上炎，渴欲饮水"，可见八味丸可治疗下元虚冷。龚廷贤认为，八味丸既补左尺肾水，兼补右肾相火，用八味丸阴阳相济，调补肾元。他认为，八味丸还可以治疗元气不足兼有脾胃虚弱者，"脾胃虚弱，治失其宜，元气复伤而变症者，非此药不能救"，指出脾胃损伤后，伤及元气，应补肾气。

此外，龚廷贤认为许多病症的发生都与元气虚弱有关，如"气虚而中风者，由元气虚而贼风袭之"，指出中风的发病也是元气虚弱所致；"劳伤者，过于劳役，耗损元气，脾胃虚弱不慎风寒，故昏冒也"，"伤于房劳者，因肾虚精耗，气不归元，故昏冒也"，指出昏冒是由于过于劳役、房劳，耗损元气，脾胃虚衰，肾精虚耗而致。"咳嗽吐痰，失音声哑，此元气虚弱而致也。"说明喘急亦可因内伤元气，气不接续而喘。此外，还有"疟疾久不愈，因元气脾胃大虚之故"，"而面目两足肿满，上气喘急，此元气脾胃虚之甚也"。元气虚弱还可导致腰痛、白浊、下淋久不止、内障、两目紧涩等症。

二、脾胃为元气之本

龚廷贤继承和发展了李杲的脾胃学说，强调了脾胃为元气之本，元气是健康之本，脾胃健则元气盛，元气盛则病无从生。在脾胃与五脏的关系上，《寿世保元·内伤》篇云："愚谓人之一身，以脾胃为主，脾胃气实则肺得其所养，肺气既盛，水自生焉，水升则火降，水火既济而全天地交泰之令矣。脾胃既虚，四脏俱无生气……"正所谓土为一身之主，土平则诸脏平矣，亦所谓补肾不若补脾也。若由饮食劳倦、七情所伤，或医者偏执古方，妄逞臆见，或发之太过而亡元阳，或下之太过而损阴血，则损伤脾胃，导致诸病蜂起。"盖脾土一伤，则不能生肺金，金衰不能生水，是肾绝生气之源，则肾水枯竭而根本坏矣。其余诸脏者，皆失相生之义，则次第而衰惫焉。正气既虚，则运用无籍，血滞不行，以致气血耗散，传变失常，浸淫日甚，一虚而百虚出矣。"在脾胃与气血的关系上，《寿世保元·虚劳》篇曰："夫人之生以气血为本，人之病未有不先伤其气者。""生血气者，饮食也。""脾胃俱旺，则能食而肥也。脾胃俱虚，则不能食而瘦。"龚廷贤认为胃主磨谷，脾主传送，运化水谷，以滋养五脏六腑，指出："夫脾胃者，仓廪之官也，属土以滋众脏，安谷以济百骸，故位于中宫，职司南政，旺于四季，体应四肢。胃形如囊，名水谷之海，脾形若掌，乘呼吸而升降，司运化之权。其致呼吸者，元气也。脾居其间，附胃磨动，所以谷气消而转输也。胃属于戊，脾乃己也。至哉坤元，万物滋生。"元气是呼吸的动力，脾胃乘呼吸升降以运化水谷。"人之一元，三焦之气，五脏六腑之脉，统综于胃，故人以胃气为本"，论述了脾胃运化水谷的生理功能。龚氏进一步指出："人之饮食入口，由食管入于胃中，其滋味渗入五脏，其质入于小肠，乃化之，则入于大肠，始分别清浊，渣滓浊者，结于大肠，津液清者，入于膀胱。膀胱乃津液之府也，至膀胱又分清浊，浊者入于溺中，其清者入于胆，胆引入于脾，脾散于五脏，为涎，为唾，为涕，为泪，为汗。其滋味渗入五脏，乃成五汁，五汁同归于脾，脾和乃化血，行于五脏五腑，而统之于肝，脾不和乃化为痰。血生气于五脏五腑，而统之于肺。气血化精，统之于肾。精生神，统之于心。精藏二肾之间，谓之命门。神藏于心之中窍，为人之元气。"阐述了脾胃化生元气的过程：水谷精微入脾，经过脾气散发至五脏六腑，成为五脏六腑的津液，五脏六腑津液又归于脾而化生血，血濡养五脏六腑化为气、精、神等，共同维持人体生命活动。精生神，而神即是元气，故元气为肾中精气所化，而依赖于后天脾胃充养。

　　龚廷贤提出调脾胃当重饮食。《寿世保元·脾胃篇》总结内伤脾胃之要有三：①饮食劳倦即伤脾。②嗜欲而伤脾。③饮食自倍，肠胃乃伤。可见，饮食调理与否，与脾胃之荣衰密切相关。《寿世保元·饮食篇》亦云"人知饮食所以养生，不知饮食失调亦以害生"，指出"凡以饮食，无论四时，常令温暖。夏月伏阴在内，暖食尤宜，勿食生冷"，尤其在夏季，切不可贪凉饮冷，因此时人体外热内冷，更易损伤脾胃正气，此为总纲也。另有一不饱食大饮，盖"饱则筋脉横解，肠澼为痔。大饮则气乃暴逆"；一不食后便卧，盖荣卫不通，气血凝滞，令人患肺气、头风、中痞之疾；一不夜食，盖"脾好音声，闻声即动而磨食，日夕之后，万响俱绝，脾乃不磨，食之即不消，不消即损胃，损胃即番，即不受谷气"；大渴不大饮，大饥不大食，盖"食过多则结积，饮过多则成痰癖"。"恐气血失常，卒然不救也"，故曰"善养生者养内，不善养生者养外。养内者，以恬脏腑，调顺血脉，使一身之流行冲和，百病不作。养外者，态口腹之欲，极滋味之美，穷饮食之乐，虽肌体充腴，容色悦泽，而酷烈之气内蚀脏腑，形神虚矣，安能保合太和，以臻遐龄"。故龚廷贤在治疗上，饮食伤脾则消导之，饮食劳倦则温养之。同时指出，嗜欲伤脾不只伤脾，亦能伤肾。伤肾轻者，通过补脾即可；伤肾重者，病为脾肾同衰，当脾肾同调保其元气。

　　龚廷贤认为，脾胃亏虚可导致元气虚弱，提出善调脾胃者，当惜其气，强调补气、升提、培元气。"气健则升降不失其度，气弱则稽滞矣。""人禀天地阴阳之气以生，藉血肉以成其形，一气周流于其中，以成其神，形神俱备，乃为全人。"神成于气，有气则有神；气健则一身气机升降调达，气为血帅，气行则血行，可见气于人体之重要性。察安危全在于胃气，盖三焦司纳、司化、司出者，本诸元气。故"凡治内伤不知惜气者，诚实实虚虚之谓，学者致思焉"。故曰"脾胃为血气阴阳之根蒂也"。调理脾胃者，医中之王道也。龚廷贤在论述补中益气汤适应范围时曰："中气不足，或误服克伐，四肢倦怠，口干发热，饮食无味，或饮食失节，劳倦身热，脉洪大无力，或头痛恶寒自汗，或气高而喘，身热而烦，脉微细软弱，自汗，体倦少食，或中气虚弱而不能摄血，或饮食劳倦而患疟、痢等症，因脾胃虚而不能愈者。或元气虚弱，感冒风寒，不胜发表，宜用此代之。或入房而后劳役感冒，或劳役感冒而后入房者，急加附子。"他认为脾胃虚弱到一定程度，则损伤人体元气，引发各种病症，主要表现为虚寒、虚热、虚弱。龚廷贤补元气首选补中益气汤，他认为："劳伤者，过于劳役，耗损元气，脾胃虚衰，不任风寒，故昏冒也。"元气虚损至极也可用补中益气汤："此方能治一切诸证，误用攻击之药太过，以致元气脾胃虚损之极，病已垂殆，用之实有起死回生之效，宜此补中益气汤。"元气虚，命门火温煦乏力，"如气虚甚者，必少加大附子制过以行参芪之力，手足冷，或腹痛，亦如之"说明火衰土弱则必须加大附子来鼓舞命门之火，因"肾气若壮，丹田之火，上蒸脾土，脾土温和，中焦自治"。通过一味附子来补命门之火，鼓动脾胃功能，以增加参芪补气之力。

三、全性命者，气与血也

龚廷贤认为"所以全性命者，气与血也"，专立《血气论》一篇，讨论血气的生理、病理及调治方法，提出"医之有《内经》犹儒道之六经，无所不备……《素问》论病之因，《本草》著药之性，《脉诀》详证之原，《运气》法天之候，一以贯之于《内经》，斯医道之大成，乃千古不易之定论，实为万世之师法也"。如"阴阳者，血气之男女也。左右者，阴阳之道路也。水火者，阴阳之征兆也"，即为《内经》之理论，龚氏气血观即在此基础上形成。对于元气及气血的重要性，龚廷贤曰："人生之初，具此阴阳，则亦具其血气。所以得全性命者，气与血也。血气者，乃人身之根本乎。气取诸阳，血取诸阴。血为营，营行脉中，滋荣之义也。气为卫，卫行脉外，护卫之义也。人受谷气于胃，胃为水谷之海，灌溉经络，长养百骸，而五脏六腑，皆取其气，故清气为荣，浊气为卫。荣卫二气，周流不息。"龚廷贤认为血气乃人之根本。

龚廷贤主张调气为上，调血次之。他指出，血荣气卫，常相流通，则无病，一有窒碍，则百病由此而生。"夫血者，譬则水也。气者，譬则风也。风行水上，有血气之象焉。"气为血之帅，气行则血行，气止则血止，气温则血滑，气寒则血凝。"气有一息之不运，则血有一息之不行。病出于血，调其气，犹可以导达，病原于气，区区调血，又何加焉。故人之一身，调气为上，调血次之，先阳后阴也。"调气之剂如木香、细辛、厚朴等不仅可以治气，亦可以治血。调血之剂如当归、地黄之辈则只可治血证，更因其性缠滞，有亏胃气，故必以助胃药佐助方可。气血俱病，只调其气，气行而血随。《素问·调经论》载："血气者，喜温而恶寒，寒则泣不能流，温则消而去之。"龚氏调气在上，调血次之的理论在加减四物汤中颇有体现。方中多加温通之气药，如调经四物汤：当归、川芎、白芍、熟地、青皮、陈皮、香附、砂仁、红花、桃仁、丹参、川乌、紫苏。方首即云："血气不调，或前或后，或多或少，但调气经脉自匀。"十三味药中，有六味药为温行理气之品。

在气血与左右的关系上，龚氏认为左血右气。《内经》有言，阴阳者，血气之男女也。气为阳，血为阴。朱丹溪在《局方发挥》中说："气为阳宜降，血为阴宜升，一升一降无有偏胜是为平人。"而上行为左，降者为右，故左属血而右属气。病在左侧多属血虚或血癖，病在右侧多属气虚或气郁。龚氏这一思想贯穿全书。如论治中风："其间又有气血之分焉，血虚而中者，由阴血虚而贼风袭之，则左半身不遂……气虚而中者，由元气虚而贼风袭之，则右半身不遂……气血俱虚而中者，则左右手足皆不遂。"左为血，右为气，此气血在空间左右上的体现。《素问·刺禁论》载有"脏有要害不可不察，肝生于左，肺藏于右"，更好地解释了此一理论。

在气血与昼夜的关系上，龚廷贤亦结合了《内经》的认识。《内经》云："平旦至日中，天之阳，阳中之阳也。日中至黄昏，天之阳，阳中之阴也。合夜至鸡鸣，天之阴，阴中之阴也。鸡鸣至平旦，天之阴，阴中之阳也。故昼为阳，夜为阴，朝为阳，暮为阴。故病重于朝者、昼者，为病在气分；病重于夜者、暮者，为病在血分。如若昼夜俱重，则病在气血二分。"如在论述鼓胀一病时说道："朝宽暮急者为血虚，暮宽朝急者为气虚，朝暮俱急者气血俱虚。"又如"百病昼则增剧，夜则安静，是阳病有余，乃气病而血不病也；夜则增剧，昼则安静，是阴病有余，乃血病而气不病也"，亦出自《内经》。在论治发热时说："论夜则静，昼则发热者，此热在气分也……论昼则静，夜则发热者，此热在血分也……论昼夜俱发热者，此热在气血之分也。"昼为气，夜为血，此气血在时间昼夜上的体现。龚氏在分论各种疾病时，亦多引《内经》之言，务使言之有据，以启后学。

总　结

元气学说是龚廷贤重要的学术思想，起到了承前启后的作用。在继承《内经》的基础上，如"《灵枢》曰：元气者，肾间动气也，右肾为命门"，又有所发展，如"其致呼吸者，元气也"。龚廷贤认为元气为肾间动气，对呼吸运动有推动作用。同时代的孙一奎提出命门动气为生生不息之根，认为人之所以生存，乃"赖此动气为生生不息之根，有是动则生，无是动则呼吸绝而物化矣"，元气是呼吸的原动力。龚廷贤善于通过培脾胃滋化源，补肾命以养元气。土旺则金生，水谷所化营气与肺呼吸清气结合，宗气化生有源。而补肾命能促进五脏功能。孙氏认为，所谓宗气由水谷而行呼吸，指的是"后天谷气"对呼吸的作用，而根本上呼吸的原动力是肾间动气。孙一奎提出原气必须由宗气"积而养之"，才能维持呼吸持续不断，若水谷绝则宗气衰，宗气衰则元气馁。所用之壮元汤（人参、白术、茯苓、大附子、桂心、补骨脂、干姜、砂仁、陈皮）及治疗肾虚气不归元的安肾丸（桃仁、肉桂、巴戟肉、白蒺藜、肉苁蓉、山药、补骨脂、茯苓等）也体现了其重脾肾、壮元气的思想。

明代医家薛己为温补学派的先驱，他认为人体的所有生机和活力，全赖于脾胃的滋养与健运，人体诸脏腑之所以能发挥其正常的生理功能，皆是吸收了脾胃所化生的水谷精气。

薛己归纳了脾胃病的四症四方：即饮食不适用枳术丸，脾胃虚弱用四君子汤，脾胃虚寒用四君加炮姜，命门火衰用八味丸。此为治脾胃病的基本要领。对于脾肾亏损，薛己考虑脾肾互为因果关系，脾虚为主者重补脾，肾虚为主者重补肾，脾肾同虚补脾不应者倡导脾肾并治。龚廷贤温补脾肾与薛己类似，但是龚廷贤在注重脾肾的同时亦注重气血。在脾肾不足、肾水虚衰、虚火妄动的情况下，龚廷贤注重补气血，急救五脏气血，五脏气血充足则虚火自除。老年之人脾肾气血俱衰，当用血肉填精之鹿茸培补精血，可以斡旋心肾，资填五内，益精神，充气血，滋益于一身。龚廷贤强调命门水火，善用六味地黄丸天一生水，"壮水之主，以制阳光"；八味丸既补左尺肾水，又补右肾相火，目的在于平衡肾中阴阳。这一思想对后世温补医家影响极大，如张景岳受其影响提出"阴阳相济"的法则，"善补阳者，必于阴中求阳，则阳得阴助而生化无穷；善补阴者，必于阳中求阴，则阴得阳升而泉源不绝"，张景岳还强调要补命门元气，"命门元气之根，为水火之宅，五脏六腑之阴气，非此不能滋，五脏六腑之阳气，非此不能发"，深得八味丸之精髓。叶天士善用血肉有情之品如鹿茸、鹿角胶、紫河车、龟甲、鳖甲等填补奇经，栽培身内精血。薛己与龚廷贤的脾肾同补思想，对李中梓的"脾肾互赞"思想亦有影响。李氏提出"肾为先天之本，脾为后天之本"的脾肾并重观点，营血化生在脾，真精秘藏在肾，脾是五脏六腑供养之本，肾是五脏六腑生成之本，故治疗上必须脾肾并重，脾肾并治，先天济后天，后天助先天。补脾常用补中益气汤、四君、六君、归脾等方，补肾常用六味、八味、大补阴、左归、右归等方。

综上所述，龚廷贤在精研《内经》《难经》的基础上，遥承东垣脾胃学说，汲取薛己肾与命门论治的经验，作为其阐发元气的依据。然龚氏之说并非单纯的继承，而是在悬壶40余年的医学实践中不断验证发展的。

第三章 盱江医学对《内经》藏象理论的传承与创新

　　《黄帝内经》是我国现存最早的中医经典著作，奠定了中医药学的理论体系。该书不仅是中医基本理论和诊疗技术的渊薮，也是中医哲学智慧的源泉。藏象学说是《内经》理论中的重要组成部分，是古人通过对人体解剖的观察，长期实践生活的体验，哲学思想的渗透，医疗实践经验的积累，进行取象比类、推演而概括出来的对各脏腑形态结构、生理功能、病理变化及治疗等的理论总结。

　　"藏象"一词最早出现于《素问·六节藏象论》，书中记载："帝曰：藏象何如？岐伯曰：心者，生之本，神之变也，其华在面，其充在血脉，为阳中之太阳，通于夏气。"又如"下有渐洳，上生苇蒲，此所以知形气之多少也"。由这两句话可知，《内经》中对于藏象的论述，既有人体结构、生命活动规律，又有脏腑的生理活动以及与之相联系的心理、形态官窍和自然环境等因素。所以，藏象既包含"藏"所指的藏于体内的内脏，还包括"象"所指的五个生理病理系统的外在现象和比象。

　　盱江医学是我国知名的地方医学流派，盱江医家多先儒后医，养学深厚，精研经典，一直坚持对《内经》藏象理论的研究。许多盱江医家对藏象理论进行了诸多创新，如李梴的血肉之心与神明之心，以及脏腑别通论，又如喻嘉言提出的"右肾之窍，后通命门"的新观点，以及脑为"主脏而不奉脏"的脑主神明理论，等等。现将盱江医学对《内经》藏象理论的发挥综述于下。

第一节　脑与神

　　脑为元神之府，精髓之海。《内经》有很多对脑的详细论述，指导着几千年来的中医理论与实践。盱江医家诸如李梴、龚廷贤、龚居中、万全、邹岳、喻嘉言、黄宫绣等，其理论源于《内经》，又对《内经》脑、髓和脑主神明学说进行充分发挥，富有新意，并提出独到见解，丰富了中医脑病学说的内涵。

一、脑髓为主，通连脊髓

　　早在《内经》就有不少对脑、髓的相关论述。《内经》认为脑为髓海，属于奇恒之腑。《素问·五脏生成》曰："诸髓者，皆属于脑。"《灵枢·海论》曰："脑为髓之海。"提示髓与脑关系密切。

　　在《内经》中不乏论述脑、髓解剖位置的语句。《灵枢·海论》中提到"脑为髓之海，其输上在于其盖，下在风府"，指出脑的部位上抵颅盖，下至风府穴，包含了大脑、小脑、脑干，与现代解剖学对脑部定位的描述一致。

　　《内经》还对髓的分类进行论述，如《素问·刺禁论》曰："刺脊间，中髓，为伛。"这里的"髓"是指现代所说的脊髓，位于椎管内。《内经》还有关于脑髓的论述，如《灵枢·海论》曰："髓海不足，则脑转耳鸣，胫酸眩冒，目无所见，懈怠安卧。"《素问·刺禁论》曰："刺头中脑户，入脑立死。"对于位于骨腔之骨髓的相关论述见《素问·刺要论》，书中记载："刺骨无伤髓，髓伤则销铄，胻酸，体解㑊然不去矣。"《素问·脉要精微论》曰："骨者，髓之府。"综上所述，《内经》认识到"髓"可有脑髓、脊髓、骨髓三部分。

　　明代李梴所著《医学入门》在此基础上有所发挥："脑者髓之海，诸髓皆属于脑，故上至脑，下至尾骶，髓则肾主之。"李梴认识到，虽然髓为三种，但仍以脑髓为主，还认识到脊髓和脑髓是连接在一起的。此观点与现代神经解剖对脊髓传导通路的研究相吻合。比如头针，通过对头部特定部位予以针刺，可产生针场，针场穿过颅骨，对大脑皮层发挥作用，经脊髓传导通路作用于周围神经。已有动物研究表明，这种方法可以提高大鼠损伤后外周神经的电生理功能，加快损伤后的再生，故头针可用于治疗上肢周围神经不完全损伤等疾病。

二、脑主神明

"心主神明"与"脑主神明"历来受到各医家的热烈讨论，各方争论激烈，言之凿凿。《内经》中关于心、脑与神的论述中，多认为心主神明，即心具有统帅全身脏腑、经络、形体、官窍的生理活动和主司意识、思维、情志等精神活动的作用，故《内经》有"所以任物者谓之心""君主之官也，神明出焉""心为君主之官""心者，生之本，神之处也""心者，五脏六腑之大主也，精神之所舍也"等论述。《内经》提出的"心主神明"的观点中包含脑与神的相关内容，如《灵枢·海论》言："髓海不足，则脑转耳鸣，胫酸眩冒，目无所见，懈怠安卧。"《素问·脉要精微论》谓："头者精明之府，头倾视深，精神将夺矣。"从病理角度说明脑异常可致精气神明异常，侧面反映脑与神有关。《内经》虽然有脑部异常可以导致神志异常的描述，但未明确提出脑主神明的观点，关于神明的主宰仍属于心。

李梴在《医学入门》中对神明之主的相关理论有所发挥。他在"脏腑条分"中对"心，君脏也，神明焉"注释为："心者，一身之主，君主之官。有血肉之心，形如未开莲花，居肺下肝上是也。有神明之心，神者，气血所化，生之本也，万物由之盛长，不着色象，谓有何？谓无复存，主宰万事万物，虚灵不昧者是也，然形神亦恒相同。"可见，他将心分为血肉之心和神明之心，血肉之心即解剖学意义上的心；神明之心即指脑为神脏而言，主宰大脑的意识、思维、记忆等高级神志活动，即现代医学中脑的功能，与李时珍在《本草纲目》中提到的"脑为元神之府"意思相同。《内经》的"心主神明"实际上包括了李梴所言的"血肉之心"和"神明之心"。

关于脑与神，《内经》认为脑在精神活动方面有重要作用，如"头者，精明之府"，意思即为脑的神明活动靠精气来维持。《素问·脉要精微论》中还把人的视觉、听觉和精神状态的病理变化与脑联系起来，如"髓海不足，则脑转耳鸣，头为之苦恼，目为之眩""液脱者，骨属屈伸不利，色夭，脑髓消，胫酸，耳数鸣"等。虽然《内经》认识到脑与精神活动关系密切，但并未明确将其归属于脑本身，而是分属于五脏中，"心藏神，肺藏魄，肝藏魂，脾藏意，肾藏志"，即五脏神，又因为心为五脏六腑之大主，所以神归统于心，即心主神明。

关于心的解剖，《内经》指出心在胸中、肺之下、膈之上，与脉相连，书中记载"凡刺胸腹者，必避五脏。中心者，环死""心高则满于肺中""脾足太阴之脉……其支者，复从胃别上膈，注心中"。由此可知，李梴在《内经》"心主神明"较为模糊表达解剖与功能的概述上，区分出血肉之心和神明之心，为后世现代脑科学的发展奠定基础。如王清任认为癫狂病位在脑，多因气血凝滞，脑神不能调控五脏之神，而致精神失常，创立癫狂梦醒汤平肝散邪、祛邪除痰，以恢复脑神之能。再如石学敏立足中医"神"的学说，认为脑所主之神为广义之神，起决定性作用，心主神明属于狭义之神，是广义之神的一部分，故他提出神明由脑所主宰，由脑所藏的经典理论。在治疗中风病时，石学敏强调"醒脑"要贯穿始终，将"醒脑开窍"作为治疗中风的核心思想，创立了"醒脑开窍针刺法"。

喻嘉言认为脑主神明。其在《寓意草·辨袁仲卿小男死症再生奇验并详诲门人》中描述道："门人又问曰：获闻躯壳包乎五脏，奉之为主之海，心地顿开。但尚有一疑不识：人身之头，奉何脏为主耶。答曰：头为一身之元首，穹然居上，乃主脏而不奉脏者也。虽目通肝，耳通肾，鼻通肺，口通脾，舌通心，不过借之为户牖，不得而主之也。其所主之脏，则以头之外壳包藏脑髓，脑为髓之海，主统一身骨中之精髓，以故老人髓减即头倾视深也。《内经》原有九脏之说，五脏加脑髓、骨脉、胆、女子胞，神脏五，形脏四，共合为九，岂非脑之自为一脏之主耶？吾谓脑之中虽不藏神，而脑之上为天门，身中万神集会之所，泥丸一官，所谓上八景也。"喻昌认为，头脑是一身的"元首"，是一个脏，"主脏而不奉脏"，"主统一身骨中之精髓"，汇集人身之精神。头居躯体之上，管理下方的脏腑，地位凌驾于其他五脏之上，控制全身的生命活动，主宰身体的一切。他的观点实际上也源自《内经》，《内经》即有神明影响神志的相关记载。

脑主神明理论的发展为后世脑科学的进步奠定了基础，也用于指导临床实践。如段绮云和张彬基于脑主神明理论，认为中风病病位在脑络，风、火、痰、瘀、毒、虚等多种病理因素瘀阻脑络，导致脑络不通而发为中风，拟通脑络以清神明、调脏腑以养脑为治疗大法。张震等研究发现脑主神明，负责人的各项神志思维活动，若忧思过度、喜怒无节、心情压抑久久不得舒，则会导致气机紊乱，脑神被抑，神机失用，从而引发抑郁症，故可以从脑主神明角度治疗抑郁症。

第二节　膻中是心包络

一、《内经》论膻中

"膻中"一词最早出现在《内经》中。书中关于膻中的观点多样，共有7

处谈及相关内容，可以归纳为以下3种。

1.膻中是心包络

《素问·灵兰秘典论》载有"膻中者，臣使之官，喜乐出焉"。臣使之官即皇帝身边的内臣、近臣、宦官等，职能是代君行令，将最高统治者"心"的意志、想法表达出来，即"喜乐出焉"。心在志为喜，传统理念中君主多喜怒不形于色，代替君主表达的多为宦官等官员。《内经》还载有"膻中者，心主之宫城也"。心包络包裹在心之外，能护卫君主之心，邪气犯心，心包络先代替心受邪，如《灵枢·邪客》所言，"故邪之在于心者，皆在于心之包络"，即温病学所说的"逆传心包"。心包受邪可以出现神昏谵妄等神志病变。

2.膻中指胸中（气海）

《灵枢·海论》云："膻中者，为气之海，其输上在于柱骨之上下，前在于人迎。"《灵枢·海论》认为膻中主气，是气海，为人体气化之处，正如《灵枢·五味》所言："其大气之抟而不行者，积于胸中，命曰气海，出于肺，循咽喉，故呼则出，吸则入。"

3.膻中是穴位名

《灵枢·根结》记载有膻中穴，但未说明具体定位，书中载："厥阴根于大敦，结于玉英，络于膻中。"究其定位，据《难经》载："玉堂下一寸六分，直两乳间陷者是。"西晋皇甫谧《针灸甲乙经·胸自天突循任脉下行至中庭凡七穴》进一步阐明："膻中，一名元儿，在玉堂下一寸六分陷者中，任脉气所发，仰而取之。"可见，膻中穴的位置在两乳房中间凹陷之处，并通过与玉堂穴的相对距离而定。自此之后的针灸典籍关于膻中穴的定位多以此为据。

二、盱江医家论膻中

明代龚居中认为心包络就是膻中，在心脏之外，由膜、黄脂等组成，是心的外膜，包裹心脏。其位置描述如下："包络者，包络其心也，即膻中也，为心之腑。心包络独无图者，以其在心下横膜之上，竖膜之下，与横膜相黏，而黄脂裹者，心也。其脂膜之外，有细筋膜如系，与心肺相连者，心包络也。"龚居中继承了《内经》膻中为心包络的观点，因"观其命名，即可思义，乃叔和配诸尺中，因其为臣使之官，应心主"，即心包络是心的外膜，代心受邪，而膻中"臣使之官"也是代君行命令，且都位于胸中，两者功能、位置几乎一样，故认为心包络为膻中。膻中血畅，喜乐得传。若血结于膻中，阻滞气机，可见胸膈满闷不舒，甚则胀痛明显，如《妇人大全良方·妇人热入血室方论》之"海蛤散"方论条有"妇人伤寒，血结胸膈"，症见"揉而痛，不可抚近"，因"小肠通利，则胸膈血散；膻中血聚，则小肠壅；小肠既壅，则膻中血不流行"，故用海蛤散以达"小便利，血数行"之效。此处膻中即为心包，代心受邪。后世温病学派认为热入心包易致神昏，系邪气逆走膻中所致，治疗时须固护其血络之和畅、通利，以防传变。

邹岳的《外科真诠》中也有关于膻中的论述，经考证其认为膻中即心包络，书中载："《灵兰秘典·十二官论》有膻中无心包络。今考心包络居膈上，经始胸中，正值膻中之所，位居相火，代君行事，实臣使也，此一官即心包无疑矣。"书中还提到"心乃五脏六腑之大主，其包络为君主之外卫，相火代君主而行事也"。他继承了《内经》膻中是臣使之官、代君行事、护卫君主的观点，提出膻中在膈肌之上，经过胸中，完善了《内经》膻中位置的描述。

三、现代医家论膻中

现代研究及临床应用方面，有学者提出通过开宣膻中、化痰通络之法治疗老年期痴呆发病，疗效颇为理想，能较大程度上改善患者的认知能力、记忆能力和心情烦躁、睡眠障碍等症状。也有研究基于"膻中者，臣使之官，喜乐出焉"，用膻中主情志喜乐的理论来治疗郁证，调节心情抑郁、消极悲观等情绪失常症。有学者认为，心包络是调畅情志的着手点，临证可以加丹参、竹茹去心火，安心神助眠。如董波认为膻中包含心包络和胸中（气海），并运用开宣膻中法治疗胸痹心痛病，以经验方开宣通痹方加减治疗，为临床治疗胸痹病提供新思路。

第三节　脾胃新说

脾胃为后天之本，气血生化之源，脾与胃共居中焦。《内经》认为，脾为"中央土，以灌四旁""胃者，水谷之海，六腑之大原也"。脾胃作为"后天之本"得到了历代医家的重视。自金元四大家李东垣《脾胃论》之后，脾胃学说应运而生，影响深远。历代医家对脾胃学说不断补充和完备，以李梴、喻嘉言、黄宫绣为代表的旴江医家对脾胃学说卓有创见，提出了不少学术新观点，成为后世知名脾胃大家。

一、脾为谏议之官

中医学多认为，脾胃为仓廪之官而不是谏议之官，正如《素问·灵兰秘典论》提到的："脾胃者，仓廪之官，五味出焉。"《中医基础理论》在藏象学说论述脾脏功能的时候也着重说明了脾主运化、升清、统血的功能。实际上，脾为谏议之官在《内经》中就有相关说法，如《素问·刺法论》曰："脾为谏议之官，知周出焉。"《素问·本病论》曰："脾为谏议之官，智周出焉，神既失守，神光失位而不聚也，却遇土不及之年，或己年或甲年失守，或太阴天虚，青尸鬼见之，令人卒亡。"谏议之官是用国家君臣等级制度类比人体五脏六腑功能和地位的说法，揭示不同脏腑之间的重要性及其联系。有学者认为，先秦君臣等级制度为"脾为谏议之官"的说法创造了社会大环境。《说文解字》曰："谏，证也。"《周礼·司谏》认为："谏，犯正也，以道正人行。"可见"谏"有纠正之意，古时多指向君主、长辈的劝诫。"议"有商量、讨论、评论之意。如《广雅》曰："议，谋也。"《韩非子·五蠹》曰："故圣人议多少、论厚薄为之政。"由此可知，"谏议"即监督、直言劝谏，使人改正错误。在古代谏议制度中，谏议之官，即"谏议大夫"，在朝中有着举足轻重的作用。从远古时代开始，纳谏被历代君王所重视，如《说苑·臣术》曰："君有过而不谏净，将危国家、殒社稷也。"君王有过错，如果没有谏臣及时纠偏，将危害国家，甚至影响整个国家的兴衰。谏议大夫要想纠正君王的过错，其必备条件之一便是知朝廷事，知天下事，也即是"知周"，正如《苏东坡集·后集》所说的："三代出于学，战国出于客，两汉出于郡县吏，魏晋出于九品中正，隋唐以后出于科举。"谏议之官要求具备丰富的学识，上知天文，下知地理，中晓人和，无所不知。有学者认为，脾类比谏议之官是因为谏议之官的职能与脾位中央以灌四旁类似。如脾居中央以灌四旁，为气机升降的枢纽，将水谷化生为精微物质，通过升清作用上输于肺，使精微敷布全身，以行"知周"之功，而谏议之官谏言的范围遍及治理国家的方方面面，故两者职能类似。《素问·本病论》还说："脾为谏议之官，智周出焉，神既失守，神光失位而不聚也。"可见脾为谏议之官与"神"关系密切。

脾主思藏意，《灵枢·本神》记载了意的含义："心有所忆谓之意。"意是思维活动的第一步，思忆而萌动，故"意"是认识事物的开始，所以脾可以通过发挥"意"的功能来实现"谏议"的职能，扼住源头开端。

李梴在《医学入门·脏腑》云脾"职兼谏议，却生硬以辅心君"，并注曰："脾本仓廪之官，五味出焉。饮食人之大欲，凡生冷坚硬之物，心所欲食，而脾不能化则不敢食，故又名谏议大夫。误食者，留而伤质，甚于伤气也。"李梴从饮食角度来解释为什么"脾为谏议之官"。虽然脾为仓廪之官，能消化、吸收、运输水谷精微，但当饮食物对脾胃有害的时候脾就发挥"谏议"的功能，遏制心"君主之官"的欲望，以免人体受到伤害。李梴对"脾为谏议之官"的解释形象生动，其对《内经》"脾位中央以灌四旁""脾主运化"和"脾主思藏意"的继承。其通过饮食调控举例，阐述脾行"谏议"之令，以达"知周"于身，发挥免疫监视作用，蕴含了中医"治未病"的思想。

陈自明《管见大全良方》亦云："夫脾者为谏议之官，胃为仓廪之官，属土，旺四季，故字皆从田，内主肌肉，外应于唇，恶湿好燥，喜歌乐，畏怒气，若安和则克化饮食，荣养一身，故胃为水谷之海，主禀四时，皆以胃气为本，若四时但是本藏脉，而无胃气脉者，死。"陈自明用"谏议之官"概括"脾"的生理功能与生理联系，突出脾胃为后天之本、气血生化之源的重要性，并蕴含"有胃气则生，无胃气则死"的思想。

在现代研究及临床应用上，关于脾为谏议之官的创新发挥颇多。如现代研究发现，脾脏内含有大量的T细胞、B细胞、NK细胞等免疫细胞，同时脾脏还能分泌大量免疫因子，可以对抗原物质产生免疫应答和免疫效应物质，所以脾脏是人体发挥免疫效应的器官之一。有学者认为，"脾为谏议之官"之功能与现代医学上的免疫监视功能类似，因为"脾病则五脏不安"，"脾病"可以引起身体的各种异常情况，所以"脾为谏议之官"类似于现代医学脾脏监视抗原物质、产生免疫应答和免疫效应物质、纠正身体异常情况的功能，临床可以通过调理脾胃、健脾实脾来增强脾的免疫监视作用，防止疾病发生。杨旭等通过动物实验探讨半夏泻心汤对糖尿病胃轻瘫（DGP）模型大鼠的肠道免疫功能的影响，发现半夏泻心汤能通过调节"脾胃"功能来改善DGP大鼠的胃肠动力障碍，上调抗炎分子，调节免疫因子sIgA、lgG、CD4、CD8、CD4/CD8的含量，减少肠道菌群对肠黏膜屏障损伤，表明半夏泻心汤调节DGP大鼠的免疫应答是其发挥治疗作用的机制之一。叶伟杰认为，脾"谏议"之功即为"监察"和纠正全身脏腑异常的功能，与现代医学的肿瘤微环境重塑机制有相似之处，从脾论治大肠癌可以恢复脾的正常谏议功能，改善大肠癌肿瘤微环境的缺氧状态，抑制肿瘤血管新生以降低浸润肿瘤细胞发生血行散播的概率，调节肠道菌群，通过这些机制可以使大肠癌肿瘤微环境得到重塑，从而发挥防治大肠癌的作用。

二、脾胃为五脏主

《素问·太阴阳明论》曰："脾者土也，治中央，常以四时长四脏。"

《素问·玉机真脏论》曰："五脏者，皆禀气于胃，胃者，五脏之本也。""脾为孤脏，中央土，以灌四旁。"

《脾胃论》载："地气者，人之脾胃也，脾主五脏之气。"

旴江医家继承《内经》和《脾胃论》的学术思想，进一步强调脾胃在五脏六腑中的重要生理作用。李梴《医学入门》提出"脾胃为五脏主"的观点，将脾胃提高到"主"的位置，与"心为君主"相提并论，可见其对中焦脾胃功能的重视。

《素问·五脏别论》言："五脏者，藏精气而不泻。"中医学认为，精气是构成和维持人体生命活动的基本物质，故精气为"五脏之本"。人食五谷养五脏，以脾胃运化功能而化生水谷精微，以充五脏，故脾胃为五脏主，即五脏中皆有脾胃之气，胃气充则四脏得养，胃气虚则四脏失养。如喻嘉言在《医门法律》中说："四气无土气不可，五脏无胃气不可。""胃气强则五脏俱盛，胃气弱则五脏俱衰。"《寓意草》曰："脾气者，人身健运之阳气，如天之有日也。如若脾中之阳气旺，是天青日朗，而龙雷潜伏也。"喻嘉言把脾比喻为人身之日，足以证明其对脾胃的高度重视。

陈自明在《妇人大全良方》中强调："四时皆以胃气为本。"可见在妇产科疾病中，同样要以脾胃为本，陈自明临证在妇人胎前、孕中、产后等各个阶段均十分重视胃气调养，如"分娩之后，须臾且食白粥一味，不可令太饱，频少与之为妙，逐日渐增之……三月之后，方可少食温面（食面早，成肿疾）。凡吃物过多，恐成积滞"。龚信在《古今医鉴》中说："胃乃六腑之本，脾为五脏之源。"龚廷贤在《寿世保元》中阐述："愚谓人之一身，以脾胃为主，脾胃气实，则肺得其所养，肺气既盛，水气生焉，水升则火降，水火既济而全天地交泰之令矣。脾胃既虚，四脏俱无生气。""胃气虚则五脏六腑之气亦馁矣。"万全在《养生四要》中指出："人以谷气为主者，脾胃是也。脾胃强则谷气全，脾胃弱则谷气绝；全谷则昌，绝谷则亡。"黎民寿在《黎居士简明方论》中认为："夫脾胃为水谷海，胃主受纳，而脾主克消。脾胃气平则食饮化，食饮化则气脉充，气脉充则脏腑和，而肢体荣健矣。"黄宫绣《本草求真》则提到："土有长养万物之能，脾有安和脏腑之德。"他们的论述均以不同的文字强调了胃气对五脏的重要性。

三、发展、完善脾不统血证治系统

脾主统血是指脾气具有统摄、控制血液在脉中正常运行而不逸出脉外的功能。早在《内经》《难经》就有脾主统血的相关描述。《难经·第四十四难》提出了"脾主裹血，温五脏"理论。"脾主裹血"即指脾气能裹摄约束血液循行于经脉之中，使之不致逸出脉外而为出血。《灵枢·本神》曰"脾藏营"，即脾有藏纳营血的功能。又如《素问·示从容论》曰："于此有人，四肢解堕，喘咳血泄……是脾气之外绝，去胃外归阳明也。"提示脾气外绝是导致血泄的原因。《素问》又曰："脾气不守，胃气不清，经气不为使，真脏坏决，经脉傍绝，五脏漏泄，不衄则呕。"说明脾气不能固摄血液则会出现衄血、呕血的症状。《内经》虽然没有明确提出"脾主统血"的理论，但已经出现脾不统血的病机，为后世脾主统血的理论形成奠定了基础。

张仲景使用小建中汤、黄土汤来治疗血证，如《金匮要略·惊悸吐血下血胸满瘀血》曰："下血，先便后血，此远血也，黄土汤主之。"

《肘后备急方·治卒上气咳嗽方》载"《灵苑方》治咳嗽上气、喘急、嗽血、吐血。人参（好者）捣为末，每服三钱匕，鸡子清调之，五更初服便睡。去枕仰卧，只一服愈"，即用鸡蛋清调人参治疗咳血、吐血。

到宋金元时期，脾主统血理论形成。元代危亦林在《世医得效方》中提到"若冲任劳损，经海动伤，脾虚胃弱，不能约制，其血倏然暴下，故谓之崩中漏下"，认识到脾胃虚弱，不能统摄血液，从而引起崩中漏下，明确提出脾胃不能统摄血液则会出现血证。他丰富和发展了脾不统血的理论。在《世医得效方》"失血"篇，他将宋代严用和《济生方》中为劳伤心脾所设的归脾汤用来治疗脾不统血证，"归脾汤治思虑伤脾，心多健忘，为脾不统摄心血，以致妄行，或吐血、下血"。可以认为，"脾不统血"的病理概念由危亦林提出，虽未直言脾主统血，但却从病理角度论述了由于脾气不能统摄血液而导致出血性病变，反向证明了脾主统血的特点。同时，他基本完善了脾不统血的理法方药证治系统。在他的倡导下，归脾汤已成为延绵千百年来治疗脾不统血的第一方，功施到今。

现在许多研究表明，脾与出血性疾病有关。如李兴华等用补肾健脾方（党参、炒白术、熟地黄、山茱萸等）治疗青春期功能性子宫出血模型的大鼠，研究发现该方能明显缩短出血时间、凝血时间、PT、APTT，作用机制可能与激活内源性和外源性凝血系统凝血因子，促进凝血酶原和凝血活酶生成有关。再如，郑真等通过损伤豚鼠脾脏来制作脾不统血证模型，发现单纯损伤脾脏功能那一组豚鼠不仅表现为精神萎靡等脾气虚的症状，还有多部位皮下紫癜。亦有人使用健脾益气摄血方治疗免疫性血小板减少症，发现该方能通过提升外周血小板计数来改善患者的出血症状。

四、脾胃体用阴阳理论

《内经》中有很多关于脾胃理论的内容，如"胃者，五脏之本也""脾胃者，仓廪之官，五味出焉""脾者土也，治中央……脾脏者，常着胃土之精也，土者，生万物而法天地，故上下至头足，不得主时也""人以水谷为本，故人绝水谷则死"等，可见《内经》十分重视脾胃理论。盱江医家继承了《内经》重视脾胃的思想，并在此基础上有所拓展和发挥。

清代喻嘉言在《医门法律·中寒门·论附子理中汤》中首次提出脾胃体用阴阳理论："然人身脾胃之地，总名中土，脾之体阴而用则阳，胃之体阳而用则阴。"

体用理论由来已久，早在《荀子》就有相关记载："万物同宇而异体，无宜而有用。"《素问·五运行大论》曰："东方生风……在体为筋，其用为动。""南方生热……在体为脉……其用为躁。""在体"和"其用"即对应"体用"，借"体用"说明五脏的生理特点。体用之"体"即本原、本体、物质、形体、内在、结构，多指代有形可证的实质性结构；体用之"用"即功能、作用、外在、表象、功用、价值、变化，多指代表现于外的功能及现象。

李杲在《脾胃论·五脏之气交变论》中提到"鼻乃肺之窍，此体也；其闻香臭者，用也"，以"体用"解释官窍形体与功能。

明清时期，脏腑与"体用"理论逐渐联系。如张景岳将"体用"学说与脏腑阴阳相结合，喻嘉言在《医门法律》中首次提出"脾之体阴而用则阳，胃之体阳而用则阴"的脏腑体用理论观点。脾为阴脏，具有运化和生清的作用，以阳气用事；胃为腑属阳，具有受纳和降浊的作用，以阴津为养。脾胃体用互补，在生理、病理上相互影响，为临床治疗提供理论基础。如喻嘉言道："人身脾胃居于中土，脾之土，体阴而用则阳。胃之土，体阳而用则阴。两者和同，则不刚不柔。""胃纳谷食，脾行谷气，通调水道，灌注百脉，相得益彰，其用大矣。唯七情、饥饱、房劳，过于内伤，致令脾胃之阴阳不相协和。胃偏于阳，无脾阴以和之，如造化之有夏无冬，独聚其热而消谷。脾偏于阴，无胃阳以和之，如造化之有冬无夏，独聚其寒而腹满。"喻嘉言认为脾胃当分而论之，临证提出"脾偏于阴，则和以甘热；胃偏于阳，则和以甘寒"。《内经》虽未明确将体用与脏腑联系起来，但字里行间也有所描述，如《灵枢·本神》言"脾藏营"，营属阴。《素问·太阴阳明论》言："阳道实，阴道虚。"阳明胃腑主降浊，病则腑气不通，易为实热证；太阴脾脏主运化，脾虚水谷不化，导致泄泻，多为虚证。

后世医家在喻嘉言"脾之体阴而用则阳，胃之体阳而用则阴"的基础上不断加以完善，如张璐所著《张氏医通》提出"胃之土，体阳而用阴；脾之土，体阴而用阳"；黄元御所著《四圣心源·天人解》提出"脾以纯阴而含阳气，有阳则升，清阳上升"，把脾主升清作为其主要功用；叶天士在《临证指南医案》中提出"太阴湿土，得阳始运，阳明燥土，得阴自安"，并确立脾胃分治的脾胃病治疗原则，多用"运脾疏胃"法；唐容川所著《血证论·脏腑病机论》曰"脾土以湿化气……其体阴而其用阳……脾土之义有如是者"，并提出脾气不布、湿气太甚皆可致谷不化，对"脾体阴而用阳"的病因病机特点进行了阐述。当代医家对"脾体阴而用阳，胃体阳而用阴"的研究日渐丰富，并指导脾胃病的临床治疗。如国医大师路志正追本溯源，推陈出新，创立"持中央、运四旁，怡情致、调升降，顾润燥、纳化常"的脾胃病治疗思想。

旴江医家黄宫绣发扬喻嘉言"脾之土体阴而用阳，胃之土体阳而用阴"的观点，提出脾胃分而论治大法。脾胃分而论治的思想源于《内经》，如《素问·太阴阳明论》言："黄帝问曰：太阴阳明为表里，脾胃脉也，生病而异者何也……故阳道实，阴道虚。故犯贼风虚邪者，阳受之；食饮不节，起居不时者，阴受之。阳受之则入六腑，阴受之则入五脏。入六腑则身热不时卧，上为喘呼；入五脏则䐜满闭塞，下为飧泄，久为肠澼。"胃为腑，属阳明燥土，喜润恶燥，主受纳水谷，受损则阴液易伤，阳邪多侵袭，腑气不通，其病多实，发为热证、实证，与"阳道实"性质一致；脾为脏，属太阴湿土，喜温燥而恶寒湿，主运化，受损则阳气易伤，阴邪内侵，出现泄泻，其病多虚，发为虚证，与"阴道虚"性质一致。故可认为《内经》即有脾胃分而论治的内容记载。黄宫绣继承《内经》的思想，明确提出脾胃分治的具体内容。他在《本草求真》说："胃为水谷之海，凡水谷入胃，必赖脾为健运。盖脾得升则健，健则水谷入胃而下降矣。胃以得降为和，和则脾益上升而健运矣。但世仅知脾胃同为属土，皆宜升提补益，讵知太阴湿土，得阳则运，阳明阳土，得阴始安，故脾主于刚燥能运，而胃主于柔润能和也。"脾性燥则能健运，胃柔润则能受纳，一燥一润，互补互用。这种观点与喻嘉言的"脾之土体阴而用阳，胃之土体阳而用阴"一致。

现代也有许多医家基于"脾胃分治"理论治疗各种疾病。如刘启泉认为慢性萎缩性胃炎发生发展过程中，因为脾胃的纳运、喜恶、升降的生理特性均不同，故该病不同病程有不同的主病位，治法也随之不同，用风药、芳香化湿药、温脾药治脾，用理气药、甘寒药、滋阴药治胃，灵活取用不同治法，疗效显著。刘振杰认为血糖是水谷精微经脾胃运化所产生的精华物质，若脾虚不散精，胃实火壅盛，则血糖蓄积，燥热内盛，形成糖尿病，所以脾虚和胃实有可能同时存在于糖尿病患者中，并以"动-定序贯"观动态观察糖尿病病机，发现糖尿病病机是动态演变的，治疗上，分期进行脾胃分治，前期、早期以健脾为主，泻胃为辅；中期以清泻胃火为主，辅以健脾；后期脾胃兼顾，滋阴润燥。

五、脾气潮汐说

喻嘉言根据《内经》营卫运行规律与脾胃功能特点，在《寓意草·论杨季蘅风废之证并答门人四问》提出"脾气潮汐说"："人之食饮太过，而结为痰涎者，每随脾之健运，而渗灌于经隧，其间往返之机，如海潮然，脾气行则潮去，脾气止则潮回。"可见，脾气的运行如潮汐一般涨落，同时提出痰涎的形成机制：脾气健运则水谷化成水谷精微，输布周身而难以聚成痰涎；脾气运行不及则水谷易结为痰涎。痰涎的形成常因饮食太过伤及脾气，或因夜间饮食，脾气相对较弱，或因脾气损伤难以运化。痰涎随脾气潮汐变化而往返于他经、他脏和胃口之间，其中肺所受影响为最大。据此治疗痰证当以健脾为本，且与饮食相参。健脾当用甘药，如喻氏在《寓意草·辨王玉原伤寒后余热并永定善后要法》中指出"补脾补胃"有"霄壤之别"。若饮食不能运化，脾气衰弱，则补脾；若津液久耗，则补胃。补脾用甘温，人参、黄芪、茯苓、白术之品；补胃以甘寒，麦冬、生地黄、牡丹皮、梨汁之属。健脾当与饮食相参，如《寓意草·论钱太封翁足患不宜用热药再误》用参膏，导致脾气大旺，食欲大增，"日食外加夜食……所生之脾气，不用之运痰、运热，只用之以运食"，过食反而生痰，阻塞肺中，为饱为闷，频频咳嗽而痰不出。又如《寓意草·与黄我兼世兄书》提出："其理脾之法，须药饵与食饮相参，白饭、香蔬、苦茗，便为佳珍……其辛辣酒脯，及煎爆日曝之物，俱能伤肺，并不宜食。"喻嘉言在饮食调节中强调饭量当适当减少，以使脾气不消谷，转为运痰；忌食辛辣酒脯、煎炸曝晒之品，以防伤心肺；夜间控制饮食，预防伤及脾气。祛痰理脾法中还应慎用辛热，如《寓意草·论杨季蘅风废之证并答门人四问》答门人曰："但取辛热，微动寒凝，已后止而不用，巩痰得热而妄行……即脾得热而亦过动不息。"喻嘉言认为，辛温助阳之品能使痰得热而妄行，脾气亦因此动不得息，其痰反不能出。故治疗沉痰痼寒，主张先用辛热微动寒凝，后止而不用；治疗寒痰，多以甘温为底；治疗热痰，多取甘寒。

六、胃有三脘

胃为六腑之一，分为上中下三脘，以取象比类之法联系人之上中下三部。如张景岳、罗东逸等据《内经》与《难经》相关理论，将三脘受纳、腐熟、通降与三焦如雾、如沤、如渎的功能相联系。喻嘉言在《寓意草·推原陆中尊疟患病机及善后法》中对胃腑特征及功能有所发挥："盖人虽一胃，而有三脘之分；上脘象天，清气居多；下脘象地，浊气居多。而其能升清降浊者，全赖中脘为之运用。"喻氏认为，人虽然只有一个胃，但却有三脘之分，生理功能各有不同。上脘象天，清气居多，以气为主，其气主升；中脘则气血俱多，胃脘升清降浊功能的发挥全在于中脘；下脘象地，浊气居多，以血为主，多聚于下，其气主降。实际上，上述三脘分别包含了肺、脾胃、肠等的相关功能。又曰："中脘之气旺，则水谷之清气，上升于肺，而灌输百脉；水谷之浊气，下达大、小肠，从便溺而消……中气旺，则浊气不久停于下脘，而脐下丹田之真气方能上下无碍，可呼之于根，吸之于蒂，深深其息矣。"喻氏认为六味地黄丸为"凝滞不行之药"，有助浊气上干，扬波助流之害，故治胃病所不宜。久病初愈者，应培养中气，拟香砂六君子、理中汤之类健脾助运，使脾胃恢复升清降浊之功，则为"合法耳"。刘万里教授在此基础上有所发挥，运用"象思维"中取类比象之法，提出"在上宜宣，以宣肺开胃；在中宜和，主健脾升清；在下宜通，兼疏肝利胆"，从三脘辨治胃食管反流病。国医大师徐景藩从解剖、影像学角度解释三脘功能不同的原因：上脘有胃底部，气体多，叩诊鼓音，X线钡餐检查可见胃泡气体之影；下脘的胃角以下、胃窦、幽门管等地方存在胃液、食糜，这些液体即为"浊阴"。

七、脾胃是呼吸之枢纽

呼吸是人体最为重要的生命活动之一。呼吸之主在肺，但亦与其他四脏密切相关。《难经·四难》说："呼出心与肺，吸入肾与肝，呼吸之间，脾受谷气也，其脉在中。"喻嘉言对此加以发挥，提出脾胃是呼吸之枢纽。如《医门法律·一明辨息之法》载有："息出于鼻，其气布于膻中。膻中宗气，主上焦息道，恒与肺胃关通。""益见布息之气关通肺胃，又指呼出为息之一端也。呼出心肺主之，吸入肾肝主之，呼吸之中，脾胃主之，故唯脾胃所主中焦。为呼吸之总持。设气积贲门不散，两阻其出入，则危急存亡非常之候。善养生者，俾贲门之气，传入幽门，幽门之气，传二阴之窍而出，乃不为害。"喻嘉言认为，呼吸虽由心、肺、肝、肾、脾、胃多器官参与，但脾胃乃是"呼吸之总持"，是呼吸的枢纽，胃肠道产生的浊气途经贲门、幽门、前后二阴排出，若气积在胃中，必影响呼吸之气的正常升降，危害人体。而在《内经》，呼吸主要与肺相关，如《素问·阴阳应象大论》曰："天气通于肺。"肺主一身之气，司呼吸，正如《素问·五脏生成》所言："诸气者，皆属于肺。"又大肠与肺相表里，经络相通，二者在生理、病理上相互影响，肺与大肠之间的联系受阻则呼吸不畅，气逆咳喘。肾、膀胱、脾、胃、心、小肠、肝、胆等均与呼吸相关，其中脾主思，思虑过度可使气道收缩，影响呼吸。《灵枢·口问》曰："忧思则心系急，心系急则气道约，约则不利，故太息以伸出之。"胃与肺经络相连，在生理、病理上相互影响，如《素问·咳论》曰："五脏之久咳，乃移于六腑……此皆聚于胃，关于肺，使人多涕唾而面浮肿气逆也。"虽然"五脏六腑皆令人咳"，但肺胃异常，影响气机上逆作咳。可见《内经》主呼吸的仍为肺，喻嘉言虽认为呼吸与肺相关，但却提出脾胃是呼吸总持，为呼吸枢纽，提高脾胃在调节呼吸中的地位，为临床培土生金治法提供了理论支持。肺主呼气，脾为肺之母，脾健才能肺充；肾主纳气，肾气肾精依赖后天滋养；心主血，肝藏血，脾胃为生血之源。"中央气弱，不能四迄，如母病而四子失乳，故现饥馁之象耳。"故脾胃虚损，必致肺气亏虚、肾气不足，而发生呼吸无力。所以呼吸疾病，常从脾胃论治，如六君子汤、苓桂术甘汤、参苓白术散、补中益气汤等方，临床被广泛用于治疗咳嗽、咯痰、哮喘、气短等病证。

第四节　肝胆新论

肝胆互为表里，肝为将军之官，胆为肝腑，是六腑之一，又为奇恒之腑，故二者常相提并论。李梴《医学入门》既是综合类中医书籍，又是医学教育门径书，其教育地位和学术影响不但在中国医学史上占有重要地位，而且在日本、朝鲜等海外也有重要影响。李梴对于肝胆理论，别开心裁，独树一帜，提出不少新见解，对传统中医理论大胆创新，赋予新的内涵。

一、凡十一脏取决于胆

《素问·六节藏象论》中说："凡十一脏，取决于胆也。"李梴赞同这个观点，并阐明机理："经曰：凡十一脏皆取决于胆。盖风寒在下，燥热在上，湿气居中，火独游行其间，以主荣卫而不息，火衰则为寒湿，火盛则为燥热，故曰中正之官，决断出焉。"意思是胆主火游行和主荣卫运行的功能，是十一脏取决于胆的原因。这个观点与元代滑寿在《读素问钞》中的观点一致。有学者认为这是相火论，即"火独游行其间"之火为"相火"，胆有相火，火为一身之气的原动力，相火在位则元气充足，相火失位则元气亏虚，而元气是人体生命活动的原动力，其功能为推动和调节各脏腑、经络、形体、官窍的生理活动，故胆可以决断十一脏。《医学入门》中还提到"荣卫虽主于肺，而其流行则又主于胆也"，胆主荣卫运行则是从另一个角度解释了"凡十一脏，取决于胆也"。胆贮存和排泄胆汁，胆汁助脾胃运化水谷精微，而荣卫之气来源于先天元气、后天水谷之气和清气，具有护卫人体、荣养全身的作用，胆主荣卫运行意味着胆可以影响荣卫之气护卫人体、荣养全身的功能，这也是"凡十一脏，取决于胆也"的机制之一。李梴继承了《内经》关于"凡十一脏，取决于胆也"、胆为"中正之官"的观点，并提出了胆主火游行和主荣卫运行的新观点，颇具新意。

虽然李梴赞同十一脏取决于胆，但还是认为心为君主之官。他在《医学入门》中说道："胃胆随人神所在，象胆随斗柄所指，物亦且然，而况于人乎！人之所以灵于物者，心乎神乎！至尊至贵，至清至净，其十二官之主乎！故曰：心静则万病息，心动则万病生。"心主神明，是五脏六腑之主。神是人体生命活动的主宰及其外在表现的统称，心可以影响胆及其他脏腑，使人体生病，处于主导地位，是始动因素，是最重要的，但是最后的实现与否"取决于"胆，即胆主决断。所以"凡十一脏，取决于胆也"和"心为五脏六腑之主"并不矛盾。

临床研究及应用上，有许多学者对"凡十一脏，取决于胆也"进行发挥。如刘蔚翔等从"凡十一脏，取决于胆也"的角度探讨系统性红斑狼疮的治疗，认为系统性红斑狼疮病变累及多个系统、多个脏腑，反映的是整体免疫的异常，临床实践显示，加入调节胆腑类中药能提高系统性红斑狼疮的疗效。苏坤涵等从"凡十一脏，取决于胆也"论治胃食管反流病，胆与脾胃疾病关系密切，胆胃同病、胆胃不和均为重要病机，故以利胆和胃、调理脏腑为治疗原则。杨化冰从胆汁酸功能的角度探讨"凡十一脏，取决于胆也"的具体内涵，胆汁酸是调控全身代谢和炎症反应的激素或信号分子，与全身很多系统的疾病有关，如"微生物——胆汁酸——肠黏膜屏障功能"系全身疾病病理生理变化的环节之一，其中胆汁酸作为内分泌功能的信号分子参与病理生理变化，从而解释了为什么胆可以决断十一脏。

二、胆合膀胱，上荣毛发

李梴传承发扬《内经》"五脏相通"理论，提出"胆合膀胱，上荣毛发"的观点。《医学入门·脏腑》曰："发燥者，胆有怒火也。胆合膀胱，上荣毛发，风气盛则焦燥。汗竭则枯，身体面色蒙尘者，气滞则荣卫道涩也。"李梴认为，胆合膀胱可以营养毛发的机制可能与前文所提及的"胆主荣卫运行"和"肺与膀胱互为表里"有关。荣卫即营卫，与毛发的关系早在《内经》中就有所描述。《灵枢·决气》曰："上焦开发，宣五谷味，熏肤、充身、泽毛，若雾露之溉，是谓气。"这句话以气代卫，说明卫气具有营养毛发的功能。《灵枢·邪客》曰："营气者，泌其津液，注之于脉，化以为血，以荣四末，内注五脏六腑，以应刻数焉。卫气者，出其悍气之慓疾，而先行于四末分肉、皮肤之间而不休者也。"营卫可以濡养皮肤、毛发，胆主营卫运行，可以影响营养毛发的功能，亦为"凡十一脏，取决于胆也"的功能之一。又肺与膀胱互为表里关系，肺与膀胱在生理、病理上相互影响，肺在体合皮，其华在毛，故膀胱可以影响毛发的生长。《内经》认为胆与肝相表里、膀胱与肾相表里，肺在体合皮，其华在毛，肝主藏血，发为血之余，肾者，其华在发，认为毛发与肺、肝、肾相关。肺主气，属卫，通过宣发功能使卫气达表，发挥对毛发的温养和润泽作用，肝主藏血、主疏泄，肝气调达，营血营养全身，使毛发得到滋养。

现代临床研究及应用上，有学者认为胆石病、胆道手术等摘除胆囊后，会出现术后尿潴留的现象，提示这种症状可能与"胆合膀胱"有关。罗笑容教授从胆论治小儿神经性尿频，该病多因为暴受惊恐导致痰气逆乱，虚热扰神，用自拟方柴芍温胆汤温胆、安神、缩尿，疗效显著，为治疗该病开创新思路。徐荣谦教授从胆论治小儿遗尿症，认为小儿体禀少阳，本身胆气较弱，若复受惊恐，胆气更虚，则失决断，肝胆失其升发之机，不能调理气机，引起膀胱气化失调，导致遗尿发生，运用柴芩温胆汤治疗该病，不仅可以减少小儿遗尿次数，提高睡眠深度，还可以改善小儿面色、二便等。

三、肝为宰相，肺为尚书

《内经》用朝廷官职来比拟脏腑功能的重要性，如《素问·灵兰秘典论》中描述肝肺二脏："肺者，相傅之官，治节出焉；肝者，将军之官，谋虑出焉。"相傅即宰相、相国、太傅等的别名，是辅助君主治国的官职。肺为宰相意味着肺在十二脏中的地位是仅次于心的，居第二位。肺主治节即肺能调节各脏腑的正常功能，助心行血、协助胃通降、平肝、佐肾布水、助大肠传导等，与宰相总理一国内外事宜的职责相似。将军精通兵法，主谋略，类似中医肝的特性，肝性喜条达、为刚脏、主升发、主疏泄都说明了"将军"的特质。但李梴在《医学入门》中提出："罢极之本，魂所居也。人身运动，皆筋力所为，肝养筋，故曰罢极之本。肝藏魂，魂者，神明之辅弼，故又曰肝为宰相。""肺主气，肺主行荣卫，为相傅之官，治节出焉，为气之本也。相傅，如今之尚书。"《医学入门》在继承了《内经》"肝者，将军之官"的观点之上，还认为肝和肺均为宰相，看似与《内经》观点矛盾，实际上两者是从不同的角度对肝肺二脏进行描述。《内经》是根据各个脏腑功能的重要程度来对应古代官职；而《医学入门》则是聚焦在五脏神，认为肝、肺均为宰相，心主神明，而其他四脏也有神主，协助心主神明来调控人体的生命活动。

在现代研究及临床应用上，由于目前公认肺为相傅之官、肝为将军之官，对李梴所提出的"肝为宰相、肺为尚书"的相关发挥较少，仍需进一步研究。

四、肝主仁与胆主决断

肝主仁是五德五行说的内容。五德即五常，我国的五德体系最早出现于老子用"仁、义、礼、智、信"论述道德内涵的《老子》一书中。《老子·道德经》的第一章就有相关记载："上德不德，是以有德；下德不失德，是以无德。上德无为而无以为……上仁为之而无以为，上义为之而有以为，上礼为之而莫之应，则攘臂而扔之。故失道而后德，失德而后仁，失仁而后义，失义而后礼。夫礼者，忠信之薄而乱之首，前识者，道之华也，而愚之始。"春秋后期，社会出现"尚五"的现象，例如五味、五音、五声等都是"尚五"的代表，将五行、五德、五脏相联系可以追溯到东汉班固的《白虎通》一书。该书认为"肝，木之精也，仁者，好生……肺者，金之精，义者，断决……心，火之精也……礼有尊卑……火照有似于礼，上下分明……肾者，水之精，智者，进止无所疑惑，水亦进而不惑……脾者，土之精也，土尚任养，万物为之象，生物无所私，信之至也。""五脏：肝仁、肺义、心礼、肾智、脾信也。"《外科真诠》赞同《白虎通》的说法，认为"肝主仁"。邹岳还在《外科真诠》"胆说"篇赞同陈修园《医学三字经》中的观点："肝主仁，仁者不忍，故以胆断，胆附于肝之短叶间，仁者必有勇也。"即肝主仁与胆主决断关系密切。明代张景岳所著的《类经》亦有相似观点："胆附于肝，相为表里，肝气虽强，非胆不断，肝胆相济，勇敢乃成。"仁即仁爱，有不忍之心，但仁爱太过难免会使人处事优柔寡断、犹豫不决。肝、胆互为表里，胆断有勇可以克服肝主仁过度产生的优柔寡断，两脏配合，勇气自生，方可成事。这种观点与《内经》从谋虑和决断来论述胆是不一样的。《内经》认为肝主谋虑、胆主决断，肝胆互为表里，共同调节人体情志活动，如《素问·奇病论》载有："口苦者病名为何？何以得之？岐伯曰：病名曰胆瘅。夫肝者，中之将也，取决于胆，咽为之使。此人者，数谋虑不决，故胆虚气上溢而口为之苦。"肝胆异常，患者谋虑不决，出现口苦的胆瘅病，所以《内经》多认为肝主谋虑与胆主决断关系密切。《黄帝内经》和《外科真诠》都认为胆主决断，但是两书叙述的角度和原因不一致。

现代研究及临床应用方面，同时从肝主仁、胆主决断进行研究的较少，多从胆主决断进行探讨。如李桂侠、杨扬基于"胆主决断"采用胆量训练和佐匹克隆分别治疗心胆气虚型失眠障碍患者，结果发现心理组应用胆量训练治疗较西药组应用佐匹克隆治疗的疗效更显著，能改善患者的主客观失眠数据，为临床治疗心胆气虚型失眠症患者提供了新思路。贾立群教授基于"胆主决断"来治疗恶性肿瘤，贾教授认为肿瘤患者多见情志异常、口苦、胁肋胀痛等胆病表现，而胆失决断所致的气郁是恶性肿瘤患者发病的机制之一。他从"胆主决断"入手，应用和解少阳法、疏肝利胆法、健脾益胆法治疗不同类型的恶性肿瘤患者，临床效果显著。

第五节　命门学说

命门学说是藏象理论的重要组成部分。潘文奎考证"命"与"门"二字历来的含义，认为"命"字均是关系生命、生死攸关的意思，而"门"字则有枢机、关键之意，也有兴动、开关的意思，能通达、调动，故他认为命门是维系人体生命活动的枢机。"命门"一词最早见于《内经》，出现过4次。《灵枢·根结》曰："太阳根于至阴，结于命门，命门者目也。"《灵枢·卫气》曰："足太阳之本，在跟以上五寸中，标在两络命门。命门者，目也。"《灵枢·卫气》曰："手太阳之本，在外踝之后，标在命门之上一寸也。"《素问·阴阳离合论》曰："少阴之上，名曰太阳，太阳根起于至阴，结于命门。"《灵枢》出现3次，《素问》出现1次，两书所指皆以目为命门。《难经》则提出："肾两者，非皆肾也，其左者为肾，右者为命门。"即认为左肾右命门。命门学说的争论由此展开漫长的讨论，至今也未得到统一。

从古至今，有关命门部位的争论很多，大概有以下几种。

（1）以目为命门。《内经》提出："命门者，目也。"后世张景岳、叶霖认可这种说法。

（2）肾命门说。这又可以细分为左肾右命门、以肾间动气者为命门、以两肾之间为命门、以两肾总号为命门，但四者都与肾密切相关。

（3）生殖器命门说。将脐胞、子宫、女子阴道、男子精道作为命门。

（4）腧穴命门说。如皇甫谧认为命门穴在背部两肾之间十四椎下，也有医家认为命门在关元穴、气海穴、石门穴等。

（5）心包命门说。将心包视作命门。

（6）冲脉脑髓命门说。徐灵胎认为命门在冲脉，朱楠认为命门在脑髓。

（7）西说命门。随着西方医学传入中国，现代医学知识冲击着传统观念，不少学者从西医学知识出发，认为命门在腹主动脉、腹腔神经丛、肾上腺等。

关于命门学说的观点众说纷纭，至今尚未得到统一。目前，多数学者认为命门与肾关系密切。旴江医家在此基础上对命门学说进行发挥，主要是对肾命门说、生殖器命门说、心包命门说和腧穴命门说等理论进行传承和创新。

一、肾命门说

（一）左肾右命门说

万全、龚廷贤、李梴推崇左肾右命门说。

万全所著《痘疹心法》支持左肾右命门说："夫肾有两枚，左为肾，右为命门，男子以藏精，女子以系胞胎。"与《灵枢·卫气》"足太阳之本，在跟以上五寸中，标在两络命门，命门者目也"的观点完全不一样。从上述对右肾命门的描述可知，右肾命门有藏精、系胞胎的作用。此外，万全所著《痘疹心法》还提到"痘疹诸症，起于右肾之下"。有医家认为，"小儿痘疹，五脏之中，唯肾无候，以在脏下，不能受秽故也"。但是万全反对"疮疹唯肾无候"的观点，这是因为在胚胎形成之初，如果有邪毒内侵，必然肾先受邪，右肾是命门，其内有相火，心者为君火，而《内经》认为"诸痛痒疮，皆属于心"，相火代君之令而行之。所以万全否认"疮疹唯肾无候"，认可"诸痛痒疮，皆属于心""痘疹诸症，起于右肾之下"的观点。

龚廷贤赞同右肾命门说。他在《万病回春·周身脏腑形状》的"人身手足之图"的"背面人图"画出了命门的位置，图中标有"肾""命门曰肾"的字样，图文并茂，清晰地指出右肾即为命门。《寿世保元》"老人"篇也有记载：《灵枢》曰：'元气者，肾间动气也，右肾为命门，精神之所合，爱惜保重，则荣卫周流，神气不竭，与天地同寿。'"指出右肾是命门，爱惜命门可以延长寿命。黎成科认为老年人命门火衰，先天已衰，只能依靠后天脾胃运化的水谷精微维持生命，但脾胃健运依赖肾阳温煦，所以如果脾胃受损，运化失常，精气生成减少，则命门火更衰，不能温煦脾胃之阳，故治疗老年人脾胃病要加入仙茅、淫羊藿等补命门的中药。还有学者利用红外热像仪采集春分、夏至、秋分、冬至4个节气点人体不同部位的温度分布差异，发现所有季节中右肾的相对温差均值都高于左肾，与龚廷贤右肾命门的认识一致。

命门之火为生命的动力。龚廷贤对命门的认识使得他强调老年养生要注重先天和后天之本，先天之本即肾命元气，后天之本即脾胃元气，二者对延迟衰老至关重要。龚廷贤曰:"《灵枢》曰:元气者,肾间动气也,右肾为命门,精神之所合,爱惜保重,则荣卫周流,神气不竭,与天地同寿";"两肾中间,白膜之内,一点动气,大如筋头,鼓舞变化,开阖遍身,熏蒸三焦,腐化水谷,外御六淫,内当万虑";"至哉坤元,万物滋生,人之一元,三焦之气,五脏六腑之脉,统宗于胃,故人以胃气为本";"凡年老之人,当以养元气,健脾胃为主";"人之饮食入口,由胃管入于胃中,其滋味渗入五脏……乃成五汁,五汁同归于脾,脾和乃化血,行于五脏五腑,而统之于肝,脾不和乃化为痰。血生气于五脏五腑,而统之于肺。气血化精,统之于肾。精生神,统之于心。精藏二肾之间,谓之命门。神藏于心之中窍,为人之元气"。这些都强调先天肾精、命门火、脾胃之气在激发与维持生命活动中的重要性,都是龚廷贤在继承《内经》"五脏者,皆禀气于胃,胃者,五脏之本也""平人之常气禀于胃,胃者,平人之常气也,人无胃气曰逆,逆者死""胃者,五脏六腑之海也,水谷皆入于胃,五脏六腑皆禀气于胃""五八,肾气衰,发堕齿槁"等肾精和脾土理论的基础上提出的养生法则。现代关于衰老的机制主要有自由基学说、线粒体DNA损伤学说、基因调节学说等,自由基学说中的超氧化物歧化酶(superoxide dismutase, SOD)是机体清除自由基的主要酶之一,共活性的高低反映了机体清除自由基的能力,活性降低,氧自由基生成过多,导致细胞老化。有研究发现,SOD活性与脾虚、肾虚相关。

李梴《医学入门》中也有左肾右命门说的观点,如"脏亦有六者,谓肾有两脏,左为肾,右为命门。命门者,精神之所舍也,男以藏精,女以系胞,其气与肾相通,故言脏亦有六也"。李梴不仅继承了《难经》的左肾右命门之说,还指出命门有舍神、藏精、系胞的功能。舍神即精化神养神,而神主宰生命活动,也是生命活动的体现,精充则神旺,精亏则神衰;藏精即藏生殖之精和脏腑之精;系胞即与子宫相连,主生殖,与《内经》肾主藏精的功能相同。"命门下寄肾右,而丝系曲透膀胱之间;命门,即右肾……命门系曲屈下行,接两肾之系,下尾间附广肠之右。通二阴之间,前与膀胱下口于溲溺之处相并而出,乃是精气所泄之道也。若女子则子户胞门,亦自广肠之右,膀胱下口相并而守胎,故气精血脉脑,皆五脏之真,以是当知精血来有自矣……配左肾以藏真精,男女阴阳攸分……相君火以系元气,疾病死生是赖。""命门为配成之官,左肾收血化精,运入藏诸命门,男以此而藏精,女以此而系胞胎。"李梴详细记载了命门的位置,与膀胱、子宫、阴器、精室等相连,与前文一样,再次道明命门与藏精、系胞相关,而且还解释了藏精、系胞是因为左肾收血化精运入命门。"命门主老人肾虚腰疼,及诸痔脱肛、肠风下血",指出命门的功能。现代右肾命门说理论的应用在临床亦可见其踪影，如樊惠兰等运用温阳止遗汤治疗遗尿，认为该方可以温阳止遗，补命门之火，肾阳充足，命门火足，则遗尿自止。现有许多研究者探索命门与内分泌、免疫、物质代谢、自主神经系统、肾上腺等的联系，已取得一定成绩。

（二）两肾之间为命门

龚居中赞同两肾之间为命门的观点，如《福寿丹书》"脏腑篇"提出命门在两肾之间："父母媾精，未有形象，先结河车，中间透起一茎如莲蕊，初生乃脐带也。蕊中一点，实生身立命之原，即命门也。自此天一生水，先结两肾，夫命处于中，两肾左右开阖。"他还配有图片说明命门所在，图文并茂，清晰明了。龚居中还认为心包络之火与命门是相通的，如补骨脂（破故低）主收敛，能沟通心包络及命门之火，助元阳，充实骨髓，治疗脱证。龚居中与《灵枢·根结》所载"太阳根于至阴，结于命门，命门者目也"的命门位置的看法完全不同，但都是关乎生死存亡的位置，实乃立命之原。其命门在两肾之间的观点与李时珍、赵献可、汪昂等几乎相同。

在现代研究及临床应用上，有学者用电针联合rTMS治疗脊髓损伤大鼠，并测量NGF、NT-3蛋白的表达，电针选取大椎和命门。大椎统摄一身阳气，通督行气；命门在两肾之间，是元气的根本，能益气壮阳。实验发现，联合治疗组比单纯使用rTMS治疗更能促进NGF、NT-3蛋白的表达，且更能促进脊髓损伤的恢复。王书臣教授认为命门是元气的根本，是元阴元阳的生化之源。命门在两肾之间，为火之下元，金水相生，故其治疗慢性咳喘病本虚证时常使用仙茅、淫羊藿、补骨脂来温煦命门下元之火，激发元气之动力，使命门之火上升，腐熟水谷、蒸腾精微，促使脾气散精于肺。

黄宫绣认为两肾之间是命门。他赞同李时珍的观点："李时珍云：命门为藏精系胞之物，其体非脂非肉，白膜裹之，在脊骨第七节两肾中。"即命门是两肾之间的一个实体，在人体脊柱自下向上数的第七节旁。黄宫绣还特别强调命门火的重要性，认为命门火是真阳，是立命之本，是生命之源。《本草求真》多处提及命门火："赵养葵曰：真火者，立命之本，为十二经之主。肾无此，则不能以作强，而伎巧不出矣。膀胱无此，则三焦之气不化，而水道不行矣。脾胃无此，则不能腐水谷，而五味不出矣。肝胆无此，则将军无决断，而谋虑不出矣。大小肠无此，则变化不行，而二便闭矣。心无此，则神明昏而万事不应矣。治病者，得以命门真火为君主，而加意以火之一字，观此则火不宜泻也明矣。""命门……此火下通二肾，上通心肺，贯脑，为生命之源，相火之主，精气之府，人物皆有，生人生物，俱由此出。""此火行于三焦，出入肝胆，听命于天君，所以温百骸、养脏腑、充九窍，皆此火也，为万物之父。故曰天非此火不能生物，人非此火不能有生。此火一息，犹万物无父，故其肉衰而瘦，血衰而枯，骨衰而齿落，筋衰而肢倦，气衰而言微矣。"以上均强调命门火是立命之本，对维持生命活动十分重要。人由命门火而生，五脏六腑、人体官窍等正常生理活动没有命门火则无法正常运行，故命门火不能泻，只能用附子、肉桂、鹿茸、仙茅来补。

现代学者也有创新发挥，如有学者从命门火衰、督脉阳虚来治疗老年性骨质疏松症（SOP）。SOP病位在肾，多为阳虚证，老年人年老体虚，肾精亏虚，命门火衰，不能温煦、兴奋、推动各脏腑机能，而督脉是布散肾之精气和命门之火于脏腑、形体、官窍的通路，肾精亏虚必致督脉空疏，故论治SOP可以从命门火衰、督脉阳虚入手。

谢星焕认为两肾之间是命门。《谢映庐医案》载有"回阳火图"，其中"回阳背面图"记载命门所在："经曰：七节之旁中有小心，命门是也，在腰脊间前正对脐。"即命门在两肾之间，脊柱自下向上数的第七节旁，与脐平，继承自《内经》"七节之旁，中有小心"，但比《内经》的部位更加具体。此观点同刘完素、赵献可。赵献可云："《内经》曰七节之旁有小心是也，名曰命门，是为真君真主，乃一身之太极。"刘完素《素问玄机原病式》载："游行三焦，兴衰之道由于此，故七节之旁，中有小心，是言命门相火也。"三者均认可脊柱"七节"旁有一"小心"，此即为命门所在。王波等推测此"小心"命门为现代医学所说的肾上腺，因为肾上腺与肾位置相近，右侧肾上腺在11~12胸椎旁，左侧肾上腺在10~11胸椎旁，符合赵献可在《医贯》中对命门的定位，"命门在人身之中，对脐附脊骨，自上数下，则为十四椎，自下数上，则为七椎"，而且肾上腺形态较小，似小心脏，故他们认为此"小心"命门就是现代医学的肾上腺。

（三）命门连通右肾

喻嘉言强调命门与右肾之间有通道相连，但是具体位置未指出。《寓意草·论顾鸣仲痞块痼疾根源及治法》云："肾有两窍，左肾之窍，从前通膀胱，右肾之窍，从后通命门。"他认为命门不在两肾，而在肾之外，右肾有一通道直通命门，但关于命门的具体位置尚未描述。不过赞同喻嘉言命门观点的医家较少，后世对这种观点的描述也不多。

在喻昌的著作中，还有关于命门火的内容。命门火属于中医火理论的内容，火理论是中医理论中最具特色的内容之一，历代著作中对该理论都有详细丰富的记载。早在《马王堆汉墓帛书》中就有中医火理论的记载："五月而火受之。"后世《备急千金要方》转引该文献，认为应解释为火气之火。《张家山汉简医书脉书》有"火疢"的记载："在身，灸痛以行身，为火疢。

火疢，赤气殴。"可见在《内经》成书之前就有中医火理论的萌芽。《内经》对火理论的研究则内容更广，涉及阴阳之火、五行之火、少火、壮火、药食气味之火、心火等。如《素问·阴阳应象大论》曰："水为阴，火为阳，阳为气，阴为味……壮火之气衰，少火之气壮。壮火食气，气食少火。壮火散气，少火生气。"《素问·阴阳应象大论》曰："南方生热，热生火，火生苦，苦生心……其在天为热，在地为火。"

至元代、明代，才有命门火的提出。刘完素在《素问病机气宜保命集》首次提出命门火衰，在论及肉苁蓉功效提出此药"益阳道及命门火衰"。命门火是推动人体生命活动最重要的原动力，喻嘉言在《寓意草·论鼎翁公祖颐养天和宜用之药》强调了人体命门火的重要性，"高年人唯恐无火。无火则运化艰而易衰，有火则精神健而难老……是火者老人性命之根，未可以水轻折也"，即命门火是生命的根本，命门火关乎老年人的兴衰。

喻嘉言还认为"心为君火，又有相火，现寄于肝肾之间"。他对君火、相火的看法与朱丹溪的一致，但与《内经》不同。君火、相火最早虽然记载于《黄帝内经》，但他们属于六气的一种。关于命门火衰的治疗，喻嘉言提出"若右肾命门火衰，为阳脱之病，以温热之剂济之，如附子、干姜之属"，与现代认识无异。

命门理论的探讨历经多年，至明代由张景岳、赵养葵发展成为一门学说——命门学说。该学说一直以来指导医家的临床实践，取得良好疗效，如有学者认为可以从命门学说立论防止早衰。《内经》认为，"虚邪贼风，避之有时""精神内守，病安从来"，才能"春秋皆度百岁，而动作不衰"，这需要保持肾中"元气"不衰，即"命门火"不衰，注意饮食起居，也可以用一些补肾气的药物防止早衰。还有人提出从命门火衰治疗女性性功能障碍，认为命门火衰，则温煦推动之力不足，真阴之府储阴不足，易导致阴阳两虚，产生痰湿瘀血，出现阴冷、精神不振、性欲减退、腰膝酸痛、五心烦热、心烦失眠、白带增多、异味瘙痒、性交痛等，通过温补命门之火，使阳气温养脏腑经络，提高机体抵抗外邪的能力，减少痰湿、瘀血等病理产物的形成，从而改善女性性功能。张宁教授认为难治性肾病综合征的病机为真阳不足、命门火衰，从命门学说出发治疗该病，取得良好疗效。

二、生殖器命门说

邹岳赞同生殖器命门说。他在《外科真诠》中认可了陈修园的观点，认为"后读《黄庭经》云上有黄庭下关元，有幽阙前命门"悟出了命门的真正所在。邹岳认为，"凡人受生之初，先天精气聚于脐下，当关元、气海之间。其在女者，可以手扪而得，俗名产门。其在男者，于泄精之时，自有关阑知觉，此北门锁钥之司，人之至命处也"，即他认为命门，女在产门（女子阴道），男在精关（男子精道）。这是因为人初形成之时，先天之精气都聚集在脐下，也就是"况身形未生之初，父母交会之际，男之施由此门而出，女之受由此门而入。及胎元既足，复由此门而生，故于入门之外，重之曰命门也"。产门、精关是新生命诞生的必经之处，是关系生命的关键之处，所以邹岳认为命门不在眼睛，而在产门、精关，人之生命源于产门、精关两个命门。这个观点即是上述所言的生殖器命门学说，与陈修园、张景岳的看法一致。

三、心包命门说

李梴还对"命门即心包，其经手厥阴，其腑三焦，其脏心包络，其部分在心下横膈膜之上"进行发挥，认为心包络也是命门，这是其首次提出的观点。多数认为这个观点来自"膈肓之上，中有父母，七节之旁，中有小心（《内经·刺禁论》）"。他们把七节之旁的"小心"即心包络，视作命门。实际上，在《内经》中亦有心包络的描述。《素问·奇病论》说："包络者系于肾。"心包络与肾相连，而李梴脏腑别通论认为"肾与命门相通"，所以心包络、肾、命门关系密切，故心包可以影响月经，即《素问·评热病论》记载的"包脉者，属心而络于包中，今气上迫肺，心气不得下通，故月事衰少不来"。

清代医家程知也认为心包络是命门。他在《医经理解》中说："经谓之心包络者，以其络属于心也，后人谓之命门者，以其窍通乎肾也。"正因为肾、命门和心包络相连、相通，心包络亦有肾的部分功能，所以才有心包络是命门的说法。

四、危险部位命门说

除了上述有关命门的观点，盱江医家还将某些危险部位视为命门，这些部位受伤往往会导致致命的后果，反映出他们对命门的重视，认为命门就是人体中最重要的部分。

万全《片玉心书》中载有"命门部位图"和"部位歌"："中庭与天庭，司空及印堂，额角方广处，有病定存亡……此是命门地，医师妙较量。"病在"定存亡"，系"命门"受伤而威胁生命，与右肾命门并非同一个概念。而天庭、中庭、司空、印堂、方广、额角这些头面部脆弱部位是没有这些作用的，所以可以推测，这里头面部易损伤部位的"命门"是用类比手法来强调这些部位对生命的重要性，在手术器械不发达的古代，这些部位受伤无疑是致命的。

李梴认为"中庭、天庭、司空、印堂、额角、方广，皆命门部位"，但这些部位与上文所言的右肾命门、心包络命门是不同的概念。命门是维系人体生命活动的枢机，李梴运用类比手法，借命门来说明这些部位对生命的重要性，并非指命门学说中的命门。从上文对命门的功能描述也可知，命门有舍神、藏精、系胞的功能，而中庭、天庭、司空、印堂、额角、方广这些部位则没有这些功能，据此也可以推测，李梴运用了类比的手法来说明这些部位对生命的重要性。这些部位基本上位于头面部，而头面部被认为是人体最脆弱的地方之一，若伤及这些部位，在手术器械不发达的古代无疑是致命的，所以李梴才会说中庭、天庭、司空、印堂、额角、方广都是"命门"。李梴的这个观点和万全的一致，都强调命门的重要性。

五、命门脉象

龚廷贤和李梴还对命门在脉象上的位置进行了描述。龚廷贤《寿世保元》有"左尺肾部""右尺命门"的记载，在脉象上区分肾脉与命门脉。李梴认为，命门之脉在尺脉上，且有男女之别，"右尺，先以轻手得之是三焦，后以重手如十五菽之重取之是命门"，"但右尺有三脉，浮为三焦，略沉为胞络，沉为命门"。但李梴也受"男左女右"思想的影响，认为命门脉象有男女之别，"但命门男女有异：天道右旋，男子先生右肾，故命门在右，而肾在左；地道左旋，女子先生左肾，故命门在左，而肾在右"。此命门非彼命门，这里指的是命门脉象的位置，不是指命门的位置。李梴认为命门在右肾和心包络，而命门脉象上，男子在右尺脉，女子在左尺脉。

上述医家对命门的看法与《黄帝内经》中命门在眼睛的看法完全不同，但都是关乎生死存亡的位置，实乃立命之原，都反映了医家对命门的重视。

第六节　新解三焦

"三焦"一词最早见于《黄帝内经》，但其形态、功能、部位一直为后世医家所争论，旴江医家龚居中和李梴传承《内经》关于三焦的观点，并有所发挥，提出独特见解。

龚居中在《福寿丹书》中首先肯定了《灵枢·营卫生会》和《难经·三十一难》的观点，认为"上焦在胃上口……中焦在胃中脘……下焦当膀胱上口"，在此基础上又将三焦位置更加具体化，"三焦独无图者……有象无质，即上中下三部脏腑空处是也"。他认为三焦是空腔，有形态，但不像其他脏腑一样有具体特定的形态，没有实质，内部是空的，在脏腑之间的空隙中。这为后世医家对三焦的认识和发挥打下基础。如段玉裁认为三焦为腹膜脏层包裹脏器外组织所形成的各个部分，包含许多管道、淋巴结及丰富的脂肪，此即为前人所言的中空的三焦；王志红认为三焦不是一个实质器官，而是存在于机体内的各种间隙，运行水液和元气，包括脏腑间隙、组织间隙、细胞间隙，乃至分子间隙所构成的空间和通道，这些空隙组成周密的通路系统，内外相通，上下相贯，周身气机通畅，因此一系列生命活动的气化运动得以完成。

李梴对三焦也有所认识和发挥，可以分为以下几点。

1.认为三焦主元气，十二脏腑皆归属于三焦，三焦可调节周身

《医学入门》中言："石门在脐下二寸，为三焦之募，诸气之所会聚，聚而复分于十二经，与手少阳厥阴相为表里，故曰：为元气之始终也。"又曰："观三焦妙用，而后知脏腑异而同，同而异，分之则为十二，合之则为三焦。约而言之，三焦亦一焦也。焦者，元也，一元之气而已矣。"三焦主元气，使得十二脏腑皆归属于三焦，所以李梴说"三焦亦一焦"，此"一焦"不是说"焦"只有一个，而是说三焦是相通的。三焦的气化功能在上、中、下焦分别描述为如雾、如沤、如渎，所以三焦主元气可以起到调节周身的作用，正如《医学入门》所言："上焦主纳，心肺若无上焦，何以宗主荣卫？中焦主不上不下，脾胃若无中焦，何以腐熟水谷？下焦主出，肾间动气应焉，肝肾若无下焦，何以疏决津液？是三焦者，引导阴阳，分别清浊，所以主持诸气。"元气运行于三焦，在上、中、下焦发挥不同的功能。三焦主元气的功能出自《灵枢·营卫生会》，"上焦如雾，中焦如沤，下焦如渎"。《内经》"上焦如雾，中焦如沤，下焦如渎"意思为《医学入门》中记载的"上焦主出阳气，温于皮肤分肉之间，若雾露之溉焉，故曰上焦如雾。中焦主变化水谷之味，其精微上注于肺，化而为血，行于经隧，以荣五脏周身，故曰中焦如沤。下焦主通利溲便，以时传下，出而不纳，开通秘塞，故曰下焦如渎"。这些关于三焦的功能与《内经》中描述的一致。

综上可知，李梴关于三焦主元气的观点来自《内经》和《难经》，然后发挥自己的想法，认为十二脏腑皆归属于三焦，三焦可调节周身。除了上述功能外，李梴还认为三焦可以"发为无根相火……游行诸经"，引起恶寒发热的异常症状；也可"养精神，柔筋骨"，即三焦气化使水谷精微内养精神，外柔筋骨。

2.提出三焦"有名而无形""无形而有用"的观点

"有名而无形"不是说三焦有名字而没有具体的形质，而是说三焦有名，也有具体的形质，但是不与其他内脏一样有特定的形态。在《医学入门》中有2处描述了三焦的所在部位，"上焦者，在心下胃上口……中焦者，在胃中脘，不上不下……下焦者，在脐下，当膀胱上口"；"上焦，玉堂下一寸六分，直两乳间陷处；中焦，脐上中脘；下焦，脐下膀胱上口"。所以《内经》《医学入门》均认为三焦有具体的形质，即《灵枢·本脏》所说的："五脏者，固有小大、高下、坚脆、端正、偏倾者，六腑亦有小大、长短、厚薄、结直、缓急。"三焦是有形之脏器，并有小大、长短、厚薄、结直、缓急的不同。再者"三焦，水谷道路"，水谷有形，若三焦无形岂能传化水谷。所以《医学入门》三焦"有名而无形"是继承自《内经》的观点。"无形而有用"是指即使不像其他脏腑有具体的形状，但三焦仍有其功能，即前文所描述的"主气、主食、主便"，发无根之相火，游行诸经，引起恶寒发热，还能升中清、降下浊、养精神、柔筋骨、包容十二脏腑。

3.创新性提出三焦脉象的内容

"命门与三焦为表里，寄旺于夏，而位右尺，沉取候命门，浮候三焦"；"右尺，先以轻手得之是三焦，后以重手如十五菽之重取之是命门"；"但右尺有三脉，浮为三焦，略沉为胞络，沉为命门"。命门、三焦、心包络的脉象均在右尺，分别在右尺的浮取、中取、沉取。

4.认为心包络命门合三焦，即心包络命门与三焦相配为表里关系

"肾合膀胱，左尺之脉纯乎水；命合三焦，右尺之脉纯乎火。""命门，即右肾，言寄者，命门非正脏，三焦非正腑也。"五脏六腑中，只有三焦与五脏没有表里配合关系，故三焦被称为"孤府"。正因为三焦、命门有非"正腑""正脏"的特殊性，所以李梴将两者相配成表里关系，则五脏六腑十一脏腑之数变成十二脏腑之数。正如他在《医学入门》中所说的："腑有六者，谓三焦为外腑也……脏亦有六者，谓肾有两脏，左为肾，右为命门。"李梴在《内经》五脏六腑的基础上加上命门，使三焦配命门，变为十二脏腑之数。但在《内经》中并无命门合三焦的说法，《内经》多将三焦与膀胱、肾相提并论。

《灵枢·本输》曰："三焦者，中渎之府也，水道出焉，属膀胱，是孤之府也。"提出了三焦是孤腑的观点及其主水道的功能，并与膀胱相连。《灵枢·本脏》云："肾合三焦、膀胱，三焦、膀胱者，腠理毫毛其应。"认为肾对应三焦、膀胱两个腑。

《医学入门》将右肾视作命门，并认为"肾合膀胱……命合三焦"，将两肾分别对应三焦、膀胱，在《内经》肾合膀胱的基础上提出"命门合三焦"，有所创新。在《医学入门》中，李梴认为命门为右肾和心包络，右肾命门与三焦相配在前文的描述中可以得知，而心包络命门与三焦相配在《医学入

门》中也有所描述，"心包即命门，其经手厥阴，其腑三焦，其脏心包络"，直接说明心包络命门与三焦相配。

关于三焦的现代研究及临床应用也在不断进行中。如有学者认为可以从三焦主元气、三焦气化的角度来治疗小儿脑瘫，从"补益肾精、健运脾气及祛除病邪"三个角度入手，恢复三焦气化，使元气足、中气运、气机畅，从而脑髓得充，五体得养，机体的生理功能逐渐恢复正常。还有学者认为"三焦元气不足，津液疏布失调则水液停滞、积聚成痰"，是肥胖的重要病因，"三焦失于气化，水液代谢失常，痰饮堆积体内"是肥胖的重要病机，从这个角度出发，遵循"通、化、调"的理念治疗肥胖。通即令气血运行通畅，化即恢复三焦气化功能，使气血津液有序形成和输送，调是调畅气血，通过调理三焦，穴位埋线治疗单纯性肥胖，有一定疗效。童武兰等从解剖学角度分析，认为三焦是人体胸腔、腹膜腔、除腹膜腔以外的腹盆腔部分，以及走行于其中的血管、神经及淋巴系统等组织。姚荷生认为三焦是有形脏器，是人体内遍布胸腔、腹腔的一大网膜，并创新性地提出"焦膜理论"。

第七节　头面五官

头为元神之府，脑为精明之府，脑为髓海，心、脑共主神明，肾主骨生髓。面部能充分表现一个人的容貌和仪表，还是身体健康情况和内心世界的表征，因此人们历来对面部非常重视。人体官窍主要在头面，官窍与人体五脏相对应，故头面与脏腑关系密切。盱江医家对眼、鼻、舌、须发亦有一些认识，启迪后世。

一、五轮八廓

五脏六腑之精气，皆上注于目而为之精。五轮八廓学说是眼科辨证的重要方法，分为五轮学说和八廓学说。危亦林、龚廷贤、龚居中、李梴等对五轮八廓学说的发挥，促进了眼病辨证体系的发展，为后世五轮学说、八廓学说的完善奠定了基础。

（一）完善五轮学说

五轮学说源于《内经》。《灵枢·大惑论》言："五脏六腑之精气，皆上注于目而为之精，精之窠为眼，骨之精为瞳子，筋之精为黑眼，血之精为络，其窠气之精为白眼，肌肉之精为约束，裹撷筋骨血气之精而与脉并为系，上属于脑，后出于项中。"这一论述将眼睛明确分为黑眼、白眼、瞳子、络、约束，大体指出了眼的各个部分与脏腑的关系，为后世将眼分为风轮、血轮、肉轮、气轮、水轮建立了基础。五轮学说的记载最早见于唐代刘皓的《眼论准的歌》，但其在眼位的配属上面，除了气、肉二轮与《内经》理论相符外，其余三轮均不相同。

直至元代，危亦林《世医得效方》的面世才使得五轮学说得以完善。他对五轮所配眼位作了调整，使眼位配属与《灵枢·大惑论》所论述的一一对应吻合。《世医得效方》记载道："白属肺，气之精，气轮；黑属肝，筋之精，风轮；上下睑属脾胃，肉之精，肉轮；大小眦属心，血之精，血轮；瞳仁属肾，骨之精，水轮。"危亦林继承《内经》观点，论述了眼睛各部位与气、风、肉、血、水五轮的配属关系以及与五脏的配属关系，其内容与《内经》的五轮学说内容相吻合，为后世眼的解剖、生理、病理、临床、辨证提供了理论指导。如重症肌无力患者的上眼睑下垂，《目经大成》称之为"睑废"，根据五轮学说，该症状多责之于脾胃，脾主运化水谷，主升清，为气血生化之源，若脾气亏虚，气血不足，不能升清，则可以出现上睑下垂的症状。张静生教授据此采用自拟方——黄芪复方来治疗重症肌无力，该方以补中益气汤为基础方加减而成，健脾益气，疗效显著。

龚廷贤在《万病回春》"眼目"篇也有类似内容，"五轮者，肝属木，曰风轮，在眼为乌睛；心属火，曰火轮，在眼为二眦；脾属土，曰肉轮，在眼为上下胞；肺属金，曰气轮，在眼为白睛；肾属水，曰水轮，在眼为瞳子"。他继承了《内经》的五轮学说，阐述了眼睛各部与气、风、肉、血、水五轮的配属关系以及与五脏的配属关系，还加入五行的概念，促进了后世眼的解剖、生理、病理、临床、辨证的发展。

李梴的五轮学说在前人基础上进一步发挥。他认为"心与小肠内外眦。内眦属心，外眦属小肠，血之精，曰血轮"，将内外眦细分属于心和小肠，此种说法可能与经脉循行有关。《灵枢·经筋》记载了手太阳小肠经循行经过外眦，"手太阳之筋……出走太阳之前，结于耳后完骨……直者，出耳中，下结于颔，上属目外眦"。《灵枢·经别》记载了手少阴心经循行经过内眦，"手少阴之正……属于心……合目内眦"。故李梴细分内外眦实属有理。在临床应用上，因为心与小肠互为表里，故两眦之病较少按照"内眦属心，外眦属小肠"进行治疗，只有少数医者据此来指导临床。如毕人俊推崇李梴的观点，认为内眦泪堂部按压泌脓出为心与膀胱经风、湿、热邪停留，邪深积久，郁而化毒所致，内眦发赤为心火旺盛，外眦发赤为心火不足。

（二）完善八廓学说

八廓学说是眼科辨证的另一种方法。"八廓"一词首见于南宋时期的《三因方》，但没有具体内容，到南宋末，葆光道人在其著作《葆光道人眼科龙木集》中才首次介绍了八廓的具体名称和与脏腑的配属关系，但无形、无位，其书没有定位和定位图，故无法确定八廓所指的具体位置。《内经》虽无八廓一说，但危亦林、龚廷贤和李梴所言的八廓学说并未脱离《内经》五轮学说的影响。

危亦林根据家传和临床实践，在葆光道人的八廓学说基础上，为八廓配上八卦和八位。八卦即天、地、水、火、风、雷、山、泽八卦，每一廓还配属眼位"天廓传道肺、大肠，地廓水谷脾、胃，火廓抱阳心、命门，水廓会阴肾，风廓养化肝，雷廓关泉小肠，山廓清净胆，泽廓津液膀胱"。他充实了八廓学说，使人们能更直观、更具体地掌握八廓的内容，对每一廓的主病和病因均详细记载，为眼科诊断和治疗提供理论基础。但是，从危亦林对八廓的描述可知，他所创的八廓学说并未脱离《内经》五轮学说的影响，故黄攸立将这种八廓学说称为"轮廓重合分位配属法"。危亦林八廓学说与《内经》五轮学说关系密切。如两眦为火，对应的脏腑有心；瞳神，即瞳仁，为山、水，对应的脏腑有肾；黑睛为"风"，对应的脏腑有肝；白睛为天、雷，对应的脏腑有肺；胞睑为泽、地，对应的脏腑有脾胃。在临床应用方面，历代关于此说的应用较少。《银海精微》记载，如治疗蝇翅黑花，"饮用黑参汤以凉其肝，则胆经清净之廓无邪热之所侵"，瞳仁为山、水，对应肾、胆，可从胆来治疗瞳仁的病变。

龚廷贤《万病回春》也有八廓学说的内容。书中的八廓又退回"无位有名"的观念中，且八廓的对应脏腑与其他医家完全不同，"至若八廓，无位有名。胆之腑为天廓；膀胱之腑为地廓；命门之腑为水廓；小肠之腑为火廓；肾之腑为风廓；脾之腑为雷廓；大肠之腑为山廓；三焦之腑为泽廓"。

李梴《医学入门》亦有八廓学说的内容。书中道："乾为天廓，位两边白睛中间，属肺与大肠；坎为水廓，位瞳子，属肾；艮为山廓，位神光，属胆；震为雷廓，位白睛上截向小眦，属小肠；巽为风廓，位乌珠瞳仁外，属肝；离为火廓，位大、小眦，属心与命门；坤为地廓，位上下睑，属脾胃；兑为泽廓，位白睛下截向大眦，属膀胱。"八卦即天（乾）、地（坤）、水（坎）、火（离）、风（巽）、雷（震）、山（艮）、泽（兑）八卦。每一廓还分别配属眼位和脏腑，继承了《内经》五轮学说的思想，如两眦为火，对应脏腑是心，上下睑为地，对应脾胃等。但《医学入门》的泽廓为白睛、内眦，与《世医得效方》的下睑不一样，其余眼位相同。可见，李梴所言的八廓学说乃宗危亦林《世医得效方》的八廓学说，而《世医得效方》所描述的八廓学说实际上并未脱离《内经》五轮学说的影响。

历代医家对八廓学说的认识各持己见，尚未发现有人基于该理论进行治病，有待进一步的研究。危亦林、龚廷贤和李梴三位盱江医家有关五轮八廓学说的内容源于《内经》，并有所创新和发挥，他们对五轮八廓学说的发挥有利于指导眼病的诊断和治疗，促进了眼病的辨证体系的发展，为后面五轮学说、八廓学说的完善奠定基础。

二、鼻为脑之门户

脑户，即脑之门户，在《内经》中就有提及，共出现3次。《素问·刺禁论》曰："刺头中脑户，入脑立死。"《素问·气交变大论》曰："复则寒雨暴至乃零，冰雹霜雪杀物，阴厥且格，阳反上行，头脑户痛，延及囟顶，发热，上应辰星，丹谷不成，民病口疮，甚则心痛。"《素问·至真要大论》曰："或为血泄，皮肤痞肿，腹满食减，热反上行，头项囟顶脑户中痛，目如脱。"有学者认为，《内经》的脑户为额囟或前囟。也有学者认为，脑户即为脑户穴，位于后发际直上2.5寸，靠近延髓。不论如何，针刺脑户过度易损害人脑，热邪上扰也会扰乱脑户致头痛。

喻嘉言有不同看法，认为"鼻窍为脑之门户"。他在《医门法律》提到："《金匮》治上焦之湿，本《内经》湿上甚为热之义，而分轻重二证。轻者但发热面赤而喘，头痛鼻塞而烦。邪在上焦，里无别病者，但内药鼻中，搐去湿热所酿黄水而已。以鼻窍为脑之门户，故即从鼻中行其宣利之法，乃最神最捷之法也。"喻昌认为，正因为鼻窍是脑之门户，故可以通过鼻内给药法治疗湿热头痛。

现代研究及临床应用上，有研究表明，鼻内给药可以避免药物刺激胃肠道，也可避免肝-胃肠道对药物首次通过的代谢作用，而且鼻腔黏膜表面有许多微绒毛可增加药物吸收的有效面积，鼻黏膜上皮下层丰富的毛细血管、静脉窦、动-静脉吻合支等可以提高生物利用度。另外，鼻腔黏膜分布有三叉神经、嗅神经、面神经3对脑神经，对外界刺激敏感，故鼻内给药可用于脑血管疾病的治疗，为临床治疗提供新思路。后世学者也有在喻嘉言基础上进行发挥者，比如全小林等提出头面七窍均为脑之门户，脑病可累及诸窍，故脑系病可以用走窜脑络药配伍开窍药治之。

三、须属肾，发属心

发是五华之一，与生长发育相关，中医对发有深入而广泛的研究，早在《内经》就有关于毛发的论述。

《素问·上古天真论》曰："女子七岁，肾气盛，齿更发长……六七，三阳脉衰于上，面皆焦，发始白。"揭示毛发与生长壮老已相关。

《素问·六节藏象论》曰："肾者……其华在发。"《素问·五脏生成》曰："血气盛则肾气强……故发黑，血气虚则肾气弱……故发白而脱落……肾之合，骨也，其荣发也。"肾的盛衰决定发的健康与否。

《素问·阴阳应象大论》曰："肺生皮毛，皮毛生肾，肺主鼻……在体为皮毛，在脏为肺。"肺生皮毛。《素问·六节藏象论》曰："肺者，气之本，魄之处也，其华在毛，其充在皮。"肺脏能滋润皮毛。

《灵枢·经脉》曰："胃足阳明之脉……上耳前，过客主人，循发际，至额颅。"表明胃经循行路线经过额部发际。《灵枢·决气》曰："上焦开发，宣五谷味，熏肤，充身，泽毛，若雾露之溉，是谓气。"《素问·上古天真论》曰："五七，阳明脉衰，面始焦，发始堕。"说明毛发与脾胃盛衰有关，三焦可以滋养毛发腠理。

《灵枢·阴阳二十五人》中说："足太阳之上，血气盛则美眉，眉有毫毛。"表明足太阳膀胱经血气充盛则眉毛色黑有光泽。

《灵枢·论痛》曰："怒则气盛而胸胀，肝举而胆横，眦裂而目扬，毛起而面苍，此勇士之由然者也。"指出肝胆失常可引起阴毛病变。

胡须也属于毛发的一种。《灵枢·五音五味》云："冲脉、任脉，皆起于胞中，上循脊里……循腹右上行，会于咽喉，别而络唇口，血气盛则充肤热肉，血独盛则澹渗皮肤，生毫毛。今妇人之生，有余于气，不足于血，以其数脱血也。冲任之脉，不荣唇口，故须不生焉。"指出女性无胡须生长是因冲任之脉不荣唇口。男性胡须生长也与冲任二脉相关，"宦者，去其宗筋，伤其冲脉，血泄不复，皮肤内结，唇口不荣，胡须不生"。所以胡须与冲任二脉相关。

《灵枢·本神》曰："心怵惕思虑则伤神，神伤则恐惧自失，破脱肉，毛悴色夭，死于冬。"心藏神，惊恐或思虑太过会损伤心神，导致毛发憔悴，色泽暗淡。

《灵枢·经脉》曰："手少阴气绝，则脉不通，脉不通则血不流，血不流则髦色不泽，故其面黑如漆柴者，血先死。"瘀血在内，阻滞经脉，经脉不通，发为血之余，毛发不能得到血液滋养，失去光泽。

综上可知，《内经》认为毛发、胡须与肺、肾、脾胃、三焦、膀胱、冲任、心等均有关。

龚廷贤认为须与肾相关、发与心相关。《万病回春》"须发"篇云："须属肾，禀水气，故下生也；发属心，禀火气，故上生也。"他的观点继承了《内经》的部分思想，着重强调心肾对须发的重要性，并在"须发"篇治疗须发病变的方剂中，灵活运用熟地黄、枸杞子、何首乌、牛膝补肝肾，茯神养心血，远志安神等，从心肾论治须发早白。

现代研究及临床应用多从肾论治白发。如梁培干等统计中国期刊全文数据库近15年中292首治疗白发的中药内服处方，发现含有滋补肝肾药物的有222首，占比76.03%。酪氨酸酶是合成黑色素的关键酶，酪氨酸酶活性越高，黑色素合成越多，有学者测定含有女贞子、熟地黄、何首乌、黑芝麻等的滋补肝肾方对细胞增殖、酪氨酸酶活性、黑色素含量的影响，发现该方可以促进细胞增殖，提高黑色素含量和酪氨酸酶活性。

四、舌尖属心，舌根属脾

舌是一面镜子，可以反映人体脏腑生理病理变化，与人体的多条经脉相连。《内经》也有许多关于"舌"的论述。如《灵枢·经脉》曰："脾足太阴之脉，起于大趾之端……连舌本，散舌下。"脾经连于舌本、舌下。《灵枢·邪气脏腑病形》言："其浊气出于胃，走舌唇而为味。"舌苔的形成与胃气有关。《灵枢·经脉》曰："手少阴之别……循经入于心中，系舌本，属目系。"心经与舌本相连，舌还是心的官窍。《灵枢·五阅五使》曰："舌者，心之官也。"心主血脉、藏神的功能正常是舌功能正常的前提。《灵枢·脉经》载："足少阴之脉……其直者：从肾，上贯肝、膈，入肺中，循喉咙，夹舌本。"《灵枢·经筋》曰："足太阳之筋……上夹脊上项；其支者，别入结于舌本。"《灵枢·脉经》曰："去腕一寸半，别而上行，循经入于心中，系舌本，属目系。"《灵枢·经筋》曰："手少阳之筋，起于小指次指之端……当曲颊入系舌本……其病当所过者，即支转筋，舌卷。"可见脾、胃、心、肾、肝等经脉均与舌相连。这些论述为后世舌诊理论的发展奠定了基础。

万全亦认为，心、脾二经与舌相关。他在《内经》基础上明确提出"舌尖属心，舌根属脾"，将舌尖和舌根的五脏所属进行细分。他认为"盖心候乎舌而主血，脾之脉络出于舌下"，即心主血脉、脾经络舌下，这些都来源于《内经》。正如前文所述。小儿易心脾积热，引起舌根"重生一物"、舌肿、弄舌、舌短小等，故万全特地指出心脾在舌面的分部，以指导临床。

后世医家有许多关于舌的发挥。如何晓晖教授认为舌是胃的一面镜子，胃的生理、病理变化都可以反映在舌象上，故可以通过舌象来辨别胃质。胃质是何教授提出的创新点，他基于中医体质学说，结合多年的临床经验，发现人群中不仅有体质的差异，还有个体五脏六腑的差异，据此提出胃质学说。胃质指的是胃的形态和功能相对稳定的特质，通常可以通过口味、饮食偏嗜、胃部感觉、大便、舌象、脉象、全身状态、现代检查等来确定胃质。脾经失语之舌根强痛，印证"舌根属脾"的观点。邓宁等采用针刺舌三针（神根穴、金津或玉液穴、上廉泉穴）为主配合推拿治疗脑瘫流涎症，结果发现加入了针刺疗效更加明显。其中上廉泉穴位于任脉，该穴深处正为脾经循于舌根、散于舌下之处，针刺可直接触及水泉渗出的液体，收敛唾液，防止过度分泌，印证"舌根属脾"的观点。

第八节　其他

旴江医家对脏腑别通理论、听声辨病、十二脏腑数目亦提出了独特见解，可资后学探讨。

一、首载脏腑别通

脏腑之间的关系，主要是指脏腑相合理论。正如《灵枢·本输》中记载的"肺合大肠……心合小肠……肝合胆……脾合胃……肾合膀胱"，《素问·血气形志》将这种关系称之为阴阳表里关系。脏与腑在生理、病理上相互影响，不可分割，如肺合大肠，肺的肃降有助于大肠传导功能的正常，使粪便排泄正常，大肠腑气通畅亦有助于肺气肃降，使人呼吸平稳。因为脏与腑往往相互影响，故治疗上还可采用脏病治腑、腑病治脏的治法。

李梴继承了脏腑相合理论，如《医学入门》记载"机发心极。小肠与心相应……常人二便由心所主，病则不能从令""肝虽应爪而胆合于肝"直截了当地指出心与小肠、肝与胆互为表里；又如"热入口渴生疮，火逆呕胀有异；心热入小肠者，血热烦闷作渴，火虚火反逆入胃而为呕哕，小便不通"，因为心与小肠互为表里，故心热可下移小肠，影响排尿功能。在《内经》脏腑相合理论基础上，《医学入门》对脏腑理论进行创新，首次记载脏腑别通的新观点。

李梴认为脏腑之间还存在"相通"的关系。《医学入门·脏腑》转引《五脏穿凿论》的内容："心与胆相通（心病怔忡，宜温胆为主；胆病战栗癫狂，宜补心为主），肝与大肠相通（肝病宜疏通大肠，大肠病宜平肝经为主），脾与小肠相通（脾病宜泻小肠火，小肠病宜润脾土为主），肺与膀胱相通（肺病宜清利膀胱水，后用分利清浊；膀胱病宜清肺气为主，兼用吐法），肾与三焦相通（肾病宜调和三焦，三焦病宜补肾为主），肾与命门相通（津液胃虚，宜大补右肾），此合一之妙也。"《医学入门》明确提出心与胆相通、肝与大肠相通、脾与小肠相通、肺与膀胱相通、肾与三焦及命门相通的观点。脏腑别通在《医学入门》中也有病因、病机、症状和用药等方面的描述。如胆经循行经过心，"足少阳……属胆……贯心以上"，心与胆相通，生理病理相互联系，胆热可引起失眠，心胆同病，常有虚烦不寐与易惊并见，如《医学入门》载有"虚怯昏泪，不眠善恐，如人将捕……热则多眠，虚则不眠，独卧神无所附，尤生惊畏，善太息"。

　　李梴的脏腑别通理论颇具新意，但其源流尚未可知，亦无从知晓立论依据，后世医者根据多年的临床经验及阅读积累，主要提出了两种立论依据。其一是唐容川以实体器官三焦的连属为立论基础。他在《中西汇通医经精义·脏腑通治》中写道："盖所谓通者，必有相通之道路。唐宋后凭空说理，不按实迹，西医虽详形略气，然如此等道路，非借西说，不能发明。西医云：人之脏腑，全有连网相连联，其连网中全有微丝管行血行气。"即脏腑别通是因为有血管网膜等实质性解剖结构相互连结，并有气血运行其中，这是唐容川的观点。其二是董氏奇穴传人杨维杰"六经开阖枢"的观点。他认为脏腑别通其实是气化相通，是由六经开阖枢理论推衍而来的。《灵枢·根结》中载有开阖枢理论，"太阳为开，阳明为阖，少阳为枢……太阴为开，厥阴为阖，少阴为枢"，故太阳与太阴互通，即肺与膀胱、脾与小肠别通，阳明与厥阴互通，即胃与心包、肝与大肠别通，少阳与少阴互通，即心与胆、肾与三焦别通。胃与心别通在《医学入门》中未记载，为杨维杰补充。

　　脏腑别通理论拓展了脏腑之间的关系，丰富了藏象学说，为许多医者开创新治则、新治法提供了理论依据。董氏奇穴就是脏腑别通的推广应用，如肺经上的重子、重仙穴可以治疗膀胱经循行经过的背痛，三焦经上的中白穴可以治疗肾虚腰痛，且效果显著，为临床配穴提供新法则。现代医学的相关疾病亦可为脏腑别通提供依据，如"胆心综合征"是指胆道系统疾病通过神经反射导致冠状动脉收缩，冠脉供血不足，引起心绞痛、心律不齐，甚至心肌梗死等的临床综合征，服用阿托品、哌替丁可缓解症状，而服用硝酸甘油、救心丸等不易缓解症状，这也可说明心与胆相通。还有胆道手术或探查胆道时，可引起心率减慢、血压下降，甚至心律失常、心肌缺血等，这是因为刺激到胆囊壁内的神经，经迷走神经、低级中枢等一系列传导后，到达心脏，从而引起心脏相关的症状。提壶揭盖法亦是脏腑别通理论的体现，通过宣肺来利尿，说明肺与膀胱相通。现代何晓晖教授拟健脾止泻、健脾助运、运脾渗湿等法治疗泄泻。脏腑别通临床应用很多，不胜枚举，为临证提供了新思路，对后世影响颇深。

二、听声辨病

五声即呼、笑、歌、哭、呻。《素问·阴阳应象大论》提出了五声理论，即"肝……在声为呼，心……在声为笑，脾……在声为歌，肺……在声为哭，肾……在声为呻"，将五声分别对应五脏。临床上可以通过五声来判断归属何脏，从而治疗一些疑难杂病。张丽等治疗了一例入睡后呼喊的患者，无明显伴随症状，基于"肝……在声为呼"，以疏肝解郁法得到很好的疗效。万全《幼科发挥》也载有听声辨证的内容，但与《内经》不一样。"闻者听声知其症也。假如肝病则声悲，肺病则声促，心病则声雄，脾病则声缓，肾病则声沉，此属于脏。又大肠病则声长，小肠病则声短，胃病则声速，胆病则声清，膀胱病则声微，此属于腑，是乃闻而知之也。"通过声音不仅可知五脏病变，亦可发现六腑病变。

三、十二脏腑数目

历来关于脏腑数目的观点主要有两种，一种是十一脏腑说，另一种是十二脏腑说。这两种说法在《内经》中均有提及。十一脏腑说出现在《素问·金匮真言论》，里面载有"肝、心、脾、肺、肾五脏皆为阴，胆、胃、大肠、小肠、膀胱、三焦六腑皆为阳"的观点，而且《内经》多处提及"五脏六腑"，可见十一脏腑说是占据主导地位的。

十二脏腑说的观点主要在《素问·灵兰秘典论》中提及，"心者，君主之官也，神明出焉。肺者，相傅之官，治节出焉。肝者，将军之官，谋虑出焉。胆者，中正之官，决断出焉。膻中者，臣使之官，喜乐出焉。脾胃者，仓廪之官，五味出焉。大肠者，传道之官，变化出焉。小肠者，受盛之官，化物出焉。肾者，作强之官，伎巧出焉。三焦者，决渎之官，水道出焉。膀胱者，州都之官，津液藏焉，气化则能出矣。凡此十二官者，不得相失也"。在十一脏腑说的基础上加入了膻中。

邹岳的《外科真诠》也有关于脏腑数目的观点，在"十二官说"里面提到"《灵兰秘典论》云……脾胃者，仓廪之官……按此以脾胃合为一官，恐错简耳。《刺法遗篇》云：脾者，谏议之官也，知周出焉。胃者，仓廪之官也，五味出焉。采此补入，方足十二官之数。"他认可十二脏腑说，赞同《素问·灵兰秘典论》中的部分观点，唯独对"脾胃者，仓廪之官，五味出焉"有不同看法。邹岳认为脾胃不应是一个脏腑，两者应分而论之。他指出脾为谏议之官，胃才是仓廪之官，《素问·灵兰秘典论》将脾胃合为一脏的看法是错误的，将脾胃分开，则刚好是十二脏腑的数目。

第四章 盱江医学对《内经》病因病机的传承与创新

病因，即是引起人体发生疾病的原因，又称致病因素。中医学对病因的认识经历了漫长的历史时期。在《内经》中，古代医家将病因分为阴阳两类。如《素问·调经论》中所载"夫邪之生也，或生于阴，或生于阳。其生于阳者，得之风雨寒暑。其生于阴者，得之饮食居处，阴阳喜怒"。此外，《内经》还提出了病因的"三部"分类法，如《灵枢·百病始生》中所载"夫百病之始生也，皆于风雨寒暑，清湿喜怒，喜怒不节则伤脏，风雨则伤上，清湿则伤下。三部之气，所伤异类"。

病机，即疾病发生、发展、变化的机制，包括病性、病位、病势、传变及预后等。病机是用中医理论分析疾病现象，从而得出对疾病内在本质、规律性的认识，清晰分辨病机是认识疾病本质的关键，也是进行正确诊断和恰当治疗的重要前提。作为疾病诊断和治疗的依据，病机的研究一直受到历代医家的高度重视。"病机"首见于《素问·至真要大论》中"谨候气宜，无失病机""谨守病机，各司其属"的表述。该篇提出了病机的重要性，并从临床常见的病症中，总结归纳了脏腑病机和六气病机，被后世称为"病机十九条"，奠定了病机的理论基础，对病机学的发展具有重要的指导意义。可见《黄帝内经》的理论博大精深，其对病因病机的内容论述相当丰富。《黄帝内经》是中医学理论的渊源，历代医家汇有大成者，莫不对《黄帝内经》探索精研，奉为宝典。纵观盱江医学古代名医医著不难发现，盱江医学对于疾病的病因病机的认识各有千秋。他们在精研经典和博览群书的基础上勇于探索，标新立异，创立自己的新学说、新理论，不断地充实中医学理论宝库。

第一节　李梴与"血为百病之胎"说

旴江医学分布于江西旴江（今名抚河）流域，自古以来名医辈出，医著宏富，医学繁盛。李梴作为江西古代十大名医之一，是旴江医家的杰出代表，其所著《医学入门》内容丰富，对后世影响深远。对于疾病发生的原因，历代医家有不同的认识。《素问·举痛论》曰："百病生于气。"《素问·调经论》曰："血气不和，百病乃变化而生。"《素问·风论》曰："风者，百病之长也。"《脾胃论》曰："脾胃内伤，百病由生。"古人亦有"百病皆由痰作祟"之说。他们从不同的角度强调气、风、脾胃、痰在发病中的重要作用。在前人的基础上，李梴在《医学入门》中提出"血为百病之胎"的新观点。《黄帝内经》对血之化生、血之功能、血之病理、血之病名、血病的治则治法等都有所论述，这些论述为血论的研究奠定了基础，对后世影响深远。而李梴在《医学入门》中提出"血为百病之胎"的新观点，对"血"之相关内容做了进一步的丰富和完善，对今后临床疾病的诊断和治疗具有重要的指导意义。

一、"血生于五谷"重视中焦

《灵枢·邪客》曰："五谷入于胃也，其糟粕、津液、宗气，分为三隧。故宗气积于胸中，出于喉咙，以贯心脉，而行呼吸焉。营气者，泌其津液，注之于脉，化以为血。"亦如《素问·痹论》曰："荣者，水谷之精气也。"《内经》认为，血化生于五谷，五谷为血化生的物质基础，说明了五谷在血化生中的重要作用。并且《内经》还认为，五谷性味的偏颇对血化生具有一定的影响。《内经》认为，五味偏嗜会伤及贮藏阴精的五脏。饮食入胃，经过消化吸收，五味分入五脏，即酸入肝、苦入心、甘入脾、辛入肺、咸入肾，充实相应脏气。亦如《素问·脏气法时论》曰："酸走筋，辛走气，苦走血，咸走骨，甘走肉。"五味协调，脏气和谐，气血生化有源。若五味偏嗜，则脏气偏盛偏衰，从而影响气血的化生，甚至发生血病。如《素问·生气通天论》曰："阴之五宫，伤在五味。"《素问·五脏生成》曰："多食咸，则脉凝泣而变色。"血液的化生离不开中焦脾胃的作用。《内经》认为，中焦脾胃乃血化生的主要场所，而脾胃的运化功能在血化生过程中发挥着重要作用。如《灵枢·决气》曰："中焦受气取汁，变化而赤，是谓血。"

《医学入门·血门》云："血乃水谷之精变成，生化于脾。"血是由水谷精微所化生，与脾的关系尤为密切，可见李梴也非常重视脾胃在气血化生中的作用。并且在《医学入门》中说"脾胃为五脏主"，将脾胃提高到"主"的位置，与"心为君主"并论，可见对中焦脾胃重视之程度。脾胃为五脏主，是指脾生四脏，四脏皆有脾胃之气，胃气充则四脏得养，胃气虚则四脏失养。

二、"血濡养主神"为人身之本

《灵枢·营卫生会》曰："中焦亦并胃中，出上焦之后，此所受气者，泌糟粕，蒸津液，化其精微，上注于肺脉，乃化而为血，以奉生身，莫贵于此，故独得行于经隧，命曰营气。"《内经》认为，血是人身最宝贵的东西，人体的五脏六腑、四肢百骸皆赖血以濡之。亦如《灵枢·邪客》曰："以荣四末，内注五脏六腑。"《素问·五脏生成论》曰："故人卧血归于肝，肝受血而能视，足受血而能步，掌受血而能握，指受血而能摄。"血具有濡养功能，除此之外，血还主神志，如《灵枢·营卫生会》曰："血者，神气也。"亦如《素问·八正神明论》曰："血气者，人之神，不可不谨养。"《内经》认为，血是人体神志活动的主要物质基础。人体生命活动的正常离不开血的滋润濡养和主神的作用，因此血是人体生命的根本。

《医学入门·血门》云："血乃水谷之精变成，生化于脾，生息于心，藏于肝，布于肺，施于肾，脉络脏腑、耳目手足，资为运用。"血由水谷精微所化生，与五脏密切相关，脉络脏腑、耳目手足无处不到，具有滋润濡养的作用。可见李梴也非常重视血的功能，认为人体脏腑、形体官窍、四肢百骸功能的正常发挥都离不开血的滋润濡养作用。

三、"气血失调"为百病之源

中医言血必言气，言气必言血，二者不可分离。如《素问·阴阳应象大论》曰："阴阳者，血气之男女也。故阴在内，阳之守也；阳在外，阴之使也。"据此，后世医家提出"气为血之帅，血为气之母"的理论。如果气血调和，二者便相安无事；反之，则血病及气或气病及血。如《素问·调经论》曰："是故气之所并为血虚，血之所并为气虚。"亦如《素问·调经论》曰："血气不和，百病乃变化而生，是故守经隧焉。"此外，《内经》还论述了气血关系与人体的阴阳平衡和脏腑功能协调密切相关，如《素问·生气通天论》曰："阴平阳秘，精神乃治。"其含义为阴血宁静不耗（平静于内），阳气固密不散，阴阳双方保持平衡状态，阴能养精，阳能养神，才能使人体精足神全，维持正常活动。如果"阴阳离决，精气乃绝"，就会使体内的精血、津液等随之而竭绝，生命活动也便终结。《内经》认为，血之化生和循行是机体脏腑功能保持平衡、协调、统一的结果。如《素问·痹论》曰："荣者，水谷之精气，和调于五脏，洒陈于六腑，乃能入于脉也。故循脉上下，贯五脏，络六腑也。"如果脏腑功能正常并协调统一，则气血生化有源，运行有序，而不至发生血病；反之，则百病丛生。如《素问·气厥论》曰："脾移热于肝，则为惊衄……胞移热于膀胱，则癃溺血。"亦如《灵枢·寒热病》曰："暴瘅内逆，肝肺相搏，血溢鼻口。"

《医学入门·血门》说："人皆知百病生于气，而不知血为百病之胎也。"血与气一样，是构成人体和维持人体生命活动的基本物质，当血发生异常时，或血液亏虚，或血热妄行，或血寒凝滞，或血液瘀阻，均可导致机体阴阳失调、气血失和、脏腑失司、经络失畅，成为各种疾病发生的病理基础。所以治疗相关的疾病，也要把治血作为主要的手段，李梴在《医学入门》中也举例曰："凡寒热、蜷挛、痹痛、瘾疹、瘙痒、好忘、好狂、惊惕、迷闷、痞块、疼痛、癃闭、遗溺等证，及妇人经闭、崩中、带下，皆血病也。"

四、"血病病名繁多"注意区分

《内经》所涉及的血病病名繁多，散见于相关章节的论述之中，大体可归为虚损类、瘀血类、出血类、血浊类四个方面。虚损类主要有血虚、血脱、血枯等。如《素问·刺志论》曰："脉虚血虚。"亦如《灵枢·决气》曰："血脱者，色白，夭然不泽。"《素问·腹中论》曰："病名血枯，此得之年少时，有所大脱血。"瘀血类主要有血实、血泣、留血、血凝、血涩等。如《素问·刺志论》曰："脉实血实。"亦如《灵枢·痈疽》曰："寒邪客于经脉之中则血泣。"《素问·调经论》曰："孙络外溢，则经有留血。"《素问·五脏生成》曰："卧出而风吹之，血凝于肤者为痹。"出血类主要有血溢、衄血、后血、溺血、唾血、溲血、咳呕血、血泄、血便、下血、血崩等。如《灵枢·百病始生》曰："阳络伤则血外溢，血外溢则衄血。"亦如《灵枢·百病始生》曰："阴络伤则血内溢，血内溢则后血。"《素问·气厥论》曰："脾移热于肝，则为惊衄……胞移热于膀胱，则癃溺血。"《素问·咳论》谓："肺咳之状……甚则唾血。"血浊首见于《灵枢·逆顺肥瘦》，其曰："刺壮士真骨，坚肉缓节，监监然，此人重则气涩血浊。"张志聪注曰："其人重浊，则气涩血浊。"此处"血浊"有血液浑而不清之义。可见，血病病名繁多，在临床诊断血病时应注意区分。

《医学入门·血门》中论述："血属阴也""阴道易亏，一有感伤，调理失宜，以致阳盛阴虚，错经妄行。火载则上升，夹湿则下行。是以上溢清道，从鼻而出为衄；留滞浊道，从胃脘而出为咳唾；渗入肠间，从下部而出为血痢；结于肠胃，则成积而为血瘕。分经言之，呕吐，胃也；咳、唾、衄，肺也；痰带血，脾也；咯血，系肾也；溺血，小肠、膀胱也；下血，大肠也；牙宣，胃或肾虚炎也。又血从汗孔出者，谓之肌衄；从舌出者，谓之舌衄，心与肝也；从委中穴出者，谓之腘血，肾与膀胱也。大概逆行难治，顺行易治。"李梴认为血属阴，阴道血脉容易亏虚，感伤、调理失宜，容易导致阳盛阴虚，错经妄行，在临床上对于血病的病证应注意区分。对于血病的治疗应以治血为主，李梴在《医学入门》中讲"凡寒热、蜷挛、痹痛、瘾疹、瘙痒、好忘、好狂、惊惕、迷闷、痞块、疼痛、癃闭、遗溺等证，及妇人经闭、崩中、带下，皆血病也，通用四物汤。"此治疗思想及用药经验得到后世的传承与发扬，如清代王清任创立的瘀血学说，为中医药治疗疑难疾病开辟了一条新途径。当代国医大师颜德馨教授诊病以"气为百病之长，血为百病之胎"为纲，倡"久病必有瘀，怪病必有瘀"说，创立"衡法"理论，为治疗老年病和疑难病开辟了一条新途径。同时，李梴在《医学入门》中讲"血病每以胃药收功，胃气一复，其血自止"，强调血病应注意对脾胃进行调节，保全脾胃可以百病消，同时还可延长寿命。

总　结

《内经》是我国现存最早、最完整的一部医学典籍，被后世尊为"医家之宗"。其对血的论述内容丰富、类证详备，奠定了中医血理论的基础。李梴在前人的基础上悉心观察、深入探究、领会精髓，在《医学入门》中对于血的化生、功能、病机、病证、治疗等做了进一步的总结和完善，并对于疾病的发生提出了"血为百病之胎"的新观点，对后期的临床实践具有重要的指导意义。

第二节　万全与小儿五脏"有余不足"论

万全是明代著名医家，他传承家学，深究经典，博采前人之长，并加以发挥，先著《育婴家秘》，流传颇广，继而著《幼科发挥》，在全面总结汉唐以来的中医儿科理论与实践经验的基础上，结合自身临证心得，对小儿生理病理特征、儿科病证诊法、儿科五脏辨证论治体系加以完善和提高，丰富和充实了儿科学内容，被后世奉为儿科临证之圭臬，为中医儿科学的进一步发展起到重要的推动作用。《黄帝内经》创立了中医学的理论体系，同时也是最早的儿科文献，对小儿生理、年龄分期、体质、胎儿保健、诊断、先天致病因素、疾病预后转归、常见病及其病因等方面均有一定论述，虽未形成完整的、独立的理论体系，但其内容对于儿科学的发展仍具有十分重要的现实意义。北宋儿科名医钱乙正是在《内经》的基础上创立了五脏证治法则，作为辨证的依据。明代世医更是在钱乙"脏腑虚实辨证"的基础上提出了"五脏之中肝常有余，脾常不足肾常虚，心热为火同肝论，娇肺易伤不易愈"的五脏有余不足论，且以"肝常有余，脾常不足"为核心内容，从临床实践出发进一步完善了对小儿生理病理特点的理论认识，对后世探讨小儿生理、病理特点具有重要的指导意义。所以，万全在《万氏育婴秘诀·五脏证治总论》中总括其源时谈到"有余为实，不足者为虚"。

一、"心主藏神"启"心常有余"

《素问·调经论》云："有余有五，不足亦有五，帝欲何问？帝曰：愿尽闻之。岐伯曰：神有余有不足，气有余有不足，血有余有不足，形有余有不足，志有余有不足。"《内经》中提到"有余有五，不足亦有五"，分别以神、气、血、形、志代指心、肺、肝、脾、肾五脏功能的邪正盛衰病理变化，所以文章一开始即指明："夫心藏神，肺藏气，肝藏血，脾藏肉，肾藏志。"心藏神，故神有余、不足，即指心的虚实。原文还记载了："神有余则笑不休，神不足则悲。"类似的内容也见于《灵枢·本神》："心藏脉，脉舍神，心气虚则悲，实则笑不休。"其中"笑不休"和"悲"均属神的病变，心藏神，故病变部位在心。其中心气有余，心火偏亢，故见"笑不休"，此属心的实证；而心气不足，心神怯弱，故"悲"，此属心的虚证。虽然心有实和虚，但临床上心的病变以实证居多。《内经》讲心属火，君主之官，乃阳中之太阳，心经主病，多惊、多热、多汗、多痛疡疮疾，皆为心火炽盛所致，而少有虚证，故心常有余。

万全在《育婴秘诀·五脏证治总论》指出"心常有余"。"心常有余"在生理上表现为小儿神思敏捷，聪明好奇，病理上则应当分为虚证和实证。此处的"心常有余"并非全指实证，心经的病变除了表现为烦躁、夜啼和口舌生疮等心火有余的实证之外，尚有心气不足，心神怯弱，易受惊吓的一面，如万全在《育婴家秘》中提到："小儿神气怯弱，心藏神，惊则伤神，肾藏志，恐则失志，大人皆然，小儿为甚也，忽见非常之物或未识之人未有不惊劫者，皆成客忤惊痫之病"。并一再告诫家长："初生小儿未与物接，卒有见闻必惊其神，为父母者，必慎之可也。"此外，对小儿"喜爱之物，勿怫其意，亲近之人不可骤然离去"，否则"有所不得，则忤其意，但见神昏不食，即其病也"。在日常生活中，逗乐嬉戏也应适度，"小儿啼哭，不可令人装扮欺诈，以止其啼，使神志昏乱"。一旦情志受伤，则"夫失所喜者，畏则伤脾；遇所畏者，惊则伤心。因循而成痫"。因而在治疗上，针对小儿心常有余的实证和虚证，应分别选用泻实或补虚之法方才适宜。

二、"肝主升发"启"肝常有余"

《素问·六节藏象论》云："肝者……其味酸，其色苍，此为阳中之少阳，通于春气。"《素问·玉机真脏论》云："春脉者，肝也，东方木也，万物之所以始生也。"《素问·四气调神大论》云："春三月，此谓发陈，天地俱生，万物以荣……逆之则伤肝。"可见，春季的显著特点是生命开始，万物生长，有了新事物产生，自然界有了生生之机。万物都有生长壮老已的规律，都是从生发之气开始的，生的季节主要在春季。而肝为少阳，与春季相应，对应东方，不仅具有升发的特性，也具有生发的特性。《黄帝内经》虽然没有明确提出小儿生理特点，但《灵枢·九宫八风》中有"风从东方来，名曰婴儿风"的描述，将东方与婴儿联系在一起，后世医家受此启发将小儿这一生理现象比作旭日初升、草木方萌。《灵枢·逆顺肥瘦》曰："婴儿者，其肉脆，血少气弱。"表明了小儿脆弱柔嫩的状态。《灵枢·天年》曰："人生十岁，五脏始定，血气已通，其气在下，故好走。"指出小儿10岁以前五脏还很脆弱，到10岁才比较成熟和稳定，生气由下而升，并以"好走"概括了小儿生机蓬勃、活泼好动的生理特点。因此，小儿的另一个生理特点是"脏腑娇嫩，形气未充"，小儿处在不断生长发育时期，无论脏腑形质还是各组织器官的功能活动，均未完善。

《幼科发挥》云："肝常有余，脾常不足者，此却是本脏之气也。盖肝乃少阳之气，儿之初生，如木之方萌，及少阳生长之气，以渐而壮，故有余也。肠胃脆薄，谷气未充，此脾所以不足也。"万氏认为，"肝常有余，脾常不足"首先是指"本脏之气"，即生理状况。由于小儿脏腑娇嫩、形气未充，所以在生长发育过程中，体格、智力和脏腑功能均不断向完善、成熟的方向发展，年龄愈小，其生长发育速度愈快。万氏观察到小儿这种生机蓬勃、发育迅速的生理特点，以"肝常有余"概括。另一方面，小儿肝常有余在病理上主要表现为在临床上易见肝风的病证。小儿乃"纯阳"之体，生理上肝气未盛，病理上，易感外邪，而各种外邪均易化火、化热，因此易见火热伤肝，引动肝风的证候。万全曰："肝主风，小儿病则有热，热则生风。"即风证多由火热所致。临床多见壮热、惊悸、抽搐、昏迷，甚至角弓反张等"有余"之症，如《幼科发挥》云："肝主风，实则目直视，呵欠大叫哭，项急顿闷。"由此可见，肝常有余是小儿疾病向"易实"衍化的病理基础之一。

三、"脾主运化"启"脾常不足"

《素问·灵兰秘典论》曰："脾胃者，仓廪之官，五味出焉。"将脾胃的生理功能比作仓廪，旨在论述脾胃共主运化之能。《素问·经脉别论》曰："食气入胃，散精于肝，淫气于筋。食气入胃，浊气归心，淫精于脉……饮入于胃，游溢精气，上输于脾。脾气散精，上归于肺，通调水道，下输膀胱。"具体阐述脾胃运化，即胃受纳水谷，腐熟化精，经脾输布，以化生气血，奉养周身，维持人体正常的生命活动。脾为后天之本，气血生化之源，脾的功能异常容易导致很多疾病的发生。《素问·痹论》说："饮食自倍，肠胃乃伤。"《素问·本病论》载"人饮食、劳倦即伤脾"，即认为"劳倦"和饮食失常会造成脾脏受损。随着人们生化水平的提高，经济条件的改善，在不合理饮食、过度饮酒、缺乏运动等多种不合理的生活方式中，以饮食不节最为常见，因脾主运化水谷，故不当的饮食可以直接伤及脾胃。情志也是伤脾的主要因素，其中以思虑伤脾多见。《素问·举痛论》云："思则气结。""五志所伤，每以过极而气并，思虑之过，气并于脾，故曰思则气结。"脾的功能异常容易引发水肿、腹泻、消瘦萎黄等疾病。如《素问·至真要大论》云："诸湿肿满，皆属于脾。"提示水湿停滞、胀满水肿一类与湿邪相关的疾病可责之于脾。脾主运化谷食、运化津液，与人体津液代谢关系密切。《素问·阴阳应象大论》曰："春伤于风，夏生飧泄。""清气在下，则生飧泄。"《素问·太阴阳明论》曰："饮食不节，起居不时者，阴受之……阴受之则入五脏……入五脏则膜满闭塞，下为飧泄。"中医学认为，泄泻多与感受外邪、饮食所伤、情志失调及脏腑虚弱等有关，主要病机是脾病湿盛，脾胃运化功能失调，肠道分清泌浊、传导功能失司。所以，脾的功能异常可以导致多种疾病的发生，在小儿尤为明显。《灵枢·逆顺肥瘦》载："婴儿者，其肉脆，血少，气弱。"婴儿期间，脏腑气血未充，生长发育特别快，营养需求高。但是，婴儿脾胃运化力弱，肺卫娇嫩未固，自身免疫力尚未健全，受之于母体的免疫能力逐渐消失，容易发生各种疾病。

《幼科发挥·五脏虚实补泻之法》曰："肠胃脆薄，谷气未充，此脾所以不足也。"同时《育婴家秘》中指出："儿之初生，所饮食者乳耳……故曰不足。不足者，乃谷气之自然不足也。"说明在小儿时期，脾之生理功能和物质基础均薄弱，这对于小儿脾常不足是生理性的认识十分重要。它不但为临床上小儿脾胃病的治疗提供了理论依据，而且说明了小儿脾常不足的状态不是静止的，而是在不断地发育健全，以适应小儿生长发育对水谷精微的需求。所以在正常情况下，虽然小儿脾胃存在着这种"需"（指机体生长发育对水谷精微的大量迫切需求）和"供"（指小儿脾胃嫩弱，机体尚未健全）的矛盾状态，但只要调摄适宜，水谷精微不断，充养，脾胃功能就能逐渐健全。"脾常不足"另一个方面就是病理方面，万全强调"况小儿脾常不足，非大人可比，幼小无知，口腹是贪……视大人犹多也"，指出了临床上小儿脾胃疾病易被寒热、饮食所伤。由于小儿脾之生理功能不足，脾胃之体成而未全、脾胃之气全而未壮，而脾为后天之本，气血生化之源，需为小儿迅速成长提供物质基础，脾胃功能状态与快速生长发育的需求常常不相适应，加之寒温不能自调、饥饱不能自节，或添加辅食不当，极易损伤脾胃，造成运化失常。脾虚无力充养正气，正气不足则不胜六淫所侵，因此外感诸疾蜂起，如泄泻、腹痛积滞、厌食等脾系病证较为多见。万全不仅深刻认识到小儿"脾常不足"的生理病理特点，而且运用于临床辨证效果更佳。万氏在《内经》脾主升、胃主降的基础上认为，如脾胃虚弱，可致清气不升、浊气不降、清浊混淆，加之小儿生机蓬勃、发育迅速、形气未充、脾胃升降功能亦未健全，临床上常见如胃气逆上而呕吐、脾气逆下而泄泻，脾胃受伤日久则为疳积。万全曰："疳证虽有五脏之不同，其实皆脾胃之病也。"另外，因病后或因吐泻所致脾胃受损也可发为慢惊，可见诸如疳、惊、吐、泻等病，无一不与小儿脾常不足有关。在治疗上也尤其注重对脾胃的调节，从治疗上看，"脾胃健运则药自救，脾胃既衰，不能运转药性以施变化"，治疗则无从谈起。至于虚实不分，寒热错投，妄施攻伐脾胃之中气，首当其冲，因而夭亡者，不计其数。基于以上认识，万全提出"调理脾胃者，医中之王道也"，将朱丹溪"脾常不足"之说，运用于儿科临床。历代幼科医家虽然也认识到这一特点，但都未明确提出小儿"脾常不足"的论点，万全能够在他人的基础上加以运用，并有所发挥，乃是他的难能可贵之处。可以说万全开小儿"脾常不足"之先河，高度概括了小儿脾胃的生理、病理特点。

四、"肺主气"启"肺常不足"

《素问·五脏生成》指出："诸气者，皆属于肺。"肺主气，是指肺有化生、调节人体宗气、营卫之气、清阳之气等后天之气的功能，在人体生命活动中发挥着重要的作用。"肺主气"是对肺生理功能的高度概括，包括呼吸功能及非呼吸功能，二者不能截然分开。肺的呼吸功能即肺司呼吸，指的是清气由肺吸入，是人体气的主要来源之一。肺为人体内外气体交换的场所，机体在新陈代谢过程中需要不断地通过肺的呼吸，吸入自然界清气，呼出体内浊气，这种机体与自然界之间的气体交换，称作呼吸。通过肺的呼吸作用，不断地呼浊吸清，吐故纳新，实现机体与外界环境之间的气体交换，从而维持人体的生命活动。肺司呼吸的功能是否正常，直接影响着气的生成。肺主呼吸的功能正常，则浊气得以排出，清气得以吸入，气的生成有源；若呼吸功能减弱，清气吸入不足，势必影响气的生成而导致气虚；如果呼吸停止，清气不能吸入，浊气不能排出，机体不能进行气体交换，生命也将终结。所以《素问·六节藏象论》中提出"肺者，气之本"。肺的非呼吸功能，包括肺主宣发肃降、通调水道、朝百脉、主治节、主皮毛、与大肠相表里等，这些功能均以肺主呼吸功能为基础，赖肺主呼吸功能正常而发生、维持着，同时又影响并制约着肺主呼吸功能的正常发挥。随着现代科学技术的发展，人们运用现代生理学、病理学、分子生物学等知识，从不同角度、不同层次对肺的非呼吸功能进行了深入细致的研究和探讨。

《育婴秘诀·五脏证治总论》指出"心常有余而肺常不足"，小儿的生理病理特点为五脏之中"肺常不足"。生理方面，万全认为肺为娇脏，"娇脏易遭伤"，故肺先天常不足，腠理不密，肌肤疏薄，卫外不固，后天易遭四时六淫之邪气侵袭，肺常不足乃小儿特有的生理特点，亦是肺系疾病的病理基础。病理方面，肺常不足，容易感受邪气。因肺主气，司呼吸，通调水道，外合皮毛，六淫邪气外侵，首先经皮毛犯肺。观肺所主病，多咳逆喘嗽诸证，实者多痰热阻肺，肺失宣肃，虚者多为肺气阴不足，可见肺脏娇弱，其气阴常虚而得证易实易虚。临床上，肺气不足，表卫不固，易受外邪侵袭，肺受邪则宣降失常，发为咳嗽。若素体禀赋不足，肺气更虚，外邪侵袭后正气不足以祛邪外出，致正虚邪恋，咳嗽经久难愈，久咳不愈，耗伤肺气，致肺气愈虚，终不离"肺常不足"之体质根本。因此，临床上治疗肺气不足所致的咳嗽，以治疗肺脏为主。

五、"肾藏精气"启"肾常不足"

《素问·金匮真言论》曰："夫精者，身之本也。"《灵枢·经脉》曰："人始生，先成精。"《灵枢·本神》曰："故生之来谓之精，两精相搏谓之神。"《灵枢·决气》曰："两神相搏，合而成形，常先身生，是谓精。"《灵枢·天年》有"原闻人之始生，何气筑为基？何立而为楯……以母为基，以父为楯"之说。由此可见，成熟的男女交媾，可产生新的生命。由此可知，中医学认为，精既是构成人体和维持人体生命活动的基本物质，又是繁衍后代的本原物资。不仅如此，中医学还认识到肾中精气对人的生长发育有着重要的影响。如《素问·上古天真论》云："女子七岁，肾气盛，齿更发长……丈夫八岁，肾气实，发长齿更，二八，肾气盛，天癸至，精气溢泻，阴阳和，故能有子。"可见肾气的生发是推动小儿生长发育、各系统和器官功能成熟完善的根本动力。小儿的脏腑功能处于"娇嫩""未充"的阶段，需要在肾气的生发、推动下，随着小儿年龄的不断增长，至女子"二七"14岁左右、男子"二八"16岁左右才能逐渐成熟完善起来。肾藏精、主水，小儿肾精未充，故青春期前的女孩"无月事以时下"，男孩无"精气溢泻"。肾的功能异常也会导致多种疾病的发生，如《素问·调经论》云："志有余则腹胀飧泄，不足则厥。"肾藏志，故志病多属于肾，此处有余、不足，代指肾有余、不足。《素问·水热穴论》云："肾者，胃之关也，关门不利，故聚水而从其类也。上下溢于皮肤，故为胕肿。胕肿者，聚水而生病也。"肾者胃之关也，邪气实于肾则关门不利，可见腹胀、飧泄等症；肾气不足，失于温煦充养，则出现厥的表现。"肾主虚无实"，肾为先天之本，乃天一真精之所生也，主水。《素问·逆调论》云："肝一阳也，心二阳也，肾孤脏也，一水不能胜二火。"故肾常虚，肾主病亦多虚证，多见疮疹黑陷。

《育婴秘诀·五脏证治总论》指出"肾常虚"。肾为先天之本，小儿禀赋强弱根于父母，父强则子强，父弱则子弱，出生之后，又赖后天水谷精微不断供养，得以充实。小儿生长发育，全赖肾阳以生，肾阴而长，肾气盛则发育成熟，肾气衰而逐渐衰老，所以人的一生是肾气盛衰的全过程。小儿出生后，肾气未充，故无欲念。肾藏精，主骨生髓，肾气不足，则见小儿囟门迟闭，或见五迟五软、解颅等，故万全在治疗上提出"有补无泻"，亦即"肾常虚"之义。小儿生长发育旺盛，生机蓬勃，每时每刻处在不断向上变化之中，阳气旺盛，即使受伤，恢复力也强，易患病，亦易康复。由于小儿生长旺盛，需要不断的补充水谷精微，阴常感不足，加之小儿热病最多，更易伤阴。故小儿这些特点，构成了小儿"阳常有余，阴常不足"的特点。

总　结

小儿五脏三不足两有余的理论虽然源于《内经》，但是随着认识的深入，万全提出的小儿五脏的有余及不足已经不等同于当年《内经》中的有余和不足，因为其不仅反映小儿在疾病状态下的有余和不足，还反映了正常生理状态下的特点，此点亦为儿科所独有。鉴于此，万全特别提出"人皆曰肝常有余，脾常不足，予亦曰心常有余而肺常不足……此所谓有余不足耳，非经云虚实之谓也"。此处的"有余不足"并不能同《内经》中的"有余不足"对号入座。万全认为《内经》所说的"有余不足"是指病理上的邪正关系，而他所述的"有余不足"则是指脏腑间相对而言的生理特性，亦因为这些生理特性，一旦发病，常可产生可预知的特定的病理特点。

万全认为，小儿生长发育迅速，生机蓬勃，同时脏腑娇嫩，形气未充，表现为五脏心、肝有余，肺、脾、肾常不足，因而在病理上易出现心肝风火同化的邪实有余之证。临床以感受外邪及内伤饮食而引起的外感疾病和脾胃疾病为多见。肾的病证有虚无实。脾胃为本，一旦受损，则百病蜂起。因此，对小儿要精心调护，适其寒温，节其饮食，以预防为主。如果患病，则应审因论治，更要注重顾护脾胃之气。万氏承前贤，述己见，提出五脏"有余不足论"的观点，阐述了小儿的生理病理特点。同时，还为其五脏病证论治提供了理论依据，发展并丰富了中医儿科学的理论，对现代临床小儿的护理及疾病的防治具有指导意义。

第三节　陈自明与"妇、外"治血之说

陈自明，承袭家学所长，博学历代医家经典，汲取各家之长，在中医妇产科学和外科学均颇有建树。《黄帝内经》对其妇科、外科的学术思想产生了深刻影响。如在《黄帝内经》经脉理论的基础上，陈氏认为冲任虚损与妇人诸病密切相关。陈自明承袭并十分提倡以《黄帝内经》的内外合治之法治疗痈疽。其撰写的《妇人大全良方》和《外科精义》分别系统地整理了妇产科疾病和痈疽的病因、证论、方药，为后世医家的临床诊疗提供了宝贵的医论与临证经验。

一、首提"妇人以血为本"

对女子与血、气之间的关系，中医学的认识已有几千年之久。早在《黄帝内经》中就已提出了女子的生理特点、病因病机和治疗理论。《素问·上古天真论》曰："女子七岁，肾气盛，齿更发长。二七而天癸至，任脉通，太冲脉盛，月事以时下，故有子。三七，肾气平均，故真牙生而长极。四七，筋骨坚，发长极，身体盛壮。五七，阳明脉衰，面始焦，发始堕。六七，三阳脉衰于上，面皆焦，发始白。七七，任脉虚，太冲脉衰少，天癸竭，地道不通，故形坏而无子也。"指出女子以七为生命周期数，每七年身体会出现明显的变化。其中"天癸至，任脉通，太冲脉盛，月事以时下，故有子"，揭示了女子生殖的生理功能与任、冲二脉的密切联系。任脉主血，冲脉为血海，任冲二脉通畅且血足，则女子生殖功能正常。可见，血对女子生理功能具有十分重要的作用。《灵枢·五音五味》云："今妇人之生，有余于气，不足于血，以其数脱血也。"不仅指出了女子以血为本的生理特点，还揭示了女子容易发生气有余、血不足的病因病机特点，为后世奠定了"女子以血为本"的理论基础。此后，《金匮要略》明确了血对女子经、孕、产、乳等生理功能的影响，《脉经》《诸病源候论》《备急千金要方》等诸多经典著作也较为系统地论述了血对女子月经、妊娠等的重要影响。

直至南宋，陈氏在《妇人大全良方》首次明确提出"妇人以血为本"的重要学术思想，指出妇科疾病的调治应以血为本。此理论的提出，也标志着中医妇产科学理论体系的形成。《妇人大全良方》极为重视血对女子生理的重要作用，以及血对各种妇科疾病的病理影响。女子的各种生理活动（经、孕、产、乳等）都以血为本，"气血，人之神也，不可不谨调护，然妇人以血为基本，气血宣行，其神自清"。女子血气充沛，则月经、胎孕、产育、哺乳正常。"夫人之生，以气血为本；人之病，未有不先伤其气血者。"故妇人诸病皆多因气血而起。主要是因为妇人月经、胎孕、生产、哺乳等过程中，易耗损阴血，致机体阴血不足，脏腑失养。因此，陈氏强调："大率治病，先论其所主，男子调其气，女子调其血。"

女子月经的主要物质为血。女子经期疾病的病因病机多为因脾胃虚弱而不能生血或因郁怒伤肝而血闭。《妇人大全良方》中云："任脉通，月事以时下，故令有子。""若血气虚损者……则血气不足，故不能养胎，所以数堕胎也。"指出女子成孕养胎依赖女子气血充盈且运行顺畅。《妇人大全良方·产难论》云："凡妇人以血为主，唯气顺则血顺，胎气安而后生理和。"说明女子气血旺盛则分娩更容易。此外，《妇人大全良方》中还指出女子哺乳期气血对产乳的作用。

综上，血在女子生理各阶段均具有重要作用。因此在疾病发生时，其病因病机也与血的异常不可分开。《妇人大全良方·室女经闭成劳方论》云："若经候微少，渐渐不通，手足骨肉烦痛……此由阴虚血弱。"气血充盈，则血海按时满盈，女子经期正常。如若气血化生异常，脾不统血，肝不藏血，经血化生无源，则易出现月经后期、月经量少、痛经等。此外，陈氏还认为，若女子受风寒侵袭，则风冷易结于胞宫，失于温煦而气血凝滞，胞宫失养，进而出现不孕之证。《妇人大全良方》曰："妊妇下血……食少气倦，此气虚不能摄血也。""妇人妊娠常胎动不安者，由冲任经虚，胞门、子户受胎不实故也。并有饮酒、房事过度，有所损动不安者。"可见，陈氏认为胎动不安多是由于风寒侵袭、情志失常、饮食失常、房事不节、用药不当等因素损伤冲任导致，其关键在于气血之本受损。风寒侵袭，风邪郁于经脉而动血，导致血不养胎而胎动不安，或血随风动而胎漏下血。心藏神，肝主疏泄，若患者受过度情志刺激，情志失常，首先损伤心肝，影响气血调畅，表现为胎动不安、胎漏下血等。如陈氏所说"触动血脉，冲任经虚，乃至胞门不固"。孕后气血相对不足，脏腑功能虚弱，若饮食失调，脾胃运化失常，则气血化生乏源，气血不足而胎失所养，出现腹痛下坠、胎动不安、胎漏下血等。肾精为冲任二脉气血的源泉，肾之盛衰直接关系到胎儿的生长发育。故陈氏言："此由冲任脉虚，不能约制手太阳、少阴之经血故也。"若肾精亏虚、冲任不足，则致漏胎下血。陈氏还言："使胞门子户为药所操搏，使新血不滋，旧血不下。"此是指若女子身强体壮，气血旺盛，却误吃温暖胞宫之药，则会因进补不当而壅滞气机，使胞内气血凝滞而不易受孕，或使胎动不安。另外，陈氏认为此病根还可延续至中年以后，表现为崩中、带下等妇科疾病。

陈氏《妇人大全良方·产后虚羸方论》曰："产后虚羸者，因产伤损脏腑，劳侵气血。轻者，将养满日即瘥；重者，日月虽满，气血犹不调和，故患虚羸也。夫产后气血虚竭，脏腑劳伤，若人年齿少盛，能节慎将养，盈月便得平复。如产后多因血气虚弱，虽逾日月，犹常疲乏，或因饮食不节，调适失宜，为风冷邪气所侵，搏于气血，流注于五脏六腑，则令肌肤不荣，颜容萎悴，故曰虚羸。"指出妇人产后元气易损、气血俱亏。气不固表，腠理疏松，又易感受外邪，致使气血不调，营卫失和而致冲任损伤而发病。对于妇人产后乳无汁候，陈氏多认为是由于其素体气血亏虚，或脾胃虚弱，或因分娩失血耗气，气血生化无源导致乳汁生化乏源，从而出现乳汁甚少或无乳可下的情况。正如陈氏在《妇人大全良方》中所言"凡乳汁或行或不行者，皆由气血虚弱，经络不调所致。""无气则乳无以化，无血则乳无以生。"陈氏"妇人以血为本"的学术思想，对后世妇产科学的发展产生了深远的影响。

二、重视"大凡疮疽，当调脾胃"

陈自明不仅是一位著名的妇产科专家，而且对外科疮疡也颇有建树，所著外科专著《外科精要》，是我国现存第一本以外科命名的外科学专著。该书对疮疽的病因病机、诊断、治疗都做了全面而精要的论述，开创了疮疡辨证论治之先河。陈自明善从内脏论治痈疽，尤其重视通过调整脾胃功能来增强痈疽的治疗效果，提出"大凡疮疽，当调脾胃"的治疗新思路。陈氏据此治疗思想，辨证论治，选方用药。若胃气虚弱，用四君子汤、六君子汤；若胃气下陷，用补中益气汤；若脾气郁结，用归脾汤；若脾虚不食，用嘉禾散。

《黄帝内经》有许多关于疮疽病因病机的论述。《灵枢·玉版》曰："病之生时，有喜怒不测，饮食不节，阴气不足，阳气有余，营气不行，乃发为痈疽。"指出痈疽的致病因素复杂，包括多个方面。其病机包括气血凝滞、热毒内蕴、正气不足等。《灵枢·痈疽》曰："营卫稽留于经脉之中，则血泣而不行，不行则卫气从之而不通，壅遏而不得行，故热，大热不止，热盛则肉腐，肉腐则为脓。然不能陷，骨髓不为焦枯，五脏不为伤，故命曰痈……热气淳盛，下陷肌肤，筋髓枯，内连五脏，血气竭，当其痈下，筋骨良肉皆无余，故命曰疽。"可见，气血凝滞，血脉不通，则气血循环不正常，严重者可能会生热使肉腐烂为脓而发为痈疽。若热毒蕴结于血脉中，也会使肉腐为脓。《素问·刺法论》曰："正气存内，邪不可干。"正气不足，外邪就容易入侵人体。故若素体阳虚或者是痈疽日久，导致邪毒入里损耗人体之阳气，则阳气无力推动气血的正常输布和代谢，进一步导致气血凝滞或病理产物郁而生热，火热结聚而生脓。

《灵枢·营卫生会》曰："人受气于谷。"《灵枢·决气》曰："中焦受气取汁，变化而赤是谓血。"在《黄帝内经》中已形成了"脾胃为气血生化之源"的理论。在此基础之上，陈氏进一步将其运用到对痈疽的认识中。陈氏认为，大凡疮疡之作，由胃气不从，疮疡之溃，由胃气腐化，疮疡之敛，由胃气营养，故提倡"调节饮食当平胃气论"。陈氏还认为，"大抵疮多因荣气不从，逆于肉理，郁聚为脓，得香之味，血行气通"。因此，疽因积毒在脏腑，当先助胃壮气，使根本坚固，其次才可以行经活血药作为辅助，从而使毒邪外泄。陈氏重视调理脾胃，不仅体现在痈疽后期，而是贯穿于痈疽治疗的全过程。

事实上，对痈疽的辨证，陈氏有较为全面的认识，主要从辨阴阳、表里、浅深、缓急入手，善于预测其善恶顺逆。其中，强调首先要辨清阴阳，并结合患者的脉象和外证而施治才可获得较好的疗效。此外。陈氏还总结前人理论，认为痈属腑、属阳，发病部位多浮浅，病势虽急骤却较轻微；疽属脏、属阴，发病部位多深沉，病势虽缓慢却较严重。陈氏还强调，"毒"不仅是痈疽发病的重要病理因素，还可以根据所发部位判断"毒"所蓄留的脏腑。陈氏云："夫痈疽疮肿之作，皆五脏六腑……假令发于喉舌者，心之毒；发于皮毛者，肺之毒；发于肌肉者，脾之毒；发于骨髓者，肾之毒。"陈氏在《外科精要》中言："痈疽发背者，五脏六腑不调所生也……皆因喜怒不测，饮食不节，阴阳不调，则脏腑不和，荣卫虚腠理开，寒气客于经络之间……荣血受寒，则涩而不行，卫气从之，与寒相搏，壅遏不通。"并引华佗《中藏经》中记载，与现代医学糖尿病并发痈疮症有相似之处。对于背疽的缘由，陈氏指出了五个病因：其一天行，其二瘦弱气滞，其三怒气，其四肾气虚，其五饮冷酒食，炙煿服丹药，说明背疽不可全归为热毒。陈氏调治外科疮疡的学术思想，为后世中医外科学内治法的发展做出了重大贡献。

三、倡导"医风先医血，血行风自灭"

"风"包括"外风"与"内风"。风邪易袭阳位、善行数变，风为百病之长。外风袭表，易致头痛、汗出等。风入血分，导致气血运行不畅，经脉不利，肌肉关节酸痛，发为痹证；风毒侵入肌肤，使营卫不通，筋脉失养，经脉阻滞，可见牙关紧急、痉挛、角弓反张、肢体抽搐；风毒入血后外泛肌腠，表现为瘙痒斑疹等皮肤疾患；风扰血燥，致毛发脱落，称为"游风"。外风侵袭，首犯肺卫，卫在脉外，营在脉中，营血充沛，卫气固表，则能行使其功能，卫外抗邪，外风自除。

内风产生的原因很多，机制相对较复杂，较常见者为以下几种。

（1）血虚生风。血虚或血少责之肝脏，肝失疏泄，则影响全身气机和情绪变化，与风相夹，易出现肝阳上亢，头痛、头晕、眼胀、耳鸣等；肝失藏血，则易血虚生燥，内风自发，出现皮肤瘙痒，干燥脱屑、手足发麻、大便燥结等。

（2）血热生风。邪热侵及血分，煎灼津液，可产生内风，表现为肢体抽搐、神昏躁扰、牙关紧急，或见皮肤发斑、舌质红绛。也可因血热风盛导致丘疹、斑丘疹等皮肤疾患，兼见心烦、口干口渴、小便黄，大便秘结、舌质红赤等。

（3）肝阳化风。肝阴血虚，阴不制阳，肝阳亢进，导致肝风内动，则出现眩晕头痛，或肢体渐觉不利，甚至突然昏倒，不省人事。

（4）血瘀生风。机体素来气郁，或年老体衰，气虚无力推动，或气郁阻滞，瘀血内生，阻滞经络，则出现偏瘫、口眼歪斜、四肢麻木、肢体抽搐、震颤等病症。

《素问·至真要大论》曰："诸风掉眩，皆属于肝。"血虚生风乃因经血亏虚、筋脉失养而生风，病机为血病日久，筋脉失养，与血病关系密切。亦如《素问·生气通天论》所言："汗出偏沮，使人偏枯。"健康机体血液充裕、血行通畅，如血虚则血液运行受阻，抵抗力下降，易为风邪侵袭，风邪致病，治疗应配伍养血补血药，达到"医风先医血，血行风自灭"。

其实，"医风先医血，血行风自灭"这一理论的总结，最早见于陈自明《妇人大全良方》，其卷三"妇人贼风偏枯方论"说："贼风偏枯者，是体偏虚受风，风客于半身也。人有劳伤血气，半身偏虚者，风乘虚入，客于半体，名为偏风也。其风邪入深，真气去，邪气留，发为偏枯，此由血气衰损，为风所客，令血气不相周荣于肌，故令偏枯也……古人有云：医风先医血，血行风自灭也。治之先宜养血，然后祛风，无不愈者。"其中，"古人有云：医风先医血，血行风自灭是也"，说明陈自明继承了前人的观点。但陈自明详其义理，认为如树木或有一边津液不荫注而先枯槁，然后被风所害，人之身体，或有一边血气不能荣养而先枯槁，然后被风所苦，其理显然，说明治疗中风应先治血，临床用药多配伍养血活血之品。

陈氏提出治血以息风和养血病自愈的治则。血在风证发生、发展和转归的整个病程中都起着至关重要的作用，无论是血虚，还是血燥、血热、血瘀，皆可引起风证。如血虚可致虚风内生，血燥可致阴虚生风，血热炽盛可引起热极生风。血热、血燥、血虚皆可导致血瘀，瘀血阻滞，血行不畅，则肌肤失养，致风从内生。血为气之母，血虚气亦不足，气虚则卫阳不固，腠理疏松，风邪易乘虚而入，导致外风之证，故风证的发生、发展及转归均与血密切相关。在临床上治疗风证时，要注意血的治理，尤其是血虚、血燥、血热、血瘀所引起的内风证，更应考虑先从"治血"入手，欲治风必先理血，治血便可治风。养血活血可以协助祛风，如临床上可采用养血息风、润血消风、凉血平风、温血散风、活血祛风等理血诸法，治疗瘫证、痹证、抽搐、眩晕、中风等病证，殊途而同归，皆奏"血行风自灭"之功。陈自明"医风先医血，血行风自灭"的理论对后世治疗皮肤疾病、肌肉关节疾病、心脑血管疾病等产生了深远影响。

总　结

陈氏的学术思想继承了《内经》等书的有关理论，对妇产科疾病常以肝脾肾三脏和冲任二经脉辨证，强调"妇人以血为本"。由于抓住了月经病的主要矛盾，许多妇科问题迎刃而解。《妇人大全良方》对宋代以前的妇产科学作了全面而系统的总结，不仅反映了当时医学界在妇产科学方面的水平，还为进一步发展这门学科奠定了基础。明清时期的许多妇产科名著，如《女科准绳》《济阴纲目》《傅青主女科》等大多是在《妇人大全良方》的基础上写出来的。陈氏的妇科学术思想对后世妇产科学的发展影响很大，至今仍是学习中医妇产科学的重要参考书。

其次，陈氏在外科学方面也很有成就。我国很早就有了外科专书，如南齐龚庆宣的《刘涓子鬼遗方》，就是我国现存最早的外科学专著。但由于历代对外科不够重视，外科学的发展一直很缓慢。陈氏鉴于此，便大声疾呼，极力主张提高外科医生的文化素养和专业知识水平。《外科精要》汇集了他对宋代以前各种有关外科学的文献的研究，满足了广大外科医生临床的实际需要。书中重点叙述了痈疽发背的诊断、鉴别及灸法、用药等，特别是对痈疽的深浅、寒热、虚实、缓急、吉凶、生死等，有详明的辨析，并有许多独到的见解。陈氏认为对痈疽诸证，必须及时攻治，绝不可迁延观望，他说"痈疽之疾，真如草寇不守律法，出意凶暴。待之稍宽，杀人纵火，无可疑者。少疗斯疾，不可以礼法待之"。陈氏在外科学方面的显著成就，对后世外科学的发展产生了积极的影响。《外科精要发挥》《外科理例》等都是在继承陈氏外科学成就的基础上写出来的。

第四节　喻嘉言与"秋燥论"

喻嘉言擅长内科杂病，强调识病议药，辨证论治，善用经方，诊治疑难杂证，多获奇效，著有《寓意草》《尚论篇》《医门法律》及《伤寒抉疑》《生民切要》《喻选古方试验》《会讲温证语录》《瘟疫明辨》等著作。其中，"秋燥论"的观点影响深远，其对燥证的认识补充了前人燥证理论的欠缺，对燥证的理、法、方、药进行系统整理，确立了秋燥病名并强调燥证的辨证施治，首创治燥专方，建立了中医学燥证的独特理论体系，使燥病理论的研究更加适应临床和疾病的变化性，也为当代燥证深入研究奠定了基础。

一、指出《内经》"秋伤于湿"应为"秋伤于燥"

历代医家对六淫致病与时序的相关性均有论述，但对《素问·生气通天论》中"秋伤于湿，上逆而咳"和《素问·阴阳应象大论》中"秋伤于湿，冬生咳嗽"的条文多随文作解。直到明末清初，喻嘉言明确指出《内经》"秋伤于湿"当为"秋伤于燥"，并从六气的性质上对二者加以区别，"燥之与湿，有霄壤之殊。燥者，天之气也。湿者，地之气也。水流湿，火就燥，各从其类，此胜彼负，两不相谋。春月地气动而湿胜，斯草木繁茂；秋月天气肃而燥胜，斯草木黄落。故春分以后之湿，秋分以后之燥，各司其政，今指秋月之燥为湿，是必指夏月之热为寒然后可"，又说"春伤于风，夏伤于暑，长夏伤于湿，秋伤于燥，冬伤于寒，觉六气配四时之旨，与五运不相背戾"。

喻嘉言在《医门法律》中比较系统地论述了内伤与外感之燥的区别与特点。根据"燥胜则干"的理论，详细论述了燥邪为病的临床表现，曰："有干于外而皮肤皴揭者，有干于内而精血枯涸者，有干于津液而荣卫气衰，肉烁而皮着于骨者。"究其病机，乃"燥气过甚，则自戕肺金"所致。既为燥气所伤，则肺金清肃之令不行，治节无权，因于此而为病种种。对《素问》"诸气膹郁，皆属于肺""诸痿喘呕，皆属于上"这两条病机，他强调："诸气膹郁之属于肺者，属于肺之燥，非属于肺之湿也"。

喻嘉言强调秋燥为感受秋季燥热之邪而致，多犯上焦肺系。根据《素问·阴阳应象大论》中的"其在天为燥，在地为金，在体为皮毛，在脏为肺"，喻氏指出，燥邪与肺的关系密切，最易伤肺，并援例加以说明："试观草木菁英可掬，一乘金气，忽焉改容，焦其上首，而燥气先伤上焦华盖，岂不明耶？"燥邪袭肺，则肺金清肃之令不行，治节无权，因而产生诸多病症。如"诸痿喘呕之属于上，上亦指肺……唯肺燥甚，则肺叶痿而不用，肺气逆而喘鸣，食难过膈而呕出"。说明燥之为病，病位在肺，肺失治节是其主要病机。喻氏对燥邪的见解，对后世防燥治燥启迪颇深。

二、承"燥胜则干"之古，扩其之论

《素问·生气通天论》认为燥证由"燥胜则干"所致，其病位与脾、胃、肺、肾、肝、肠有关。喻氏基于临床实践对燥证病变进行了重新定位，对"燥胜则干"进行了新的诠释。"有干于外而皮肤皴揭者；有干于内而精血枯涸者；有干于津液而营卫气衰，肉烁而皮着于骨者，随其大经小络，所属上下中外前后，各为病所。"喻氏扩展了燥邪的侵犯部位，除了《内经》所提到的诸多脏腑，还有皮肤、经络、津液、精血等部位。喻氏的观点提示燥邪致病范围广泛，所袭部位众多，临床表现也存在较大差异，因此在治疗时，应周全考虑，不可偏废其一，需考虑疾病与症状之间的联系，以达到提高疗效的目的。

燥为秋季之主令，秋燥系从口鼻、肌肤、皮毛而入，初起肺卫，伴有口、鼻、咽、唇、皮肤等处干燥及好发于秋季的急性外感热病。燥邪初袭人体肌表，引起卫外功能失调，燥邪外束，耗伤人体津液，表现出以干燥症状为特征的临床证候。因为燥邪偏胜，故脏腑容易被燥火所伤。肺为上焦华盖，也为娇脏，所以伤害更加严重。喻氏认为肺主气，治理调节内脏气血的工作由肺气来实行，肺金被燥火所伤，则化刚坚为柔软，病情扩大，基于此，喻氏认为燥邪的涉及范围更加广泛。其在《秋燥论》中讲："试观草木菁英可掬，一乘金气，忽焉改容，焦其上首，而燥气先伤上焦华盖，岂不明耶？详此，则病机之'诸气膹郁，皆属于肺''诸痿喘呕，皆属于上'二条，明指燥病言矣。"揭示感受燥邪所致各种气机不利，出现喘急满闷、痿证、喘逆、呕吐等上焦病变，大多与肺脏有关。喻氏明确指出了燥邪致病病位在肺和秋伤于燥肌体出现的相关症状。

《内经》中燥气致病的特点明确为燥胜则干，为津液干燥所形成。但喻嘉言对燥气致病的发展变化给出了自己的阐释，他认为燥气致病为缓慢发展而来，分为外表和内在的肌体损伤，其中外表主要表现在皮肤干裂，而内在的表现则更加宏观，包括精气枯涸、津液干燥导致的荣卫气衰等，沿患者的大小经络传变，中外前后各个部位都有可能得病，为后世燥病辨证论治和临床分型提供基础。喻氏还指出《素问·六元正纪大论》中"阳明所致，始为燥，终为凉"也是错误的。"秋伤为燥"并不是一开始就是燥气，秋天也不是迅速变干燥的。喻氏进一步在《秋燥论》中解释道"夫秋不遽燥也，大热之后，继以凉生，凉生而热解，渐至大凉，而燥令乃行焉"，以此揭示了在大热之后，天气变凉，天气变凉后大热解除，达到很凉之后燥气开始运行的时机。

三、"始为燥，终为凉"启迪"燥邪属性"

古今历代医家对燥证的分类没有进行明确的界定和划分，持有不同观点，且存在很大争议。喻嘉言就燥证的阴阳、寒热和内外属性也提出了自己的见解。

关于燥邪的阴阳属性，《素问·六元正纪大论》中提到"始为燥，终为凉"，即燥为阴邪，有寒凉之性，又因燥的主令是秋季，秋季属阴，同时燥的病位在肺，肺属金，主白色，方位在西，因此古代医家多认为燥邪属于阴邪。而《素问玄机原病式》中刘河间说"燥异于寒湿，同于火热"，不仅区分了燥与寒湿，还认为燥同火热，具有阳性。喻嘉言同意刘河间的观点，在《医门法律》中记载道"燥金虽为秋令，虽属阴经，然异于寒湿，同于火热。火热胜则金衰，火热胜则风炽，风能胜湿，热能耗液，转令阳实阴虚，故风火热之气，胜于水土而为燥也"。喻氏认为燥也属于阳，与阳邪易伤津耗液的特点相符，并印证了燥邪导致口鼻、肌肤和皮毛干燥的临床特点。

关于燥邪的寒热属性，喻氏将"燥"归属于阳热之邪，所以喻嘉言论述的秋燥大多是温燥。但《秋燥论》曰："大热之后，继以凉生，凉生而热解，渐至大凉，而燥令乃行焉。"可见，喻氏认为燥盛从火化热。因此，后代医家在喻氏"秋燥论"的基础上提出温燥和凉燥之别。初秋偏热者，燥气偏盛为温燥，晚秋偏寒凉为凉燥。

关于燥邪的内外属性，喻嘉言将外燥和内燥做了区别，认为"诸气膹郁，皆属于肺""诸痿喘呕，皆属于上"是外感之气从口鼻入，多伤肺胃的外燥，而"随其大经小络，所属上下中外前后，各为病所"是因脏腑相互影响而致的内燥。内燥和外燥的病因病机也存在区别。外燥为燥邪致病，以燥伤肺气、布津障碍为主要病机；内燥则以邪气阻滞津血输布，气机郁滞，津血失运，脏腑阳气虚衰，津液不能生化运行为病机。

总 结

燥为秋季之主令，燥邪最易伤肺。然秋季主病自古有误，如《素问·阴阳应象大论》说："秋伤于湿，冬生咳嗽。"《素问·生气通天论》亦云："秋伤于湿，上逆而咳，发为痿厥。"喻昌言深入研究《内经》病机十九条后，在《医门法律·秋燥论》中大胆地提出自己的独特见解。他认为春伤于风，夏伤于暑，冬伤于寒，均伤于主时之气，而秋伤于湿，乃非其主时之气，这是违背常规的，"奈何《内经》病机十九条独遗燥气，他凡秋伤于燥，皆谓秋伤于湿"，这种遗误必须得以纠正，故曰："春伤于风，夏伤于暑，长夏伤于湿，秋伤于燥，冬伤于寒，觉六气配四时之旨，与五运不相背戾，而千古之大疑始一决也。"喻氏成功纠正了《内经》之误，创立"秋燥论"，为后世温病学有关秋燥的论治奠定了基础。

第五节 龚廷贤与"以气血为本"

龚廷贤重视调理脾胃，对脾胃与气血的关系也有深入认识。《寿世保元》云："夫人之生以气血为本，人之病未有不先伤其气者。""生血气者，饮食也。""脾胃俱旺，则能食而肥也。脾胃俱虚，则不能食而瘦。"强调气血的生成与脾胃的强弱密切相关。

一、提出"调气为上，调血次之"

《黄帝内经》论及血气者，主要有两个方面。

（1）"血气"作为一个独立概念。《素问·阴阳应象大论》云："阴阳者，血气之男女。"《素问·宝命全形论》云："人有此三者……皆绝皮伤肉，血气争黑（矣）。"即皮、肉、血气，各指一端。如《灵枢·小针解》云："上守神者，守人之血气。""上守机者，知守气也。"神即血气，守气即守血气。又云："血气已尽，而气不下也。"以血气与病气相对而言，则血气者，真气。《灵枢·本脏》云："人之血气精神者，所以奉生而周于性命者也。经脉者，所以行血气而营阴阳。"《灵枢·卫气失常》云："营气濡然者，病在血气。""血气之输，输于诸络，气血留居，则盛而起。"则"血气"可理解为营气，亦可称之为血之气。至如《素问·六节藏象论》云："肝者，罢极之本……以生血气。"《灵枢·五味论》云:"咸走血。""咸入于胃……则血气走之。""故咸入而走血。"则血气又可与血的概念相等同。

（2）"血气"指血与气两者，或两者之统称，亦写作"气血"。《素问·调经论》云:"人之所有者，血与气耳。"《素问·血气形志》中"太阳常多血少气""刺厥阴出血恶气也"等表述，则明确将血与气分而论之。《素问·三部九候论》云:"合于人形血气，通决死生……以三部九候之论，而无涉乎血气之变。"《素问·举痛论》云:"血气稽留不得行，故宿昔而成积矣。"《素问·调经论》云:"五脏之道，皆出于经隧，以行血气。"《素问·至真要大论》云:"气血正平，长有天命。"《灵枢·九针十二原》云:"调其血气，营其逆顺出入之会。"及如《灵枢·根结》之"血气剽悍滑利""血气皆枯"等语，大都将血气作为血与气之统称，也写作"气血"。另外，《灵枢》对血气概念有所讨论。《灵枢·本神》云:"血脉营气精神，此五脏之所藏也。"血脉营气，即血气。《灵枢·营卫生会》云:"营卫者，精气也。血者，神气也。故血之与气，异名同类焉。"即把血归之于神气，也把血与气统一在一起。如《灵枢·阴阳清浊》云:"人之血气若一……则天下为一矣。"血气为神气，此为一。或以血行为著，或以气运为著，此为一而二。综上，在《黄帝内经》里，"血气"已成为一个相对固定的语词，具有偏指血、血之气，及代指营气、真气、神气的意义。

龚廷贤认为，血气乃人之根本。"所以得全性命者，气与血也。"因此，专设了"血气论"一篇讨论血气的生理、病理及调治方法。血荣卫气，常相流通，则无病，一有窒碍，则百病由此而生。"夫血者，譬则水也。气者，譬则风也。风行水上，有血气之象焉。"气为血之帅，气行则血行，气止则血止，气温则血滑，气寒则血凝。"气有一息之不运，则血有一息之不行。病出于血，调其气犹可以导达病原于气。区区调血，又何加焉。故人之一身，调气为上，调血次之，先阳后阴也。"调气之剂如木香、细辛、厚朴等不仅可以治气，亦可以治血。调血之剂如当归、地黄之辈则只可治血证，更因其性缠滞，有亏胃气，故必以助胃药佐助方可。气血俱病，只调其气，气行而血随。

龚氏认为，左血右气。《内经》有言，阴阳者，血气之男女也。气为阳，血为阴。朱丹溪在《局方发挥》中说:"气为阳宜降，血为阴宜升，一升一降无有偏胜，是谓平人。"而上行为左，降者为右，故左属血而右属气。病在左侧多属血虚或血癖，病在右侧多属气虚或气郁。龚氏这一思想贯穿全书。经云:"平旦至日中，天之阳，阳中之阳也。日中至黄昏，天之阳，阳中之阴也。合夜至鸡鸣，天之阴，阴中之阴也。鸡鸣至平旦，天之阴，阴中之阳也。"故昼为阳，夜为阴，朝为阳，暮为阴。故病重于朝者、昼者，为病在气分；病重于夜者、暮者，为病在血分；如若昼夜俱重，则病在气血二分。

二、强调"调理以脾胃为纲"

脾胃共主运化。《素问·太阴阳明论》云："脾脏者，常着胃土之精也，土者，生万物而法天地……脾与胃以膜相连耳，而能为之行其津液。"表明中土之胃将水谷化生为精微物质，且必须由脾脏运行输布而能昭著于外，脾胃共主运化。《素问·经脉别论》云："食气入胃，散精于肝，淫气于筋。食气入胃，浊气归心，淫精于脉……饮入于胃，游溢精气，上输于脾，脾气散精，上归于肺，通调水道，下输膀胱，水精四布，五经并行。"高度概括了脾胃运化水谷为精微物质之功。"食气入胃"虽未言脾，实则言明中焦脾胃共同运化水谷之功，饮食入于口，传于胃，化生为精微物质，然后经脾脏运行输布至各脏腑组织，脾胃共同运化水谷，化生精微而营养周身，脾胃可统而论之，两者共主水谷运化，非独脾也。《素问·刺禁论》云："脾为之使，胃为之市。""使"者，走而不息，故称脾为"使"；"市"者，买卖交易的场所，有入有出，胃者，水谷入而精微出，故称"市"。由此，脾胃共同主司运化，非独脾也。《灵枢·决气》云："中焦受气取汁，变化而赤，是谓血。"气者，水谷之气也；汁者，精微也。中焦脾胃受纳水谷，共主运化，化生为精微物质，而后由脾脏转输于心肺，变化为血，入于脉中，营养四肢百骸。脾胃同居中州，共为后天之本，受纳腐熟水谷，化生精微物质，布散精微于各脏腑，变化为气血津液，充养先天。脾胃共主运化，共为气血生化之源，正如《周慎斋医学全书》云："脾胃者，气血之原也。"

因此，正如《脾胃论》云："元气之充足，皆由脾胃之气无所伤，而后能滋养元气。"《素问·玉机真脏论》亦云："脾为孤脏，中央土以灌四旁……太过，则令人四肢不举；其不及，则令人九窍不通。"脾受湿邪所困，则主运之功失常，不能布散精微物质于四肢肌肉，则见四肢困重不举，行走有碍；脾虚不运，不能布散精微物质于头面诸窍，则见诸窍不通。亦如高士宗云："脾脉太过，湿气浸淫，流于四末，则令人四肢不举；脾脉不及，坚劲自止，不能灌溉，则令人九窍不通。"《素问·至真要大论》云："诸湿肿满，皆属于脾。"《素问·阴阳应象大论》云："湿胜则濡泻。"脾属中央之湿土，如若湿气太过，则脾主运之功失常，而见泄泻之病，亦应后世"无湿不成泻"之说法。《素问·脏气法时论》云："脾病者，身重，善肌，肉痿，足不收，行善瘛，脚下痛。"脾虚或不运，则肌肉四肢不能受禀精微物质，故见活动不利、身重肉痿。《素问·气交变大论》云："脾土受邪，民病飧泄食减，体重，烦冤，肠鸣腹支满。"《灵枢·本神》云："脾气虚则四肢不用，五脏不安；实则腹胀，泾溲不利。"脾虚或脾困于湿而失健运，运输布散精微功能失职，以致精微留滞，则见腹胀泄泻、肠鸣食减、身重肉痿、四肢不用等症。

以上皆说明脾主运，脾不运则病成。因此，龚氏重视调理脾胃。关于脾胃与五脏的关系，《寿世保元·内伤》篇云："愚谓人之一身，以脾胃为主，脾胃气实则肺得其所养，肺气既盛，水自生焉。水升则火降，水火既济而全天地交泰之令矣。脾胃既虚，四脏俱无生气。"有云土为一身之主，土平则诸脏平矣。也有云补肾不若补脾也。若由饮食劳倦、七情所伤，或医者偏执古方，妄逞臆见，或发之太过而亡元阳，或下之太过而损阴血，则损伤脾胃，导致诸病蜂起。因此，"盖脾土一伤，则不能生肺金，金衰不能生水，是肾绝生气之源，则肾水枯竭而根本坏矣。其余诸脏者，皆失相生之义，则次第而衰惫焉。正气既虚，则运用无籍，血滞不行，以致气血耗散，传变失常。浸淫日甚，一虚而百虚出矣"。

关于脾胃与气血的关系，《寿世保元·虚劳》篇云："夫人之生以气血为本，人之病未有不先伤其气者。""脾胃俱旺，则能食而肥也。脾胃俱虚，则不能食而瘦。"可见，气血的生成，与脾胃的强弱密切相关。脾胃摄纳运化正常，则饮食化精、化气、化血，灌溉经络，长养百骸。若饮食失调，脾胃受损，则气血无由化矣。血荣气卫，贵在流通，一有窒碍，则百病由此而生。然调气调血，"必以助胃药助之"，龚氏认为此乃治病之本。盖"胃气亏则五脏六腑之气亦缓矣，调脾胃当重饮食"。

《寿世保元·脾胃论》总结内伤脾胃之要有三：①饮食劳倦即伤脾。②嗜欲伤脾。③饮食自倍，肠胃乃伤。可见，饮食调理与否，与脾胃之荣衰密切相关。《寿世保元·饮食》篇亦云："人知饮食所以养生，不知饮食失调亦以害生。"盖"食过多则结积，饮过多则成痰癖"，"恐气血失常，卒然不救也"。故曰："善养生者养内，不善养生者养外。养内者，以恬脏腑，调顺血脉，使一身之流行冲和，百病不作。养外者，恣口腹之欲，极滋味之美，穷饮食之乐，虽肌体充腴，容色悦泽，而酷烈之气内蚀脏腑，精神虚矣，安能保合太和，以臻遐龄。"因此"善调脾胃者，当惜其气。气健则升降不失其度，气弱则稽滞矣"。神成于气，有气则有神气健，则一身气机升降调达，气为血帅，气行则血行。可见气于人体之重要性。察安危全在于胃气，盖三焦司纳、司化、司出者，本诸元气。故"凡治内伤不知惜气者，诚实实虚虚之谓，学者致思焉"。这点可从龚氏长于运用补中益气汤看出。故曰"脾胃为血气阴阳之根蒂也"，调理脾胃者，医中之王道也。

总　结

龚廷贤是具有创新精神的儒医、临床家，其丰富的临床经验，独到的理论建树，通过其著作而保存下来，流传于后世，惠泽后人。其著作多为综合性临床医书，对疾病认识深刻，辨证细微，且治法丰富实用，方多采有效验者，有效地指导了临床实践，为民间医家推崇，为解除民间疾苦发挥了重要作用。

龚氏十分重视气血在生命活动中的重要地位，对气血在生理、病理、诊治等方面的重要性均有阐发。在生理上，认为气血长养经络百骸，滋养五脏六腑，气血营卫的阴阳相贯、周流不息是维持人体生命及健康的重要保证。在病理上，龚氏认为气血一有窒碍，则百病由生。他还强调气血与五脏的关系，认为临床应该抓住病机的本质。病位辨表里、脏腑；病因辨六淫、七情、饮食、劳倦、跌仆。辨病性以虚实为纲，虚者，辨气虚、血虚、气血两虚；实者，辨气滞、血瘀、痰食、虫积等。若与调和胃气，自然安愈。此外，龚氏重视脏腑，突出脾胃。龚廷贤对脾胃的认识与理解基本传承了金元医家李东垣重视脾胃的观点，在《黄帝内经》藏象理论的基础上又有自得。在《寿世保元》中专立"脾胃论"一篇，指出"夫脾胃者，仓廪之官也，属土，以滋众脏，安谷以济百骸……人之一元，三焦之气，五脏六腑之脉，统综于胃。故人以胃气为本"。又说："人之一身，以脾胃为主，脾胃气实，则肺得其所养，肺气既盛，水自生焉。水升则火降，水火既济，而全天地交泰之令矣。脾胃既虚，四脏俱无生气。"亦强调脾胃为人身元气之本，又是人身阴阳水火既济之根本，脾胃气机升降是全身气机升降之枢。如何调理脾胃呢？言："凡善调脾胃者，当惜其气，气健则升降不失其度，气弱则稽滞矣。"因此，龚廷贤临证处治，以气血为本，调气为上，调血次之，且处处顾护脾胃。

《内经》有着丰富而独特的治疗理论体系，包含治疗思想、治疗原则、治疗方法、治疗技术手段与途径四个层次，其理论奠定了中医基本治疗观并成为后世中医临床治疗的指导。《内经》治疗思想源于先秦及汉初的学术文化，是临床治疗的思维法则，它立足于疾病的全局观，综合了病因、病机、病位、病势、病时、病传与预后、医患沟通、生活护理、内外环境等各方面关系，确立了临床治疗必须遵循的普遍法则，即"治病之道"（《素问·疏五过论》），在治病求本这一根本指导思想基础上，包涵了整体、动态、调平治疗和因势利导等治疗思想。《内经》在扶正和祛邪两大治疗法则方面，创立了"汗、吐、下、和、温、补、清、消"等全面而丰富的治法，并在实践中总结出了内外合治的多种治疗手段和途径。盱江医家在长期的临床实践中，继承并发展了《内经》的治疗观，完善、创新了诸多治疗手段和途径，为中医治疗学的发展做出了重大贡献。

第一节 《内经》外治法的继承与创新

外治适用于病位在肢体官窍、体表经络、筋骨肌肉，以外症为主，或伴有内症的疾病。在《内经》成书时期，药物理论尚处于萌芽阶段，所以外治成了《内经》最主要的治病手段之一，不仅用于肢体体表疾病，也用于各种内伤杂病的治疗。《内经》外治法实施的具体操作工具受当时的技术发展水平限制，器材种类较少，仅以针具、砭石以及日常生活的天然材料为主，其外治论述的适应证数量和类型也不多。旴江医家在沿袭《内经》外治法则的同时，对外治法的相关理论内涵进行发挥，创新了外治手段，拓展了外治的适应病证，使之更加契合临床，简便廉验。旴江学派外治法品类繁多，针灸部分见第六章，本节仅就其他外治法做详细论述。

一、秉承"整体治疗"的外治"理""法"创新

整体治疗思想是以整体观点为指导，正确处理人体上下内外、脏腑形窍志液、气血津液、经络之间的联系，结合外环境的变化等各方面因素对疗效的影响，进行整体调理的一种思想。即《灵枢·逆顺肥瘦》所述治病要遵循"上合于天，下合于地，中合于人事"的法则。

综合治疗思想在《素问·异法方宜论》中称为"杂合以治"。"杂合"又分为三个层次。①"杂合治则"，如三因制宜和调整脏腑合用。②"杂合治法"，如补法和泻法同施。③"杂合治疗手段"，如针药并用、药食结合等。《内经》综合治疗思想主要体现在形神兼治、内外合治、医患合作、治养并重等方面。《内经》外治遵循整体观，不仅用于外症的治疗，更多用于内在脏腑、气血津液病症的治疗，且治疗手段注重综合多法、内外合治。旴江医家承袭这一宗旨，在外治理论上有诸多发挥。

（一）内外治法使用顺序的创新

《内经》认为内治和外治各有所长，《素问·移精变气论》指出"毒药治其内，针石治其外"。在内外合治时，亦有使用先后的原则，一般情况下是根据临床内外症的先后主次安排内治、外治的先后顺序，即"从内之外者调其内，从外之内者治其外，从内之外而盛于外者，先调其内而后治其外，从外之内而盛于内者，先治其外而后调其内，中外不相及，则治主病"（《素问·至真要大论》）。旴江医家并未囿于此，而是有所发挥。如脏气虚损、气血不足在先，继而出现肢体疮痈，久不收口，病起于内而盛于外者，陈自明用艾叶热洗法先治外症。而对于痈疽蔓延，内攻脏腑，内症急重者，他先用内托散合五香连翘汤救内，再用骑竹马灸治外，即先把定脏腑，泄其毒气，再审查定名，对症用药，"毋失先后次序"（《外科精要》），这种临症化裁是对经典的全新诠释。

（二）外治法整体观的创新

《内经》认为，外治法主要治疗部位在形体官窍，其治疗内症的机制是

"内外一体，五脏一体"。《内经》多篇都提及了"因时（时令节气）针灸"的天人相应整体观，旴江医家将"人与天地相参，与日月相应"的《内经》天人一体观作为外治的基本原则，创立了更为全面、具体的外治理论体系。

1.新建余氏伤科"二十四节气推拿术"

该推拿术为余门独创，此"节"和"四"，有自然节气和一年四季、一日四时（早、中、傍晚、半夜）之意，也对应人体关节；"二"指天地阴阳，在病理可表现为虚实、表里、寒热；"十"指穴位，包括经脉、血脉、气血的流行；"气"指万物、人体的构成本源，以及气的运动、推动作用。余氏伤科推拿操作技法属秘传，但却充满人与自然和谐之理念，通过推拿，松解人体二十四个穴位和部位，打通人体气血沟通的开关，畅经络，和营卫，调脏腑，配合针灸、膏药、药酒等，治疗伤病效果显著。

2.缪刺理论的创新

《内经》缪刺有左右互刺、"缪刺刺经"的浅刺、以痛为俞、刺络放血、月生死为痏数几种含义，后世发展为上下互刺、表里互刺、阿是穴对应点针刺等。后世医家如窦汉卿、王国瑞等提出"应穴"理论，李梴在此启发下，提出自己的"主应"穴位的概念——"不病者为主，病者为应"，取穴以未病部位为主，患病部位为次，采取"先下主针，后下应针"之法，先针健侧激发经气，后刺患侧以畅达气血，达到畅行经络、通达营卫于全身的目的。这种主次定穴方法独树一帜，但又基于《内经》整体治疗，是对缪刺理论的全新阐释。陈自明根据《灵枢·终始》篇"病在上者下取之，病在下者高取之"的原则，提出"上病下灸"之法，在《外科精要·脑疽灸法第十》中记载了对于脑疽、项上痈疽疔毒的治法，他提出不可直接在患处施灸，否则"引其气一上，痰涎脓血并起上攻，倾人性命，急于反掌"，而应灸足三里、气海穴，目的在于引毒下行，再配合凉膈化血之药以求治愈。此法将缪刺针法用于灸法，将缪刺原理的"沟通全身经络气血"加以发挥，引入"引邪下行"的概念，颇具新意。

3.虚实补泻理论的创新

李梴在《杂病穴法》中创立"上补下泻"的针刺法，是对《内经》针法虚实补泻含义的扩展。《内经》针灸虚实补泻的原则见于《灵枢·经脉》"盛则泻之，虚则补之"，以及《灵枢·终始》"阴盛而阳虚，先补其阳，后泻其阴而和之。阴虚而阳盛，先补其阴，后泻其阳而和之"。李梴"上补下泻"与《内经》补泻含义不同，他是在同一个针灸处方中，上下穴位分别用不同的补泻手法，上穴补、下穴泻，如治疗头面五官疾病时，手经补、足经泻，或近端补、远端泻，对于五官疾病，无论虚证或实证，都可用此补泻方法。其机制源于《灵枢·根结》篇的标本根结理论，即头部在上为"标"与

"结"，是经气之所归，四肢在下为"本"与"根"，是经气之所出和经气生发之地。李氏针刺下部"本"穴为主，辅以上部五官"标"穴，激发脏腑精气的本源，调动经气升达聚于头面，通经接气，同时上升清阳，下泻浊阴，符合《素问·阴阳应象大论》"清阳出上窍，浊阴出下窍"的机制，故以此治疗五官疾病。这种补泻理念师古而不泥，令人耳目一新，可为后世参考。

（三）"火郁发之"治则的拓展

"火郁发之"出自《素问·六元正纪大论》，"火郁"本意是气候异常所致的寒湿之郁所化，即岁运的水运太过或火运不及，岁气的太阳寒水或太阴湿土加临，寒湿内郁所化之火。原文提及的病变以心火（心痛、胁支满、热中，疮疡）和心神异常（烦躁、谵妄）为主，此变化也符合《素问·至真要大论》"诸痛痒疮，皆属于心"的病机。《素问·六元正纪大论》提出治疗思路为"以苦发之"，该条成为后世治疗火郁病的最基本原则之一，医家多解读为寒湿之邪为火郁之因，虽有火，仍需辛温宣透以散内郁，故曰"发之"。张仲景"栀子豉汤"中配伍淡豆豉的目的即在于此。龚廷贤在《万病回春·瘟疫门》里使用"升降散"治疗郁热所致肿项大头病、蛤蟆病，方中用大黄配姜黄苦寒攻下，降泄热毒，而僵蚕、蝉蜕两药，轻宣散邪，解热透疹，升不而烈。全方苦辛配伍，升降有序，充分体现了"火郁发之"之理。其精妙的配方意义在《内经》基础上更上一层，使得本方成为"火郁发之"最有代表性的方剂。陈自明治疗痈疽也擅用乳香、木香、丁香等"香药"，他认为"疮多因营气不从，逆于肉理，郁聚为脓，稍得香味，血行气通，必无凝滞"（《外科精要》），亦"火郁发之"之意。

自《备急千金要方》中首倡火针治疗痈肿之后，热刺激外治在临床逐渐使用。旴江医家在临床外治法中广泛活用"火郁发之"原则，把火针、灸法、铺棉灸、叩刺拔罐等温热刺激的外治法用于治疗痈疽肿毒之类病症，是对《内经》理论的极大发展。火针、温灸、拔罐等温热刺激，有开郁散邪、透发热毒之效。龚廷贤提出，对于风邪热毒相搏的疔疮可用灸法（《寿世保元·卷十》），李梴则阐明其机制为"热者灸之，引郁热之气外发，火就燥之义也"（《医学入门》）。对于疮痈阳毒，刺血放血也具有类似开郁透毒作用。旴江喉科流派如席弘、范淑清、龚信、涂坤等，对喉部急症提倡以"铍针"或"尖鹅翎管"刺肿出血为先，待毒泻火散再在患处用药消肿宽喉。

经历代医家不断丰富完善，"火郁发之"的治则包涵了升散、宣透、疏导、开解、清透（透热转气、凉血散血）诸法，是内治外治皆宜的临床治则。现代中医已经将温灸火针广泛用于治疗各种热型皮肤病（痤疮、带状疱疹、激素依赖性皮炎、湿疹等）、五官科病（复发性口腔溃疡、各种牙痛等），甚至各类内、外伤疾病（如内外伤发热、慢性病毒性肝病、蛇咬伤凝血功能障碍、妇科痛经等）。

二、外治手段和适用病症的拓展

旴江学派在长期临床实践中，结合其他医家经验，在外治法治疗手段和应用范围方面有诸多拓展和创新。

（一）推拿法

《内经》使用推拿治疗的病症不多，仅局限于形体疾病，取其"行气活血、通经活络、缓急止痛、通阳散寒、滑利关节"之功，且缺乏具体推拿技术记载，如《灵枢·刺节真邪》篇用推拿治疗遍身大热，《素问·异法方宜论》用导引按跷治疗中部地区的痿厥寒热病，《素问·举痛论》提及推拿可以缓解寒气内客的痛症，《素问·血气形志》用按摩和醪药治疗"形数惊恐，经络不通，病生于不仁"的疾患。

《内经》之后，推拿法在技法、治疗病症方面得到极大发展，推拿除长于治疗形体疾患之外，还具有调畅情志、调整脏腑功能的综合治疗作用，可用于临床各科的治疗，形成众多推拿流派。旴江医学流派诸多医家都广泛使用推拿治疗并推陈出新。陈自明对古人用于妇人难产的助产手法进行改进，推崇难产催生以推导手法为先。如"横产者……凡推儿之法，先推其儿身，令直上，渐渐通气以中指摩其肩，推其上而正之，渐引指攀其耳而正之。须是产母仰卧，然后推儿直上，徐徐正之，候其身正，门路皆顺，煎催生药一盏，令产母吃了，方可令产母用力，令儿下生"。其他如倒产、偏产、碍产，陈氏均有不同推导手法。对妇人新产分娩之后，恶血不尽停于腹内，陈氏主张"时时令人以物从心擀至脐下"，认为此法可"使恶露不滞"（《妇人大全良方·产后门》），通过推拿按摩能促进产后子宫收缩复原，有助子宫腔内的胎盘与积血排出。此法与现代妇产医学中腹壁按摩宫底治疗产后出血原理相一致，开创了妇产科推拿的先河。

龚廷贤提出了用于小儿疾患的"推拿十二手法诀"（《小儿推拿秘旨》），即黄蜂入洞法、乌龙摆尾法、飞经走气法、按弦走搓磨法等，并分别对"十二手法"之主治、功效、操作方法与适应证，进行了详细论述，创造性地将小儿推拿主治划分为大热、大凉、热、温凉、化痰、动气、和血以及开结等特性，对儿科推拿学的发展具有积极推动作用。新生儿不宜手术或药物干预，龚氏采用推拿手法结合石膏固定，在小儿正畸外治中具有较好的效果。

（二）敷贴、外搽（包括点药）法

《内经》最经典的敷贴法为马膏膏法（马膏外敷治疗口歪）。敷贴和外搽法在《内经》中涉及较少，马王堆的《五十二病方》和老官山汉墓的《六十病方》中均有敷贴和外搽法记载。该法是后世最常见的外治法之一，旴江流派医家在使用该法方面的突出贡献主要体现在以下两方面。

1.脐部敷贴

陈自明、龚廷贤、李铎、危亦林等医家将脐部敷贴法广泛用于中风暴厥、中寒、痢疾、痼冷、霍乱、虚损、汗证、大小便闭、妊娠、崩漏、痛经、泄泻、小儿杂病、水肿、淋闭、产育、伤寒、脱肛、溺水诸多病候，既可救急，又可缓中补虚。旴江学派的著作中留下大量脐贴方药，有成方如泻痢膏、益寿比天膏等，也有单方如五倍子粉、何首乌粉敷贴治汗证，海螵蛸煅龙骨粉治脐疮，灶心土敷脐治胞衣不下等（《万病回春》《医案偶存》《寿世保元》《校注妇人良方》）。脐贴法在现代养生防病上已被广泛应用，这与旴江医家的不断使用、传承有很大关系。

2.官窍、皮肤敷贴和外搽

早期的旴江医家葛洪常用外搽法治疗内外各种疾患，如真丹外搽背部治疗外感疾患，用鳖甲、乌头外涂治疗口眼歪斜，用杜仲和酒外涂治疗腰痛，用蛇床子、黄连、猪脂外涂治疗恶疮等（《肘后备急方》）。旴江学派在五官科上建树颇多，擅用药物敷贴治疗官窍疾病。如李元馨治疗鼻疮、乳蛾、走马牙疳、牙龈肿痛、口舌生疮，都以敷贴或外搽法为先导，黎民寿用醋调密陀僧足贴治口疮，危亦林用姜汁白矾贴眼剂治眼肿等。此外，危氏在《世医得效方》中创制多首敷贴剂，治疗跌打损伤疾患，效果卓然，沿用至今。五官科旴江名医万潜斋独创的"羊脑、炉甘石、黄丹、朱砂、麝香、乳香、没药、硼砂、海螵蛸、珍珠"眼药膏外搽，疗诸般眼疾，又配制多首药汁点眼，屡试如神。他研制的敷眼"枣葱"饼是现代外敷眼膜的雏形。

（三）闻嗅法

《内经》无该法的记载，直至东汉葛洪《肘后备急方》中才见有大量闻嗅法记载，他根据医疗实践，总结出用雄黄等药物涂鼻下闻嗅，可以防瘴气和瘟疫。曾任南城太守的沙图穆苏用"槟榔散"以及蓖麻子肉、枇杷叶、栀子等研末，或绢帛包裹或直接涂于鼻下，时时闻嗅，以治体内蕴热所致鼻头红赤疾患。部分医家（如龚廷贤）将药汁煎煮后熏鼻闻嗅，亦可达到通窍宣肺的目的。该法直接作用于鼻部，延长局部给药时间，为后世闻嗅法提供了借鉴。目前流行的中药香疗养生也可参考旴江医家的制方之法。

（四）吹法

吹法在《内经》中仅有一处吹耳记载，即《素问·缪刺论》用竹管吹耳法配合左角发酒和燔治，治疗五络俱竭的"尸厥"病，因五络会于耳，吹耳有助于通达五络而祛邪开窍。葛洪深得《内经》要旨，在《肘后备急方》中多次使用竹管吹耳治疗卒中、恶死，并创制用皂荚、雄鸡冠血、菖蒲吹鼻治猝死和"卒夜魇寐不寤"，这是中医首次使用吹鼻法的记载。

旴江医家们将吹法和药物结合，常用吹喉、吹耳、吹鼻（搐鼻）、吹肛治疗官窍疾患。如沙图穆苏用"哑瘴哑喉乳蛾方"吹喉治疗哑瘴，王文谟创制的"乳蛾吹喉方""喉风仙方"吹喉配方独到，龚信研制的"金锁匙秘方"和"通隘散"吹喉方，涂坤创制的"清金散"吹喉方，皆用于治疗喉痹气道堵塞急症。

龚廷贤不但用吹鼻法治疗鼻患，还用于其他疾病。如其用"夺命通关散"或半夏末吹鼻以豁痰开窍，治疗中风痰厥；用半夏末冷水吹鼻，治疗产后晕厥，用半夏末吹鼻，治溺水；用"六圣散"吹鼻，治疗头风、牙痛等。龚氏还常用枯矾末吹耳治疗脓耳。赵宜真用自配的吹耳方治疗耳内流脓、血出，其药方具有清热解毒、除湿消肿、祛腐生肌之功，效果甚佳。龚廷贤用"生肌散"通过竹管吹肛治疗肛瘘疮不收口症，用"苏危散""丁香散"吹肛治疗便秘，属于"吹法"的独特拓展应用。

（五）塞纳法

《内经》无塞纳法记载。因该法与留置部位有关，故后世多用于官窍病症的治疗。塞法或纳药法临床运用广泛，旴江医家常用有塞鼻、塞耳、塞齿、纳阴、纳肛法。如葛洪在《肘后备急方》里用"赤散方"纳鼻预防瘟疫病；李梴用"细辛膏"塞鼻治疗鼽涕，用"瓜矾散"塞鼻治疗鼻窒；龚廷贤用纳肛治痔疮和小儿虫积，用"坐纳如圣丸"治疗妇人带下；黎民寿用"红绵散"塞耳治脓耳，用"菖蒲丸"塞耳治耳聋；万潜斋用"塞齿方"治疗虫牙疼痛等。以上都是具有代表性的方法和方药。

陈自明作为妇科大家，不仅用纳阴法治疗阴道疾患，还用于治疗宫寒不孕（延年方、内炙圆、茱萸圆）。

旴江医家塞纳用药规律可总结为：芳香走窜之品多用于官窍不通之耳聋、鼻塞症，根据官窍宜通的生理特性，辛散芳香药是必备外治品；清热解毒之品多用于热毒壅滞的官窍红肿热痛症；提脓拔腐之品多用于官窍肿毒溃烂症；巧配全蝎、僵蚕等虫类药祛风散邪以利窍。旴江流派的塞纳法在五官科治疗方面有较为突出的贡献。

（六）浸洗法

关于浸洗法，《内经》称为"浴之"（《素问·至真要大论》）或"行水渍之"（《素问·五常政大论》），治疗作用为"渍形以为汗"（《素问·阴阳应象大论》），并提出药浴法，即"三浴以药泄汗"（《素问·刺法论》）。该法具有解表发汗、透邪外达的功效，但文中缺乏具体药物使用的记载。张仲景弘扬经旨，将药汁浸洗用于治疗脚气、阴疮的治疗，开启了后世浸洗法之路，常用于外科、皮肤科、妇科的治疗。

旴江医家使用浸洗法屡出新意。龚廷贤用蛤蚧、麻黄、川乌、草乌、透骨草、艾叶、白花蛇等药物煎汤，让瘫痪老人坐缸浸洗，对瘫痪肢体具有活血祛风、散寒通络的效果；用药物浸泡加荷叶或芭蕉叶托举，治疗脱肛；用九天灵应散外洗，治疗男科疾患；用洗足汤治疗脚气；用药汤浸治霍乱转筋。黎民寿用"濯足方"治疗下虚上壅之口舌生疮。陈自明用艾叶热洗治疗气血不足、疮不收口之症。葛洪还把洗法用于美容，《肘后备急方》中载有用"白粱米泔汁"洗面加外敷治面色黧黑，"暖浆水"洗脸治疗面萎皮薄，"桑白皮、麻子仁、白桐叶、米泔"外洗治疗须发脱落等，可谓美容科先驱。他们的浸洗法或是配方精简独到，或是施治途径新颖，或是适用病种众多，为后人治疗提供了不少新思路。

（七）温熨（热敷）法、刮痧法

《素问·玉机真脏论》《灵枢·寿夭刚柔》《灵枢·经筋》三篇中均提到了用温熨法治疗风寒外感、经络受邪的寒痹和口歪病症，其中口歪的治疗还配合了炭火温烤法和用桑钩的简单复位手法。《内经》无"刮痧"一词，与之相似的是"砭石"治疗，但两者在操作手法和施治工具上有所不同。两法经过数百年传承发展，已成为临床最常见的外治法之二，旴江流派亦广泛用之。如危亦林不但擅用刮痧法，还将刮痧工具和介质发展为日常生活常见用品，如绳子、苎麻、水等。龚廷贤喜用灸法，同时辅以熨之，如用湿纸热熨治疗鼻衄，对冷痹麻木的痛风病，他研制的热熨专方（苍术、羌活、独活、蔓荆子、蛇床子、穿山甲、雄黄、麝香、硫黄等）"无不即效"，其"姜熨法"广泛用于寒热互结的胸膈不利、大小结胸、食积、水结、痰结、痞积诸病（《寿世保元》）。

（八）手术法

《内经》时代的医家已经具备简单的手术操作手法，但有记载的只有切开排脓、截肢、放腹水三种：《灵枢·玉版》载，对痈疽脓血已成者，用砭石、铍针或锋针切开排脓;《灵枢·痈疽》载,对发于足趾的脱痈皮色已赤黑者,"急斩之",截肢以保命;《灵枢·四时气》载,对腹水患者用铍针、箭针配合,在脐下三寸(同身寸)处放水。手术操作在旴江五官科、外科流派中更是普遍应用。如李梴对"内痔"采取"钩刀断其根,烙铁止其血,雄黄、轻粉、白芷、白蔹等药粉敷之"的方法治疗(《医学入门》),与现代手术刀切割、激光刀烧灼止血的方式非常类似。

《内经》时代的手术未记载麻药的使用,而危亦林对于麻药在治疗骨伤方面的应用非常重视,他不仅创制了麻药"草乌散",还认为在使用麻药时应结合患者的年龄、病情及个体差异,即"逐时相度入用,不可过多"。在《世医得效方》中还记载了乳香散、应痛丸、寻痛丸等麻药的制作方法和使用方法,对于手术治疗法的应用大有裨益。此外,他最早提出了用俯卧双足悬吊复位法治疗脊椎骨折,是对骨伤手法复位法发展的重大创新。

(九)导下法

《素问·阴阳应象大论》曰"其在下者,引而竭之",《素问·至真要大论》曰"上之下之",皆为"下"法的学术源头。导下是使邪从下窍而出的方法,《内经》不仅有汤药导下(如鸡屎醴、泽泻饮),还有针刺导下,如针刺利尿的"洁净府"法(《素问·汤液醪醴论》)、石瘕的针刺"导下"法(《灵枢·水胀》)、"饮食不下,膈塞不通,邪在胃脘"的针刺下法(《灵枢·四时气》)。《伤寒论》创制了蜜煎导法通导大便,为导下法拓展了新的治疗手段。《伤寒论》之后发展的外治导下,是用药物或介质制成栓剂、锭剂,从肛门或阴道给药。旴江学派在外导法的药物或介质(猪胆汁、猪膏、羊胆、蜜、醋、椒豉汤、香油、皂角、麝香之类)选择方面虽无独创,但他们长期临床使用推广了导下法,使得百姓普遍接受该治疗手段并得以在日常生活中普及。龚廷贤对于灌肠导下的器具进行了大胆改良,他借助竹管进行猪胆汁灌肠治疗热结便秘,使得药物灌注更加充分,停留时间更长,从而提高了疗效。受该思路启发,后世医家进一步将竹管改进为磨光芦管,以减轻患者不适感。这种器具的改进已经初具现代灌肠器材的雏形。现代导下灌肠法不仅用于治疗肠道疾患,还通过肠道药物吸收、渗透,广泛用于治疗盆腔各器官疾患,具有一定的辅助治疗效果。

(十)熏法

《内经》未提及熏法,但《五十二病方》中有中药熏蒸的记载,说明该法自古即有。熏法常用于治疗形体、官窍和皮肤病症,有药物煎汤热熏法、药物燃烧烟熏法、药物炒热熏法、药囊悬挂熏法等,其中熏鼻和熏喉与"吸"

法同时使用。熏法集热疗、药疗于一体，通过局部渗透吸收发挥治疗作用。旴江医家使用熏法的创新点在于，活用该法治疗内伤诸病和急症。如龚廷贤用药物炒热熏蒸治疗老年肝肾不足的脚痛，用药物加灸熏脐治疗小儿消化疾患，用连根葱泥热熏治疗乳痛；陈自明用香薰法（松香、神异膏）辅助治疗气血两虚所致的疮口冷涩难合（《外科精要》），用热醋和韭菜熏鼻，治疗妇人产后血晕。葛洪《肘后备急方》所载的"虎头杀鬼方""太乙流金方""老君神明白散"可制备成香囊悬挂闻嗅，也可于房屋中庭燃烧烟熏消毒，以预防瘴气瘟疫。熏法历经千年，至今已经广泛用于神经系统、免疫系统、妇产科、五官科、肛肠科、内分泌科、骨伤科、皮肤科等多种疾患的治疗，其中少不了旴江医家传承运用的经验贡献。

（十一）取嚏法

《灵枢·杂病》中用草刺鼻取嚏，治疗胃气上逆的哕病。肺经起于胃，鼻为肺窍，取嚏可宣通肺气，肺气宣降正常则胃气亦降而哕自愈。后世多沿袭此理，取嚏常用于治疗肺胃疾患。《肘后备急方》宗《内经》之法，用葱黄心刺鼻开窍，书中首次记载用菰蒂赤豆散吹鼻"取涕"治疗黄疸，令"鼻中黄汁出数升者，多瘥"，该法一直沿用至今。陈自明取"通窍"之意，别出心裁用于治疗妇人急症。如《校注妇人良方》中用"通关散"吹鼻取嚏治疗痓病，用"瓜蒂散"搐鼻取嚏治疗中风闭证，用"内鼻散"取嚏治疗尸厥。取嚏方的药物多具有行气活血、开窍醒神的功效，配合取嚏外治，起效迅速。

旴江医家在长期医疗实践中，发展和完善了《内经》外治理论，改良和创新了诸多外治技术和施治工具，充分发扬了外治法"简便易行、起效迅速、易于推广"的优点，留下大量外治操作技术和单方、验方。许多现代难以攻克的疑难杂病，用旴江学派的外治法和方来治疗，能取得意想不到的优良效果。旴江学派外治法值得进一步挖掘、整理和研究。

第二节 龚廷贤杂病治法的继承与创新

一、以"左升右降"之理，创立"审病位"施治胁痛

《内经》对"胁痛"病理的论述主要有三方面：其一，胁痛是心之经脉"所生病"症状；其二，胁痛是胆之"是动病"主症和足少阳经筋病症（《灵

枢·经脉》《灵枢·经筋》）；其三，胁痛是足太阴经筋的病症（《灵枢·经筋》）。概言之，即肝胆心脾之病变，可出现胁痛，这一论断与后世临床观察结果是一致的。然《内经》并未言及胁痛痛点的左右部位病机。龚廷贤认为，胁痛有以左胁为主、右胁为主和两胁俱痛三种情况，分别对应三种病理变化。其机制源于《素问·刺禁论》"肝生于左，肺藏于右"的学说，即肝肺之气的运动特点，肝气主升，肺气主降，左升右降，互相制约。龚氏将其推之于临床，提出左胁痛为"肝经受邪"，右胁痛为"肝邪入肺"，两胁俱痛为"肝火盛而木气实"的观点，据此分设疏肝解郁、理气活血法治疗左胁痛（疏肝散），疏肝理气、温中化痰法治疗右胁痛（推气散），疏肝行气、清热利湿法治疗两胁俱痛（《丹溪心法》当归龙荟丸加减）。该观点发展了"右胁痛"的肺病病机，因肝病及肺，导致肺失宣降，肺气肃降不及，壅滞于右，故右胁痛明显，"推气散"中配伍陈皮、半夏、枳壳的目的就在于降气化痰。对于两胁俱痛，龚廷贤倡导肝经湿热之实证说，因足厥阴肝经循行于两胁，湿阻热盛，实邪亢旺，肝经经气不利，则两胁俱痛，故治以泻实。清代叶天士在《临证指南医案·胁痛》中也明确了"左胁闪闪（疼痛时隐时现）"为肝郁化火。现湖南谢军教授喜以"辨虚实——审部位（左肝右肺）"之法辨治胁痛，疗效甚佳。

二、倡导"鼓胀"治疗的"分消"之法

"鼓胀"病是临床常见疾病，《内经》里三次提及"鼓胀"，主病和病机都有不同，其症状有气鼓、食鼓、水鼓之分，病性虚实有别。《素问·腹中论》之鼓胀病起于饮食不节，以"腹满，旦食则不能暮食"为主症，属于食积不化，气聚于腹，用鸡屎醴消导化积治疗。《灵枢·经脉》篇中的鼓胀为中焦虚胀，书中载："厥气上逆则霍乱，食则肠中切痛，虚则鼓胀。"《灵枢·水胀》篇的鼓胀与后世所述"鼓胀"基本一致，即腹水，症见腹筋起、色苍黄。经文后两篇治疗鼓胀皆用针刺法，刺络、刺血。结合鸡屎醴治鼓胀的处方，可以总结出《内经》治鼓胀的原则为"消导"，无论是气结于腹，还是食结于中，亦或水结体内，都采用"结者散之"（《素问·至真要大论》）之法。该治法针对鼓胀症状特点而设，却忽略了其中焦虚损的病机，为《内经》之不足。

龚氏学习前人经验，对鼓胀病因病机认识较为全面，尤其重视脾虚、中焦清浊升降不分的病机观。他认为"夫胀者，由脾胃之气虚弱，不能运化精微而致水谷聚而不散，故成胀也"（《万病回春·鼓胀门》），鼓胀后期，因土虚木乘、脾虚不运导致肝气过盛而加重肝病，更加制约脾土，这也正是他所

述脾制于肝之弦脉的机制。针对病机，他倡导用分消汤（苍术、白术、陈皮、厚朴、枳实、砂仁、木香、香附、猪苓、泽泻、大腹皮、茯苓）治疗实鼓。该方消导药的药性平缓，反映其"健脾顺水宽中为主也，不可大用猛烈之药反伤脾胃"的寓补于消的顾护脾胃学术思想。对于虚鼓则分期治疗，初期患者用行湿补气养血汤（人参、白术、茯苓、当归、川芎、白芍、苏梗、陈皮、厚朴、大腹皮、莱菔子、海金沙、木通、木香、甘草）治疗，体现了健脾益气、利湿化痰、养血行气、利水通淋的治法，以补为主，兼消水气。虚鼓后期，病已日久，正气虚弱不能气化水液，治疗尤重补法，龚氏喜用六君子汤加减调补脾胃，使脾旺气盛，运化水湿之力恢复而水自消。其曰"补剂治胀，初服则胀，久服则通"，蕴含了《素问·至真要大论》"塞因塞用"之旨。对于鼓胀虚实错杂，气、血、水互结深重者，他使用补中益气汤或六君子汤合化癥消积、破血行气的化蛊丸，汤丸并进，缓攻护本。无论鼓胀之虚实，在他的治疗中，都有补消同用，消痰、行气、导水并施的治法，把《内经》"消导"治则活用为"分消"，且用出了新意。

三、治"狂"不仅"重下气疾"，还须"清泻透补"

狂病是常见情志疾患，《内经》设《灵枢·癫狂》专篇论述该病的病因和症状表现，并详细阐述了针灸治疗方法。狂病病机，总结《内经》全篇有二：其一为火热内盛，诸如"诸躁狂越，皆属于火"（《素问·至真要大论》），"阴不胜其阳，则脉流薄疾，并乃狂"（《素问·生气通天论》），"肝热病者，小便先黄，腹痛多卧身热，热争，则狂言及惊"（《素问·刺热》），"有病温者，汗出辄复热，而脉躁疾不为汗衰，狂言不能食，病名为何。岐伯对曰：病名阴阳交"（《素问·评热病论》）等，病机为火热扰心或肝火亢盛，心神紊乱；其二为气虚神衰，即"狂，目妄见，耳妄闻，善呼者，少气之所生也"（《灵枢·癫狂》）。关于针灸治狂原则，《灵枢·刺节真邪》以"虚者补之，血而实者泻之"为要，虚则补，实则刺血泻邪。《内经》治狂最有影响力的方剂当属"生铁落饮"，生铁落性寒质重而下气疾，坠热开结，且属金，金能制木，擅治肝气暴升的阳厥狂怒。从该方看出，《内经》治实火狂病之治法为重镇安神，泻火下气。

龚氏在注重火热发病说的基础上，倡导"痰火"和"风热"致病说。"痰火致病"说在金元时期已经产生，如《脉因证治·癫狂》就指出"痰积郁热，随动而迷乱，心神无主"的病机。《寿世保元·癫狂》继承前贤之说，认为"君火在心，因怒发之，相火助盛，痰动于中，夹气上攻，迷其心窍，则为癫为狂"，治法主张"狂宜下"，用清心滚痰丸治疗。本方在

《内经》"生铁落饮""重下"之法的基础上，增设化痰开窍法，配伍青礞石、猪牙皂、麝香三味化痰开窍醒神药物，并用大黄、黄芩、犀角泻下清火，朱砂取代生铁落以重镇安神。全方药物质重，清火、下气、消痰、开透兼顾。

此外，龚氏还发现临床有内外合邪、风热内扰导致清窍闭阻的狂病，在续编其父的《古今医鉴·癫狂》中，他用防风通圣散（防风、川芎、当归、白芍、连翘、麻黄、荆芥、薄荷、大黄、芒硝、石膏、桔梗、黄芩、山栀仁、白术、滑石、炙甘草）治疗风热狂病，该方汗、下、清、补并用，具有表里双解、前后分消、气血双调的作用，从下泻、内清、外透多通路祛邪，使邪有出路，神清气爽而愈。《内经》提及狂病还有气虚神衰所致者，龚氏注意到这一点，针对气血不足、神气衰少的狂病，制定益气养血、化痰安神法，用"宁志化痰汤（陈白野方）"和"清心养血汤"治疗（《古今医鉴·癫狂》）。总结龚廷贤治狂特点，以重、下、清、泻、透、补为主，根据具体病症化裁。

值得注意的是，《内经》治疗实火狂病，还采取了"禁食"法，"夺其食即已。夫食入于阴，长气于阳，故夺其食即已"（《素问·病能论》），禁食可以防止食积化热，助长火势。龚氏在《寿世保元·癫狂》里亦提及癫狂食疗，对于邪狂癫痫、不欲眠、妄行不止，或妄言妄语、叫呼奔走患者，"用白雄鸡二只，煮熟，五味调和，作羹食"。他的食疗主补虚温中，和《内经》禁食的原理虽然大相径庭，但说明龚氏治病过程中注重调理患者饮食，这也是《内经》综合治疗思想的体现。

四、消渴尤重"滋肾润燥"

《素问·奇病论》首提"消渴"病名，病因为"肥美之所发"（饮食肥甘厚腻），病机属于湿热，用兰草汤（佩兰）以"除陈气"，开创了消渴"芳香化湿，醒脾开胃"治法之先河。

本病历代医家论述较多，纵观《龚廷贤医学全书》，笔者认为龚氏治消渴的特色在于，其对本病的分型论治和重补肾滋阴两方面。龚氏将消渴分为三类：烦渴（多渴而利）、燥渴（自利而渴，令人虚极短气）、强中（阳具不交，精溢自出）。消渴共同病机为内有虚热，其中上消者为肺火、中消者为胃火、下消者为肾火，肺胃皆喜润恶燥，阴虚津亏内燥，则肺胃肾虚火内生。龚氏尤其重视顾护肾，认为肾水枯竭，心火燔炽，三焦猛烈，五脏干燥最易成消渴。肾亏病机又分为肾亏水乏的下焦阴火证（用六味丸、养血清火汤滋阴清热）、心肾不交的烦渴引饮证（用肾气八味丸交通心肾，引火归元）。因为肾无实，他提出"不可泻"的警示。他提出的通治上中下三消的五首方剂，除均具备益气养阴、清热生津之效外，其中有四首方剂都以滋补肾阴为核心，即黄连地黄汤、天池膏、生地黄膏、天华散。肾阴为元阴，肾水旺，上滋脾胃则胃阴足，水润金则肺阴充，故治三消关键在滋肾阴。《内经》论消渴，重在湿热在实，未论燥、论虚，龚氏在治疗中继承诸家之法，注重滋阴润燥。治上消润肺，用玉泉丸合黄芩汤；治中消润胃，用白虎加人参汤；治下消滋肾，用滋阴降火汤合肾气八味丸。常用的润燥生津药物有天花粉、知母、葛粉、生地黄、麦冬，以及牛乳汁、甘蔗汁、梨汁、藕汁等。龚氏以肾虚水亏为重点，倡消渴病机为"阴虚内燥"，治以滋阴润燥除三消，掌握了消渴病治疗的精髓，值得后人学习。

五、承防疫避秽之训，制梅毒治疗新方

传染病是威胁人类健康的一类常见病种，《素问遗篇·本病论》里记载了"五疫""五疠"病变，《素问·刺法论》提出了针灸、药浴、冥想导引和药方内服四个方法预防和治疗疫疠，其中著名的"小金丹"就是防疫避秽的方剂，方用辰砂（朱砂）、雄黄雌黄、紫金三种含金属元素药物炼蜜为丸，每日服十粒，"无疫干也"。从此开启了丹药防疫之法。

《内经》时代并无梅毒一病，该病约在15世纪自国外传入，时称"杨梅疮"。龚氏在其著作中对梅毒的病因病机和治疗都做了较为全面的阐述，明确了"淫欲太妄"和"纵口恣味"两大病因，尤其是性传播的途径更为突出。他认为，梅毒病机在于三焦皆热，精竭血结，遗滞诸经，治疗要根据疾病的不同阶段（初期、毒发、遗毒三个时期）分期治疗。其中毒发阶段的治疗方剂"《万病回春》雄黄败毒丸"，以及"《寿世保元》十全丹"，都使用了雄黄、朱砂、轻粉三味药，沿袭了《内经》小金丹的防疫思路。朱砂和轻粉的主要成分是硫化汞和氯化亚汞，而雄黄主要成分是硫化砷，其杨梅疮秘方（官粉）所用药物铅粉，主要成分也含砷。这是世界最早运用砷剂治疗梅毒的记载，也是对《内经》防疫学术思想的继承和发扬。砷剂本身毒性较大，龚氏按"以毒攻毒"之说，在临床中大胆使用，不仅对于梅毒治疗有效，更能启发思路，为其他毒邪内盛的疾病治疗提供参考。当代医家以此为鉴，创造性地使用砷剂治疗白血病，取得较满意的疗效。

鉴于梅毒的发病病位，龚氏还仿照《内经》药浴法浸浴，经文只有治法，没有记载药浴药物，龚氏则用"千里光明汤"直接浸浴患处，具有较好的辅助治疗作用。

六、延寿抗衰重在脾肾，以补精气为先

《内经》衰老的机制以五脏精气亏损为核心。《素问·上古天真论》以肾气虚、天癸竭立论：女子"七七，任脉虚，太冲脉衰少，天癸竭，地道不通，故形坏而无子"，男子"五八，肾气衰，发堕齿槁……七八，肝气衰，筋不能动；八八，则齿发去"。

《灵枢·寿夭刚柔》以肉体与真气不协调，形体弱真气衰立论："形与气相任则寿，不相任则夭。"

《灵枢·天年》以五脏精气亏虚立论："五十岁，肝气始衰……六十岁，心气始衰……七十岁，脾气虚……八十岁，肺气衰……九十岁，肾气焦……百岁，五脏皆虚，神气皆去，形骸独居而终矣。"

根据衰老的机制，《内经》养生防衰老的原则以形神兼养、调护脏气为主，如"法于阴阳，和于术数，食饮有节，起居有常，不妄作劳""恬惔虚无，真气从之，精神内守"（《素问·上古天真论》），"智者之养生也，必顺四时而适寒暑，和喜怒而安居处，节阴阳而调刚柔"（《灵枢·本神》），"谨和五味，骨正筋柔，气血以流，腠理以密，如是，则骨气以精，谨道如法，长有天命"（《素问·生气通天论》）等。既有调神，又有饮食调脾、节欲保肾，还有术数锻炼，非常全面。

龚氏秉承古训，在《寿世保元》中专立"衰老论"，在《内经》五脏精气衰少的基础上，突出两点。其一，提出"命门火衰，阳损及阴"的衰老机制。其曰"元气者，肾间动气也。右肾为命门，精神之所合，爱惜保重，则荣卫周流，神气充足"；"气血化精，统之于肾，精生神，统之于心。精藏二肾之间，谓之命门。神藏于心中之窍，为人之元气"。他的"命门"说为后学"命门学派"赵献可、张介宾等人所发扬。他认为肾阳虚衰，肾阴无以为化，阴阳俱亏，最终精少而亡。据此制定老年病治疗和预防衰老的首要原则是"补脾不如补肾"，以保肾固本培元为要，"保其元气，常为一身之辅。而后神固气完，百邪无能奸，百病无由作矣"。关于养生保肾摄精的方法，他在《寿世保元》的摄生良笺、老人篇中，提出节欲保精、避免早婚早育的预防原则，"年高之人，血气既弱，觉阳事辄盛，必慎而抑之……淫声美色，破骨之斧锯也"，"男子破阳太早则伤其精血，女破阴太早则伤其血脉"。他在书中倡导清心寡欲、怡情悦志，以养精气神，"惜气存精更养神，省思寡欲勿劳心"，"悲哀喜乐，勿令过情"。这与《内经》养生理论是一致的。他的五仁斑龙丸（鹿角、人参、天门冬、麦门冬、枸杞子、川牛膝）和八仙长寿丸（五味子、山茱萸、山药、牡丹皮、生地黄、益智仁、茯神、麦门冬），

地黄膏、枸杞膏就是温补肾阳和滋补肾阴的养老益寿代表方，充分体现其"肾亏衰老"的机制学说。

其二，崇尚东垣"脾胃学说"，对老年病重视健脾益胃。他指出，"人之一身，以脾胃为主，脾胃气实，则肺得其所养，肺气既盛，水气生焉。水升则火降，水火既济，而全天地交泰之令矣。脾胃既虚，四脏俱无生气"。脾胃健运，精微得化，脏气饱满，则不易衰老。"夫脾者，阴气也。静则神藏，躁则消亡；饮食自倍，肠胃乃伤……年老之人，当以养元气、健脾胃为主。"老年病患者，脏腑功能随着生命自然进程而衰退，脾胃运化能力下降，应当在辨证论治原则的指导下，兼顾后天之本。他认为，老年内伤有三途，皆损脾胃。其一是饮食劳倦伤脾，此常人所患，治以补中益气汤；其二是思欲伤脾，此富贵之人所患，治以加味六君子汤；其三为饮食自倍，此为藜藿之人所患，治以保和丸。针对老年内伤特点，他制定了多首养生药膳，如阳春白雪糕、白玉膏、山药粥等，多为温补脾肾阳气、调理人体气血之品。为顾护老年人脾胃功能，其养老延年方多制成膏、丸、丹剂，慢治久养。他还倡导老人宜"暖食"，饭后可采取"摩腹""缓行"等锻炼方式以助脾胃运化。

龚廷贤不仅擅长治疗老年病，也身体力行"养生"之道，他以97岁仙寿从医60余载，活人无数，是养生延年的典范。龚氏"衰老学说"和抗衰却病的治疗思想，为当代抗衰老研究提供了诸多参考。

龚廷贤秉承家学，崇尚经典，汇聚百家，医论精妙，利泽生民。研究和整理龚氏学术经验，对促进中医药发展和创新具有重要意义。

一代儒医耀旴江，死生昭彰探岐黄。博采众论起沉疴，百世绝学永流芳！

第三节　陈自明与妇、外科之治重"脾胃气血"

此节主要论述的是旴江医家陈自明著作中妇科、外科治疗"注重脾胃气血"的内容，是秉承《黄帝内经》"形不足者，温之以气，精不足者，补之以味"的治疗原则，论述恢复健强脾胃功能，促进气血化生的治法。《妇人大全良方》治疗女性月经问题时，承《内经》以平为期之旨，启以平为福之新。

一、外科临床调节饮食兼平胃气

《素问·阴阳应象大论》云："形不足者，温之以气，精不足者，补之以味。"意为针对形体虚弱不足者，用阳性药温养之，阴精不足者，用味厚或血肉有情之品补养之，治法以"补"为主。并且所用之药以阳性药与血肉有情之品为主，分别针对偏阳气虚与偏阴精亏虚的人群，阴阳分明。对人体而言，阳气与阴精均十分重要，皆能推动并维持人体生命的正常运转。在具体治疗时，也确有直接治法治疗其不足者。然而，真正到临床之中会发现，如果单纯温阳补气、补肾填精，效果是无法保证的。盱江医家陈自明深谙临床，故穷则思变，提出治疗此类患者一定要注重饮食调摄，而调摄饮食意在调护脾胃功能，以"兼平胃气"为治则，具体的治法陈自明给出了效验之方。

《外科精要·调节饮食兼平胃气》中论述了在疮毒患者的治疗中脾胃的重要性。书云："大抵病疮毒后，焮热痛楚，心气烦壅，胸膈妨闷，不能饮食，所以患疮毒人，须借饮食滋味，以养其精，以助其真。"可见此处恢复"精"的方法即"进食"。其理论源自《内经》，"脾为仓廪之官，胃为水谷之海，主养四旁，须用调理，进食为上"。但是，进食之所以能够恢复人体真气阴精，仍然离不开脾胃功能。陈自明列举了治疗所用方剂，如茯苓开胃散、人参内补散、嘉禾散，"仍兼服五香加犀角黄芪人参汤、排脓内补十宣散之类是也"。其中，茯苓开胃散由白茯苓（去皮，一两）、粉甘草（炙，半两）、枳壳（去穰，麸炒黄，一分）组成。药味简单，主要以之健脾开胃行气。书中同时引录李氏的一则治疗案例，体现了健运脾胃在外科中的具体应用。"李氏云：如病人气弱，不进饮食，合服嘉禾散……昨有一贵人，苦疽疾，医者用药失序，久而不痊，因致虚弱，全不饮食。愚欲进嘉禾散，而诸医争言，内有丁香发热，不可用。殊不知治疽之药，丁香预其一，况有因怒气而发疽，今嘉禾散中所用之药，尽是平和益脾胃降气之药，辩论不胜，迟迟数日，服他药无效，卒于用之，而病人方能进食。自此以后，遇早晨住服他药，必进嘉禾散一服，疾安而后已。"案中记述了患者"气弱，不进饮食"，或者用药失误，导致虚弱，"全不饮食"时使用嘉禾散益脾胃降气，且患者"已后"，在早晨仍旧服用嘉禾散，足以看出脾胃的健运关乎着疾病的转归与预后。

此外，陈自明在《外科精要·论服补药捷径》中提出补肾法——平补。与《内经》一致的是皆用补法，不同之处是所用之药并非血肉有情或大温大热的药物，而是用性味平和的无比山药丸。其文云："昔尝闻一名医讲论，凡人遇五更初，肾气必开，若一语言、咳嗽、口唾，即肾气复合。遇肾开时，进一服平补药，其功效胜寻常服峻补之药十数服，愚以此策献之，遂选用山药丸，所用皆平补肾气……凡有疽疾之人，肾脉虚弱，未可便如古人之论，以为不可治。"值得一提的是，此方药物组成多有补益脾胃之效，如黄芪、人参、茯苓、粉甘草、白术、橘红，方名中之山药亦有补脾之效，可见脾胃在外科治疗中的重要性。重视脾胃的思想源自《内经》，盱江医家受其影响颇深。

二、妇科治疗"以平为福"

《素问·至真要大论》提出了"以平为期"的治疗原则，这是一个总的治疗原则，盱江医家秉承这一原则，有很多新的发明创造，陈自明就是其中之一。他将这一原则运用于妇科治疗中，提出"以平为福"，"平"指"阴阳气血"。《妇人大全良方·调经门·月经绪论》云："所以谓之月事者，平和之气，常以三旬一见。"所以阴阳二气、气血不能调和者，月经则为之变化。《妇人大全良方·王子亨方论》也有相似的论述，"论曰：经者常候，谓候其一身之阴阳愆伏，知其安危。故其来必以月，太过不及，皆为不调。过于阳则前期而来，过于阴则后时而至"。从中可见，阴阳二气调和对女性月经正常的重要性。《妇人大全良方·月水不调方论》云："然则月水是经络之余，若冷热调和，则冲脉、任脉气盛，太阳、少阳所生之血宣流，依时而下。"其中提到了"冷热调和"，冷与热在月经病病因中占有很重要的地位，因此无论是温经散寒抑或是清热凉血，均是调和阴阳的方法之一。《妇人大全良方》认为，阴阳二气的盛衰关系如同自然界的寒热水火，影响着月经的多少与经期，提出了"以平为福"的治疗理念，书中记载："盖阴气胜阳，则胞寒气冷，血不运行。经所谓天寒地冻，水凝成冰，故令乍少而在月后。若阳气胜阴，则血流散溢。经所谓天暑地热，经水沸溢，故令乍多而在月前。当知阴阳，调其气血，使不相胜，以平为福。"据此，书中提出以紫石英圆治疗妇人病。试分析紫石英圆，发现其温清补泻均有使用，如紫石英可以暖宫，五味子、甘草酸甘化阴，甘草、干姜辛甘化阳，桑寄生、杜仲补肾，当归养血活血，川乌、官桂温经通脉，祛风散寒，泽泻利水渗湿，人参补气，石斛清热养阴。本方气血阴阳补泻，心、肝、脾、肺、肾五脏兼顾，总体仍在于"平"之一字。这也提示医者，月经问题涉及之广，临床可根据具体情况加减乃至更用其他方剂。最终衍生出更多较为单纯的专门治疗方法。

此外，陈自明在《妇人大全良方·〈养生必用〉论经病》中提出，有些医生在治疗女性经闭时，易妄用虻虫、水蛭等行血药，"见热则用除热诸寒药，实出妄意"。陈氏提出一个非常关键也是最基本的问题，"经水枯竭，则无以滋养，其能行乎？"因此，陈氏很多方剂都含有补气养血的药物，并提出"但服以益气养血诸药，天癸自行"。与之对应，为防止医者看到此话，无论何种情况的闭经均使用补气养血的办法，又云："又有一种妇人盛实，月经瘀闭，利之则行。自有证候，学者宜审焉"。故其所列举的方药中有以补为主者，有专事攻利者，补法、泻法均有，补泻兼施亦多见。如用单味姜厚朴治疗月水不通，此专在通降阳明之气，气降血下；补泻兼施的当归散以当归补血，穿山甲、蒲黄活血通经，薄荷疏肝解郁、调畅气机，热酒调服，温运血脉，治血脉不通；专事活血化瘀通经，以泻为主的桃仁煎，乃是抵当汤加芒硝而成，"治月水不调，阻滞不通"。

盱江医家在理论与临床均有很高的造诣，这取决于自身的积淀。陈自明在妇科与外科方面的成就对其后医家的影响是很大的，其对外科与妇科疾病的治疗在《黄帝内经》中均能够找到依据，这说明了盱江医家对《内经》思想的传承。而从其著作也可以看出，其对《内经》的创新，已经细化到专科，乃至专科中每一个病症的具体治疗方法，且均有很好的效果，难能可贵。

总　结

在当今社会，物质文明飞速发展，疾病越来越多样化。随着女性压力增大，以及生活环境的改变，妇科疾病或女性相关疾病越来越多，原因在于这些因素的改变致使女性身体阴阳寒热发生变化。此外，也有很多外科疾病发生，如饮食结构的变化、生活条件的改善均使得诸多外科疾病的发生与日俱增。陈自明在妇科与外科的贡献仍然有许多适用于当代。如外科、妇科的治疗均重视脾胃，妇科病的调理强调"以平为福"，十分符合现代人们的需求。因此，陈氏在治则治法方面的创新仍有很多可以为现代疾病的治疗提供诸多方案。

第四节　危亦林与临证"通治""禁忌"

《世医得效方》为危亦林编纂的著名方书，其"依按古方，参以家传"，经过10年编纂而成，包含了十三科的治疗用方，并称所载方剂的效果"随试随效"，足以彰显其学术价值。虽然定位为一本方书，但依照编排看来，均是针对疾病进行治疗，因此具有丰富的治则治法，可供挖掘学习。《世医得效方》上承《黄帝内经》关于"伤寒"的治则治法以及禁忌，启伤寒"戒忌"与"临治警醒"之新；承《黄帝内经》"以平为期"原则，启"通治"一门；承《黄帝内经》刺法可以全神养真，开创了艾灸、中药治疗情志相关类疾病的丰富内容。其中有继承，有创新，有补充，有创见，为临床各科的治疗提供了诸多启迪。

一、"伤寒治法与戒忌"系统而精详

《素问·热论》云："今夫热病者，皆伤寒之类也。"其中所论伤寒属于"广义伤寒"，包括了一切外科热病，即病因为外感六淫邪气，症状表现以发热为主要症状的疾病。关于其治则治法，《素问·热论》讲述较为简单，"治之各通其脏脉，病日衰已矣。其未满三日者，可汗而已；其满三日者，可泄而已"。其中包含两条原则：其一是疏通病变所在脏腑的经脉；其二是汗法与泄法，属于用针刺的内容，并非后世通过药物实现的汗法与泄法。此外，对于广义伤寒治疗过程涉及的后遗症与复发的问题，《素问·热论》云："病热少愈，食肉则复，多食则遗，此其禁也。"看似是患者的问题，实则为医生在治疗之中需要注意的必不可少的一个环节，在一定程度上也影响着医生对治则治法的合理选用，故此一并论述。盱江医学对广义伤寒疾病有较为详尽的分类与介绍，治则治法的内容也进行了纲举目张的总结、归纳。

《世医得效方·伤寒·撮要》中首列六种治法，其中前两种即承自《黄帝内经》的汗法与泄法，只是其所论述者属于药物治疗，还列举了取吐法、水渍法、葱熨法、蒸法。其中，取吐法的具体细节中提到，如果服用催吐的药物没有出现应有的效果，"不大吐"，"则当以手指摘之，便吐矣。不吐，稍增药以吐为度"。而水渍法的使用则是针对实热证，用布折叠成数层，以便吸附一定量的水，以"新水渍之"，将渍过的布放于胸上，热之后，"又渍令冷，如前用之"，"日数十易。热甚者，置病人于水中，热势才退则已"。可见此法并不适用于寒邪郁滞体表引起的发热。而葱熨法、蒸法则与水渍法截然不同，更适用于有表寒闭阻的发热，其取效的标志与"汗法"相似，以"取汗"疏通表闭为目的，从而治疗"伤寒"。在《素问·热论》中提到的"其满三日者，可泄而已"，在《内经讲义》第四版中解释为，满三日者病入三阴，针刺泄热。危亦林在"伤寒遗事"中则提出"三阴可汗"，则是在《内经》基础上提出的不同理解，拓展了《内经》的治则治法，但与《内经》思想并不矛盾。其文云："阴病不可发汗，发汗即动经。然太阴脉浮，少阴病发热，亦须微微出汗，但不可正汗耳。"故综合看之，其符合《素问·热论》的伤寒治则，且方法更灵活多变，简单有效，易于大众普及。"证候多端，治法不一，其所宜详辨者，则有五焉。"虽看似与辨证有关，实则直接关乎治则治法的选用。

此外，危亦林在"伤寒遗事"中还特别标出"伤寒戒忌"与"临治警省"。前者虽为患者"戒忌"，但作为医者，在确定治则治法之后，医嘱的内容也当属于治疗的关键一环。其文云："伤寒新瘥后，但少吃糜粥，常令稍饥，不得饱食，反此则复。"说明了此法重在帮助患者病后胃气的恢复，如此人体正气方能化源充足，反之则导致正气衰弱，疾病复发，此与《内经》热病食复的思想一致。还云："不得早起，不得梳洗头面，不得多言，不得劳心费力，反此则复。"此法亦在保养患者正气，同时避免邪气的侵袭，因为早起、梳洗头面等均会增加人体受外界邪气侵扰的机会，何况处于疾病刚刚康复的阶段，此时邪去正气未复。其中还提到了最容易让人忽视的一点，即"瘥后百日内，气体未得平复，犯房事者死"。因为房事会直接损耗人体精气神，对于还未恢复的患者，具有一定的警醒作用。故"戒忌"虽被归类于书面医嘱乃至口头医嘱的内容，但从治则治法的角度看，无非是通过这些方式方法培护患者正气，即虚则补之，"虚邪贼风，避之有时"，因为从临床实际出发，不这样治疗所出现的后果，有些是无法承受的。再者，"临治警省"中强调"伤寒治法，绳尺谨严，非可以轻心视之也"。危亦林提出的"大法"，与《内经》提出的治则治法一致，"大法，虚者补之，实者泻之，滑者涩之，闭者通之。有积者推之，热则凉之，冷则温之，冷热不调者平之"。

旴江医家在集十三科之丰的著作中，首列伤寒，可见其重要性。其中所列治则治法也明显继承了《黄帝内经》的思想，并进行了发展与创新，可供临床一线医生参考。

二、骨伤大家亦有"通治"法

《素问·至真要大论》提出"以平为期"的治疗原则，如何实现"平"，主要是"正者正治，反者反治"，具体包括了寒者热之、热者寒之，等等。基本都是针对其中一个方面进行治疗从而使人体阴阳二气达到"平"，并进一步强调"适事为度"，使其具有一定的灵活性。《黄帝内经》行文至此，并未进一步拓展更多内容，留给读者更多思考发挥的余地。在实际的临床当中，疾病是纷繁复杂、变化万千的，从《内经》的视角看来，任何的复杂都是最简单的原理纠合在一起，所以确立具体治则治法时也离不开这一原则。《内经》将基本的原则确立之后，并未详述更细致的治疗细节，为后世医家的创新留下了足够的空间。

在旴江医学的理论体系中，随处可见旴江医家们对《内经》思想的延续。如上述的"大法"，总乎不离其宗，但又多有创新之处。危亦林所著《世医得效方》的整个编排，总体看来是以十三科为纲，但每一科之下具体证治方药的内容，却有一个不易为人觉察的规律——"通治"。如《大方脉杂医科·伤寒》部分，其编排依次是撮要、阳证、阴证、和解、相类、通治、阳毒，很容易看出阴、阳之不同，为何多出一"通治"？阳证麻黄汤、小柴胡汤、大柴胡汤、大小承气汤等均属于伤寒三阳证治，阴证四逆汤、四逆散等属于伤寒三阴证治，和解则是以治则治法的角度出发。"通治"也属于"治"的范畴，不同于前列阳证、阴证、和解，其中伤寒部分"通治"所列五积散条下云："性温，败毒散性凉。凡人遇些感冒，对半杂合煎服，名交加散，亦多验。"可见虽列为五积散但使用时与败毒散合用，一温一凉，寒温并用，在治疗感冒时也并未区分阴阳寒热而用药阴阳寒热具备，故曰通治。据危亦林描述，"亦多验"，这无疑是个大的进步。因为在教材中治疗疾病必须要经过四诊搜集资料，辨证方可论治，而危亦林在伤寒中即给出了通治，无须复杂的辨证、确立治则治法的步骤，只要是感冒刚出现症状，即可寒温并用解决问题，在一定程度上使中医的普及性与实用性再次升级。而危亦林的解释更让人心中惊喜，"小小感冒，因风雨寒冷所袭，猝然得之。正气未耗。邪气未深，用此先以助其正气使益壮，则邪气自当屏散"。此通治法适用于感冒刚刚开始，病邪尚在人体肤表。与此同时，"时行疫疠"不同于普通的伤寒，"则须依经按法，表里汗下，不可差殊，戒之"。

除五积散与败毒散合用的通治法外，危亦林还列举了"双解散"，"治风寒暑湿，饥饱劳役，内外诸邪所伤，无问自汗、汗后杂病，但觉不快，便可通解则愈。小而生疮疹，使其出快，亦能气宣通而愈"。此双解散乃益元散与防风通圣散的合方加生姜、葱白、豆豉，具有清暑利湿、疏风泻热、通腑泻热诸多功效，融补、泻、温、凉、汗诸法于一身，融为一炉，与其描述中的风寒暑湿、饥饱劳役、内外诸邪所伤吻合，通治之意昭明。此外，其中所涉及的小方科、正骨兼金镞科、产科兼妇人杂科等，均有通治一类。如以外科骨伤见长的危亦林，也有通治法，有一"二十五味"方剂，"治跌仆损伤，骨碎骨折，筋断刺痛，不问轻重，悉能治之，大效"。这为骨伤的内治提供了一个可以通用的方法，除了一般的正骨手法、夹板固定等操作外，危亦林通治中的方剂为其后的康复提供了相当宝贵的经验。笔者以此方为基础方治疗了两位骨折患者，一个为左肩锁骨骨折，一个为肋骨骨折（十三根），一为老年人，一为青壮年，一较轻，一严重，均在60天内痊愈，诚如其言"大效"。其药物组成有补血活血的四物汤；有破血通经的乳香、没药、自然铜；有补肾壮骨的骨碎补；有温阳散寒、温经止痛的草乌、川乌，同时兼具促进血运，有助于增加患处营养物质的供应，促进恢复；也有性凉的生地黄、苦寒的黑牵牛子，均可活血祛瘀。故整个方剂温清补泻全备，得治法之和，对于跌仆损伤、骨折等均可使用。此为丸剂，危亦林还说将其"为末亦可，功效如神"。这足以说明通治一法在各科中的存在，为临床许多疾病的治疗开辟了一条光明大道，有助于提高中医药的普及与适用性。因为属于通治，所以可作为常备药，无需繁杂的辨证过程。

可见，旴江医家危亦林所著《世医得效方》的通治法，不离《黄帝内经》治则治法的内容，但又不同于《内经》的单独论述与使用，而是承接了《内经》"适事为度"的理念，创造了在一定范围内可以通用的方药，弥补了临床医生因自身业务范围的局限或自身治疗经验水平不足而导致的局限。此种通治不是毫无道理可言的经验，而是有其严谨的用药与配伍法度，且以"效"为第一位，值得临床借鉴。

三、"药、灸还魂"治疗精神类疾病

《素问·本病论》云："神游失守其位，即有五尸鬼干人，令人暴亡也，谓之曰尸厥。"详细论述了"神光不圆"进而五尸鬼侵犯人体，导致暴亡的"尸厥"病。紧随之，《素问·刺法论》云："黄帝问曰：十二脏之相使，神失位，使神彩之不圆，恐邪干犯，治之可刺，愿闻其要。"描述了"神失位"出现"邪干犯"所采用的针刺各脏腑所属经脉之"源"的治法，达到"补神固根，精气不散，神守不分"而不被干犯的目的，从而引出"是故刺法有全神养真之旨，亦法有修真之道，非治疾也，故要修养和神也"。正好印证了《素问·本病论》的结语，"此谓得守者生，失守者死，得神者昌，失神者亡"。因此，不只是刺法可以全神、得神、守神，似乎也有其他方法可以实现。而这部分内容在历代医家中也多有论述，旴江医家就有相关的记载。

危亦林在《世医得效方》中也记载了相关内容，这部分内容与《内经》关系十分密切。首先，在"卒厥尸厥""痓忤"中均有提到类似的病症。其次，两节内容中均使用的是药物以及艾灸的方法治疗。第三，有一共同的药方——还魂汤（追魂汤）。还魂汤实际组成与《伤寒论》麻黄汤相同，而麻黄汤是治疗太阳伤寒表实恶寒无汗的，为何能用以治疗客忤、尸厥？其实这一治疗根源于《黄帝内经》。《素问·汤液醪醴论》云："其魄独居。"并介绍了治法，"平治于权衡，去宛陈莝，微动四极，温衣，缪刺其处，以复其形。开鬼门，洁净府"。其中，"开鬼门"之法的代表方剂之一即"麻黄汤"，又名"还魂汤"。《内经》原文中提到"其魄独居"，《灵枢·天年》中云："血气已和，营卫已通，五脏已成，神气舍心，魂魄毕具，乃成为人。"也就是说正常人是魂魄兼有，而当其中之"魂"不在时，即"魄独居"，因此通过开鬼门可以使所失掉之"魂"返回，故名曰"还魂"，从而恢复人体"魂魄毕具"的状态，人自然也就恢复健康而无病。这些病症在《世医得效方》中存在于上述两节内容之中。"卒厥尸厥"文云："追魂汤，治卒厥暴死，及主客忤、鬼击、飞尸，然忽绝气不觉，口噤。麻黄去节，三两，杏仁去皮尖，二百五十个，甘草炙，一两。上锉为散。每服四钱，水一盏半，煎七分，去滓，灌之。通治诸感忤，或口噤拗口不开，去齿下汤，汤入口，活。不下，分病人发左右，捉搦肩引之，药下渐苏，另服尽取效。"书中还记载了采用灸法治疗卒厥尸厥。"头上百会穴四十九壮，兼脐下气海、丹田穴三百壮。觉身体温暖即止"，此则针对《素问·汤液醪醴论》提到的"五脏阳已竭也"的情况，而"身体温暖即止"，乃是《素问·汤液醪醴论》之"五阳已布"。可见艾灸与中药均可治疗此类疾病，根据具体情况选择相应治法即可。

此外，危亦林在"卒厥尸厥"一节还记载了内鼻散、硫黄散、炮附子以及生姜汁的运用，分别以通气闭、温阳疏涤、温通发散等法治疗此类疾病，然均不离《黄帝内经》的范围，而是将《内经》治则治法拓展细化，且能取得实际疗效，是临床研究的宝贵资料。希望对此部分的论述，能引起医者们在此部分病症治疗的注意，挖掘其中蕴含的宝贵经验，并运用于临床。

总　结

卒厥尸厥类病症包括了鬼击等内容在内，经常被医家理解为不太符合现实逻辑的疾病，导致此部分的经验被忽视，甚至失传。而在现实临床中却有很多类似的疾病，现代医学束手无策，效果平平。中医著作中包含数目可观的资料，值得整理发掘。旴江医学作为地方特色医学流派，其中亦包含丰富的内容。危亦林所著之方书，不仅是方剂的辑录，他还将使用方法、所治疗的具体病症以及所能起到的疗效，均较为细致地记录了下来。并且通过分析这些方剂的药物组成以及相关的论述，可以清晰地呈现出与《黄帝内经》治则治法的密切联系，让人敬仰之处是其文字简洁，实用性非常之强。无论是教学、临床，还是科研人员，均可以从中发现许多可以研究的内容，这是旴江医学为中医学做出的突出贡献。

第五节　邹岳与外科之治守标本阴阳开多元灵活

近代名医秦伯未赞《外科真诠》"分析之细，罗列之富，为外科书籍所仅有"。《外科真诠》"自序"中写道，"兹于应酬之暇，博采群书，删繁就简，分门别类，并将师授之心法、不传之秘方和盘托出，不复珍惜"。可见此书在外科方面的独特与珍贵之处，因此秦伯未先生赞其曰："而处处以经验为依规，辅以相当之理论，使学者得收切实效果，尤觉难能而可贵。"《外科真诠》是全生派重要著作，也是旴江医学在外科方面的一朵奇葩。《外科真诠》开篇名为"疮疡总论"，论述了邹岳在外科诊断、治疗等方面的理论与实践经验。其中，治则治法的内容继承了《黄帝内经》的思想，并在此基础上升华、拓展。"调和阴阳、补虚泻实、三因制宜、正治反治、标本缓急"等，是《黄帝内经》所提出的治疗疾病的总体原则，此外还有药物、针刺、艾灸等具体治疗方法。各部位外科病症的治疗重在分清阴阳、虚实、寒热，补虚泻实，条分缕析；同一疾病因人的体质不同，治疗各异；外科病症繁杂，治有标本缓急；外科治法丰富，药物、手术、针灸，丰富而灵活，等等。这是《外科真诠·疮疡总论》外科治则治法的内容，更加具有逻辑和实用性，为中医学在外科方面的研究提供了宝贵的经验，也对盱江医学在外科方面的研究与建设提供了宝贵的资料。

一、"三分阴阳"之治法

《素问·至真要大论》言："谨察阴阳所在而调之，以平为期。正者正治，反者反治。"调理阴阳是《黄帝内经》治疗疾病之总纲，这句话指出辨别疾病在阴在阳，进而进行调理是治疗疾病的根本。《黄帝内经》对人体生命的认识为人身所有者，不过阴阳二气，即"生之本，本于阴阳"。诊断疾病的关键在于"察色按脉，先别阴阳"，因而治疗疾病的根本也在于使逆乱、失调的阴阳二气恢复正常。以平为期的原则下有正治法、反治法两种。这一治疗原则从根本上指导着各时期医家的临床实践，也使得纷繁的病症在治疗中有了明确的切入点与治疗方向，为临床水平的提升奠定了纲领性准则。

《外科真诠·疮疡总论》在论述时强调疮疡的产生原因有内外之别，"症候多端，治法不一，其所宜详辨者，则有五焉"。虽看似仅与辨证有关，实则直接关乎治则治法的选用。其中"第一宜辨阴阳"，详细阐述了调和阴阳、消除疾病的具体治则与所使用的方药等。在"调和阴阳"的基础上，结合外科疾病的特点与其经验，从"纯阳之毒""纯阴之毒""半阴半阳之毒"三个方面阐述了治法。"纯阳之毒，高肿焮痛，来势暴急，治法以清热解毒为主"，其初起之时所用治疗方法是"内服加减消毒散，外敷洪宝膏"，内外结合治疗，还包括已溃脓使用的"乌云散盖膏"以及"腐重者"所使用的"冰翠散盖膏"，治法根据具体的表现，介绍的十分细致。"纯阴之毒，清冷坚硬，皮色不变，不痛或痒，来势缓慢，治法以温经通络为主"，总的原则为"补虚"。"气虚者宜四妙汤加味，血虚者宜阳和汤，外用玉龙膏敷"；已溃口者，"总宜补剂调理，外用，浮云散盖膏，方能收工"。"半阴半阳之毒"，"坚硬微痛，皮色淡红，治法以和营解毒为主"，具体治法为"内服加减活命饮，外敷乌龙膏，溃后仍宜托里，外用乌云散盖膏，或用浮海散亦可"。可见邹岳不只是停留于理论，从审症——辨证——立法——选方用药，均已经缕清告知，没有丝毫多余之语，将"调和阴阳"这一原则结合临床实际落归到治疗的每一步细节之中，对中医临床医生具有十分重要的指导意义。从正治法、反治法的角度看，其所采用的均属正治之法，即"虚则补之，实则泻之"，"热者寒之，寒者热之"。

此外，邹岳还强调治疗"疮疡之症"分阴阳调理的重要性，"医者能分阴阳调理，大症化小，小症化无，以图消散，斯为上上之技"；亦强调了治疗如果不能够分阴阳所导致的不良后果，如"纯用苦寒攻逐，名为清火消毒，实则败胃戕生也"。可见邹岳在治疗疮疡时区分阳毒、阴毒、半阴半阳之毒的三分治疗法不仅继承了《黄帝内经》的思想，更在其基础上创新了外科治疗的思路。

二、外科治疗倡"元气为本，毒气为标"

《素问·标本病传论》中提到了标本逆从的治疗原则，"病发而有余，本而标之，先治其本，后治其标；病发而不足，标而本之，先治其标，后治其本。谨察间甚，以意调之，间者并行，甚者独行"。其中包含了3个原则，但最后又提出一灵活的原则，即"谨察间甚，以意调之"，为后世医家对其引申发挥提供了基础。

在旴江医学的理论体系中，也能够看到对标本缓急这一原则的引申与临床运用。《外科真诠·疮疡总论》中言："要之，疮疡之病，轻重缓急大有不同，治之之法，总以元气为本，毒气为标，不可偏用清凉解毒，伤其胃气。"这一标本缓急的原则在指导外科治疗中的具体运用，邹岳也将其一一呈现出来。首先，根据元气与毒气的状态确定"扶正"与"消毒"的主次。如《外科真诠·治疮疡要诀》中进一步说道，"正气盛者，消毒为主。正气虚者，扶正为主，消毒佐之"。其次，根据疮疡的症状表现所反映的元气与毒气盛衰状况，确定补泻之法。如"未溃而见有余，毒气盛也，攻之不必迟疑。已溃而见不足，元气虚也，补之乃为至当"。针对"倘未溃而见不足之脉，毒气陷而元气虚"的情况，提出"补阳以发毒"的攻补兼施之法，强调"人参、黄芪不可缓也"；与之相对的"已溃而见有余之脉，毒气盛而元气滞"的情况，提出"补阴以化毒，地黄、当归亟宜投也"。再者，邹岳总结了"急救之法"，并申明"不可不讲"，且均以"人体元气为本"为救急治疗的着手点，足以说明其重要性。如治"疮口干黑，热渴淋闭"的"真阴受伤之候"，以"六味地黄汤加麦冬、五味"滋补真阴，"如不应，用十全大补汤"，"此为补阳生阴法"。又如治"神气倦怠，食谷不化"的"阳虚之候"，治疗以"补中益气汤"，以及出现"恍惚不安"用归脾汤，"食少而呕，面目浮肿"，用香砂六君子汤，"泄泻不止"，用附子理中汤送下七味豆蔻丸。此四种为"温补回阳法"。因上述情况均为急救时所用，故邹岳曰："医者当此人命危急之秋，最宜反复叮咛，熟思而审处之耳。"可见在疮疡之证出现急重的情况时，依然遵循的是"元气为本"的治疗原则，继承了《黄帝内经》标本缓急的理论，并在外科中得到了发展与具体体现。

邹岳认为，元气为本也体现在气血方面。"总之，气血盛者，毒虽重大，尤可望其全生。气血衰者，毒即些小，亦当防其变也。"气属阳，血属阴，气血的状态也反映着人体元气的盛衰状况。故在具体治疗中，也要时时刻刻关注患者气血情况，气虚者有气虚之治法方药，血虚者有血虚之治法方药。邹岳还反复叮咛，"不可偏用清凉解毒，伤其胃气"，注重胃气也是邹岳以"元气为本"的重要体现。这也提醒医生在临床中，元气体现在多个方面，临床应当灵活对待。

三、"多元灵活"的风格

《素问·异法方宜论》言："黄帝问曰：医之治病也，一病而治各不同，皆愈何也？岐伯对曰：地势使然也。故东方之域，天地之所始生也……其病皆为痈疡，其治宜砭石，故砭石者，亦从东方来。西方者，金玉之域……其治宜毒药，故毒药者，亦从西方来。北方者，天地所闭藏之域也……其治宜灸焫，故灸焫者，亦从北方来。南方者，天地所长养……其病挛痹，其治宜微针，故九针者，亦从南方来。中央者，其地平以湿，天地所以生万物也众……其治宜导引按跷，故导引按跷者，亦从中央出也。"《黄帝内经》提出了砭石、毒药、灸焫、微针、导引、按跷，分别是针对五方地域疾病的治疗方法，属因地制宜的治疗原则。邹岳吸收了这些治疗方式，运用于外科疾病的治疗当中，并且做到了《素问·异法方宜论》提出的"杂合以治，各得其所宜"。邹岳做到治疗方法的多元化以及灵活性，为医者在理论学习以及临床实践中增强创新意识做出了榜样。

邹岳在《外科真诠》中深刻彰显了《黄帝内经》"杂合而治"的思想，并且将其运用得生动活泼，真正实现了"治所以异而病皆愈者，得病之情，知治之大体也"。其治疗方法多2种或2种以上综合使用，为多元化；或主次先后，或同时使用不同的治疗方法，彰显其灵活性。如"凡阳毒初溃，坚硬有腐者，宜用化管丸提之，以解其毒，听其自脱，后用乌云散盖膏，徐即收功"，即是内服丸剂，外用敷药的先后综合使用。在治疗"久毒成管"时也是内服、外敷配合同时使用，"先用化管丸纳入盖膏，六七日方可钳去，换用拔毒散，以消余毒，内服托里散治之"。治疗"油风毒"，俗称鬼剃头，则"内服养真丹，外以海艾汤洗之"，是内服与外洗同时使用。而在治疗股部附骨疽、咬骨疽时，分成了初起与重者两种。初起"内服五苓散加桑寄生、续断"；而重者则是采用针药并用或内服加外敷的治法，"重者，内服五积散加牛膝，外用隔山雷火神针针之，或外用五虎追毒丹盖膏亦可"。邹氏指出，"此症本由沉寒痼冷中来，外敷内服，不可用苦寒、损脾、泄气等药"。此外，在治疗青腿牙疳时，除了内服外敷并用外，还用到了"刺血疗法"，"兼服活络流气饮、加味二妙汤宣其血气，通其经络，使毒不能凝结。外用三棱扁针于腿上青黑处砭去恶血，以杀毒势，更以牛肉片贴敷，以拔精毒，不数日而愈"。在治疗"膝眼风"之寒湿盛者时，邹岳使用了内服中药加隔药灸或雷火神针针刺的方法。"寒湿盛者，宜内服加味玉屏风散，兼用阳燧锭灸膝眼穴，或雷火神针针之。"针刺在生于胃中的"上水鱼"中亦有使用，如"外用小针向肿埂上针去恶血"等。

《史记》中记载扁鹊说："人之所病，病疾多；医之所病，病道少。"《外科真诠》中分门别类，纲举目张地将全身上下内外之疮疡症治展现给了读者，使用的方法也相当丰富，内服药有散、汤、丸、丹，外用有药物敷贴、针灸等。有单独使用其中之一种方法者，但更多的是内服与外敷同用，内外同治。这也提示医者在治疗复杂的外科疾病时，要根据情况，发挥多方法合用的优势，以减轻患者痛苦，减少轻症转重症、重症转危症的情况，更好地挽救患者生命，同时减少不正确的治疗所产生的弊端。

四、外科"不宜"之禁

《灵枢·五味》提出了五脏病禁止服用之"味"，"肝病禁辛，心病禁咸，脾病禁酸，肾病禁甘，肺病禁苦。"五味入五脏，五味偏颇可导致脏气失衡，依据五行理论，五味可对其相克关系的脏腑产生影响，这为后世药物归经和处方配伍，包括饮食调养提供了理论依据。此处更多的是通过"禁"表明，临床疾病的治疗一定要注意某些禁忌问题，这关乎着疾病治疗的成败以及预后问题。在当今医疗环境下，医生、患者均有必要清晰疾病当中的禁忌问题。《灵枢·五禁》明确总结归纳了针刺的相关禁忌；《素问·脏气法时论》总结了病在肝心脾肺肾五脏时所注意的禁忌事项，如"病在肝……禁当风……病在心……禁温食热衣"等。

《外科真诠·治疮疡要诀》中明确记载了治疗当中何药当用、何药又当所禁（不宜），这一部分内容的论述直接将临床论治的宜忌和盘托出，对临床有大裨益。这符合《黄帝内经》所提出的"禁"的内容。《外科真诠·治疮疡要诀》中言道："伤寒时毒，不可用芪术"；"阳毒初起……冬天有外感，加前胡、防风、苏叶。夏天有暑气，加香薷、扁豆"。这提示医者疮疡之毒当解散，而芪、术均有补气固表的作用，不利于毒邪的消散，反会致毒邪闭留，引起其他问题。书中针对药物所入脏腑的不同可能会引起的问题，给出了说明，"发背不宜用白术。上身之毒，总不宜用白术，恐闭燥肾气，排脓作痛"，因白术入脾燥湿，土克水，容易导致"闭燥肾气"，产生"排脓作痛"的不良反应，而落归到临床实际则是可能因医生用药不精准而导致患者痛苦增加，当为临床所禁、所避免。还有类似的，如"委中毒不可用黄芪，用则足不能伸"，"脚下之毒，用当归不用川芎"。

此外，邹岳还论述了不宜使用膏、丹、丸、散、针灸等的情况。如"湿热毒不宜用丹。脚上初起忌用轻粉并升丹。火毒不宜用丹，对口忌用丹，下疳初起忌用丹，颧口疽忌用丹，龟蛇除开口不宜用丹。鱼口是空处，不宜用降，脑项上不宜用追毒散。腹上不宜用降，恐其伤膜"。并随即举例说明了脚上湿热毒不能用膏药贴的理由，"用则热气闭塞，从内横走，四边起吻"。可见"禁"均是临床实践经验的凝练。对于不宜用针的情况，《外科真诠》提出"乳房不宜用针，恐其伤络"。书中也提出了"毒"最忌的饮食，"凡患毒最忌热食、火酒，犯之则红肿焮痛"。以上均体现了盱江医学对于《黄帝内经》"禁"原则的继承与发扬。

在现代医学手术与清创消毒发达的情况下，仍有很多疮疡（外科）疾患无法得到有效快速的治疗，邹岳对于疮疡之"不宜"的经验论述，值得借鉴。作为中医医生也有很多机会接治外科疾病，因此，相当有必要知悉中医治疗的优势与短处，更应该清楚治疗当中的"禁"。很多时候这部分内容是很容易被忽视的，而邹岳在《外科真诠》卷上开篇时就明确罗列论述，可见其意义之深远，值得每一位临床医生反思借鉴。

总　结

《黄帝内经》多为理论、原则性的内容，虽缺少对各科的发挥与具体的治疗，但其中所涉及的治未病、标本缓急、三因制宜、正治反治、杂合而治等治疗原则，以及所提到的针灸、药物、移精变气等治疗方法，囊括了后世中医大部分的治疗手段。盱江医学作为中国著名的地方医学流派之一，传承了《黄帝内经》中治则治法的内容，并且根据自身特点与临床所擅长的内容进行了创新发展。邹岳所著《外科真诠》中提出的"疮疡总论""治疮疡要诀"，便是对盱江医学在外科方面成就的高度概括，而在具体疾病的治疗中，仍有许多值得研究开发与临床运用的内容。

邹岳所著《外科真诠》是从外科的层面展现了其对《黄帝内经》诸多治则治法的继承与创新，对每一疾病治疗记载之详细，值得当今医者效仿与学习。经验的传承如能细致如邹岳，中医的发展必定大放光芒。

第六章 盱江医学对《内经》针灸临床的传承与创新

《黄帝内经》作为中医学四大经典之一，在中医学界有着很高的地位，是一部综合论述中医理论的经典著作，涉及养生、预防、针灸、调摄等多个方面，其中占比最大的非针灸莫属。《黄帝内经》由《素问》和《灵枢》两部分构成，都广泛记载了针灸方面的内容。其中《灵枢》最早被称为《针经》，在针灸学上具有绝对的权威地位，其内容比较偏向于理论的实践与运用，包括论述针灸的一般规律、腧穴及经脉定位、针具选择、补泻手法、治疗原则、针灸禁忌等。正是因为《黄帝内经》涵盖了针灸方面非常完整且极具参考价值的内容，故而成了后世针灸学的理论基础和临床指南。盱江医学中有许多著名医家也传承了《黄帝内经》中针灸的精华部分，并结合自己的临床实践进行创新，包括席弘、龚廷贤、龚居中、陈自明、危亦林等，开创了独特的补泻针法、创新灸法等。特别是在灸法的发展上，盱江医家们取得了质的突破，提出了诸多极具价值的学术思想以及更多有效的临床疗法，展现了盱江医学重灸的特色风格，为"北看天津针，南看江西灸"的美誉打下重要的基础。

第一节　席弘针法

一、行针审穴

　　《灵枢·九针十二原》曰："粗守关，上守机，机之动，不离其空。"此篇主要论述了针刺的一般规律，强调医者在施治前应该正确把握邪气及人体气血阴阳的盛衰，洞察脉气的情况。"空"指腧穴，气机之至，皆在腧穴之中，体现了审察腧穴的重要性。《灵枢·骨度》篇详细论述了人之骨度分寸，并定脉度，从而帮助寻找对应的腧穴。有言道"刺之要，气至而有效"，针刺的要领在于气至，气至则离不开对腧穴的把握，知腧穴气之虚实，捕捉针刺时机，才能气至病所。《灵枢·小针解》言："上守机者，知守气也。"也强调了医者需要正确地把握气机的变化以守住针下经气。

　　但是医者针刺前只能视触听患者的外在表现，该如何去把握呢？《灵枢·刺节真邪》曰："用针者，必先察其经络之实虚，切而循之，按而弹之，视其应动者，乃后取而下之。"说明了医者可以在腧穴周围运用切、循、按、弹等诊候方法来诊察患者经络的虚实及气机的变化。《素问·缪刺论》中的"疾按之应手如痛，刺之"及《灵枢·经筋》中的"以痛为输"都明确展示了如何在患者身上进行揣穴及如何通过观察患者反应来明析针刺时机。《黄帝内经》已经表明，上工之人都是在针刺前通过一系列揣穴的方式来洞察气机变化并找准时机下针，从而有气至病所之效果，足以体现"机之动，不离其空"，对后世医家有着深远的影响。

　　席弘对此有着很好的传承，并结合自己的临床经验进行创新，成了他学术思想中非常重要的一部分。《席弘赋》载："凡欲行针须审穴。"其中的"审穴"不仅包括揣穴、守机、守气，还包括对针刺的深度、艾灸的壮数以及针灸的宜忌等内容的审察。首先，《神应经》中将骨度分寸折量法详细地分为头部、背部、腹部及手足部四个部分，以帮助准确寻找相应穴位，许多折量方法仍沿用至今，可以看出席弘十分看重对腧穴的把握。临证取穴时，腧穴的定位确为重中之重，只有正确把握经脉的循行、腧穴的定位，才会有"守机"的可能。其次，《神应经》共记载了100余个穴位，将每个穴位的所属经脉、定位、取法、针灸与否、针刺深度及艾灸壮数写得非常详细，甚至提出了针刺不当的补救措施，如在穴位肩井中描述"只可针五分，若深令人闷倒，速三里下气"，足见其对"审穴"的细致与重视。席弘的"行针审穴"

思想对后世的医家也影响颇深，现代金针王乐亭主张"勿失其经，也勿失其穴"，对于自己的临证取穴要求非常严格，进针一丝不苟，循按、指切、进针细致认真，缺一不可。

二、辨证配穴

《黄帝内经》中的针灸处方，多以脏腑辨证和经络辨证作为选穴配穴的依据，因此辨证配穴主要围绕"按经选穴"和"按脏腑选穴"展开，具体配穴方法有本经配穴法、表里经配穴法、局远配穴法及上下配穴法等。如《素问·刺热》曰："肝热病者……刺足厥阴少阳……心热病者……刺手少阴太阳。"详细论述了五脏热病时出现的诸多症状、诊断依据及具体治疗方法，注重选取本经腧穴，并配以相表里经的腧穴，即本经腧穴与表里经腧穴相配伍。《灵枢·本输》《灵枢·邪气脏腑病形》等篇章所提到的五俞穴、下合穴等特定穴的选用，传递了局部与远端腧穴相配伍的思想。《灵枢·终始》云："病在上者下取之；病在下者高取之；病在头者取之足；病在腰者取之腘。"既体现了局远配穴，也充分展示了按经选穴的上下配穴法。《黄帝内经》针刺处方多为单穴处方，且多选用特定穴，以五输穴、交会穴最为多见。《内经》选穴少而精，配伍理念明确，对后世医家影响深远。

席弘深受《黄帝内经》选穴配穴的思想启发，临床针灸治疗选穴精简，《席弘赋》中所记载的50余种病症里，每种病症用穴不超过4个，且非常注重特定穴的运用，具有许多配伍方法。如《席弘赋》云："更有三间肾俞妙，善除肩背消风劳。若针肩井须三里，不刺之时气未调。"在肩背疼痛的治疗当中运用了输穴三间穴以及背俞穴肾俞穴。《难经》曰："输主体重节痛。"席弘精准运用五输穴的特定作用，搭配背俞穴的脏腑调节，以达标本同治的目的。之后他又强调如果还要针刺肩井以促疗效的话，必须搭配足三里调节气机，足可见其对腧穴配伍原则的研究颇深，局部取穴与循经取穴相结合，熟练运用局远配伍及上下配伍。除此之外，席弘在配伍上提出了自己的新思想，在临床中善于配伍起止穴治疗危急病症。歌赋中所使用的经脉起止穴共有7个，涌泉穴更是出现了两次，"鸠尾能治五般痫，若下涌泉人不死"以及"小肠气撮痛连脐，速泻阴交莫待迟。良久涌泉针取气，此中玄妙少人知"。可以看出，席弘在临床上对经脉起止穴有着很好的掌握，其通过穴位的配伍调整气机状态，提高病症的治疗效果。席弘将自己临床当中有效且玄妙的配伍思想及宝贵经验传至后世，使《黄帝内经》的腧穴配伍理论得到了升华，极大地推动了针灸学的传承与发展。

三、针刺补泻

《黄帝内经》中的针刺补泻手法十分丰富，包括开阖补泻、呼吸补泻、迎随补泻、徐疾补泻、深浅补泻等极富有临床价值的补泻手法。《灵枢·终始》曰："补须一方实，深取之，稀按其痏，以极出其邪气；一方虚，浅刺之，以养其脉，疾按其痏，无使邪气得入。"既充分体现了开阖补泻，又强调了针刺深度也为构成补泻的重要因素。《素问·八正神明论》言："泻必用方……以息方吸而内针……乃复候其方呼而徐引针……补必用员……复以吸排针也。"将呼吸补泻的具体操作与补泻原因论证得非常细致。《灵枢·终始》云："故泻者迎之，补者随之，知迎知随，气可令和。"这里的"迎随"并非指针刺与经脉的方向逆顺，而是表达经气盛衰的情况，通过脉法的诊察判断补泻的时机，医者应仔细体察针下感觉，判断经气盛衰和邪正往来，虚则补，实则泻。《灵枢·小针解》曰："徐而疾则实者，言徐内而疾出也；疾而徐则虚者，言疾内而徐出也。"《素问·针解》亦曰："徐而疾则实者，徐出针而疾按之；疾而徐则虚者，疾出针而徐按之。"分别从进出针的徐疾和出针后闭孔的徐疾两个方面论述补泻的具体操作方法，临床上也仍在灵活运用。虽然补泻手法众多，甚至广泛使用复合补泻手法，但这些针刺补泻方法的原则都是一致的，即补虚泻实，正如《灵枢·经脉》曰："盛则泻之，虚则补之。"《黄帝内经》构建的针刺补泻理论框架为后世行针手法奠定了夯实的基础，具有非常高的应用价值。

席弘受《黄帝内经》的启发，极其重视针刺的补泻手法，而且在这些针刺补泻手法的基础上进行了创新，发明了"平补平泻"手法。《补泻雪心歌》曰："补泻又要识迎随，随则为补迎为泻。"《席弘赋》曰："凡欲行针须审穴，要明补泻迎随诀。胸背左右不相同，呼吸阴阳男女别。"强调在诊治患者时施以何种补泻手法是非常关键的，要根据经气的盛衰以及部位、呼吸状态、时间、体质、性别的不同找准对应的补泻时机和方式，才能有更好的疗效。其实，细品《黄帝内经》便能找到一些"平补平泻"手法的雏形。《灵枢·五乱》曰："徐入徐出，谓之导气；补泻无形，谓之同精；是非有余不足也，乱气之相逆也。"虽然席弘创的"平补平泻"法与导气法并非相同，但都是追求邪泻而不伤正，补正而不敛邪，最后阴阳平衡的效果。《神应经》云："如患赤目等疾，明见其为邪热所致，可专行泻法。其余诸疾，只宜平补平泻。须先泻后补，谓之先泻其邪，后补真气。"详细讲述席弘临床先泻后补，先令邪去，再补其正气的独特补泻手法，对如今的临床也有很深的影响及指导意义，运用在老年人膝骨关节炎、偏头痛以及癌性疼痛等无明显虚实或虚实夹杂的疾病中，取得了良好疗效。

四、把握气机

《灵枢·九针十二原》曰："刺之而气不至，无问其数；刺之而气至，乃去之，勿复针。"说明在没有得气的情况下，必须先等待经气的到来，如气不至，需要反复候气。候气是指从下针至得气的过程，是针刺有效的重要前提，所谓"其来不可逢，其往不可追"，需要聚精会神体会针下感觉，把握气机变化，从而达到气至有效的目的。除此之外，候气还能推测人体正气的盛衰，从而判断疾病的好转和恶化，针刺收效的快慢可以为患者预后判断提供一定依据。《灵枢·终始》篇记载："邪气来也紧而疾，谷气来也徐而和。"准确描述了正常与异常状态下医者手下应有的感觉，通过辨气的虚实盛衰来帮助判断应当施以何种正确的补泻手法以达更好的疗效。《黄帝内经》认为，气至是针刺有效的精髓所在，在施术时应当重视对气的辨别与把握，全神贯注于针和患者，细心体察持针之手手下的感觉，从而达到"若风之吹云，明乎若见苍天"的确切疗效。

《神应经》中多次谈到气至的状态，如"依此法行至五六次，觉针下沉紧，是气至极矣""依此法行至五、六次，觉针下沉紧，或针下气热，是气至足矣"，充分说明了席弘非常重视气机的把握，并总结出自己的候气手法及辨气方法。在此基础上，席弘自创了一套独特的"催气"之法，"候数穴针毕，停少时用右手大指及食指持针，细细动摇进退，搓捻其针如手颤之状，谓之'催气'"。即下针后通过轻微搓捻颤动的手法激发气的运行，更快更有效地达到气至的状态，非常具有临床价值。除此之外，还自创了"飞"法，《神应经》载："仍用右手大指食指持针，却用食指连搓三下，谓之'飞'。仍轻提往左转，略退针半分许，谓之'三飞一退'。"讲述了催气手法"飞"法的详细操作步骤，给予如今的临床行针辅助手法很多启示，不仅可以促使得气，也能增强针刺的感应，进一步提高针刺的疗效。

五、因时制宜

《素问·八正神明论》提出："凡刺之法，必候日月星辰四时八正之气，气定乃刺之。"说明在针刺时，需要注重"天人合一"与"因时制宜"。"因时制宜"思想从"天人合一"的整体观出发，形成了因循天道、因势利导的思维方式，强调人与自然界间的统一性与协调性，阐述自然界对人体功能和生命活动的影响，是中医整体观及辨证论治的具体体现。《素问·八正神明论》言："天寒无刺，天温无疑，月生无泻，月满无补，月郭空无治。"人体的气血阴阳会随着月相盈亏产生变化，与之相应，医者需要在特定的时候注意针刺的补泻，根据天时节律和疾病的一般规律来施治，指导后世医家针灸的临床应用。

《神应经》在最后完整记载了30天的"逐日人神所在"歌诀，即每月30天分别对应人体不同部位，这些部位在相应的日子里是禁止针灸的。这种说法是在因时制宜基础上的延伸，在特定时间里，气血在人体不同部位消长，在针灸过程中要规避相应时间和部位，以免破坏气血消长及人体平衡，造成身体的损伤。"人神禁忌"实际上是关于人体气血的禁忌，狭义上仅指针灸人神禁忌。席弘按照每日的气血运行规律来记录禁针灸的部位及犯禁忌的后果，从一日禁刺足大趾的厥阴分至三十日禁刺足跗上阳明分，清晰且详细，足见其对针灸理论的准确把握。席弘将《黄帝内经》中的思想灵活运用至临床实践当中，创造出自己独特的经验理论，为针灸学的发展添砖加瓦。

总　结

《黄帝内经》这部医学巨著，奠定了针灸学的理论基础，里面包含的针灸思想非常丰富，在揣穴、选穴、配穴、补泻、候气、得气等方面提供了详细的思路与方法，成为后世针灸医家必读的中医经典书籍。席弘作为江西针灸学派代表人物，他的针灸理论里处处可见《黄帝内经》中针灸思想的影子，深受《内经》启发并在此基础上提出了自己在针灸上的新见解，通过一代一代的传承流传至今，蕴含强大的生命力且极具临床价值。后世医家也应该站在巨人肩膀上，更加重视和继承发展地方流域著名医家的思想，做进一步探讨与研究，推动针灸学向着更丰富更好的方向不断前进。

第二节　龚廷贤灸法

一、温阳散寒，扶阳救逆

《黄帝内经》中运用灸法配合治疗的疾病约有16种，有胆病、癫狂、痛痹、寒厥等，其中讲述治疗寒性病证的内容最为丰富。《素问·异法方宜论》曰："脏寒生满病，其治宜灸焫。"唐代医家王冰注释说："火艾烧灼谓之灸焫。"可见对于寒性病证，最适宜的治疗方法便是艾灸。艾叶苦辛，为纯阳之品，加之火的温热刺激，作用于相应的穴位，通过经络运行温补阳气，从而促进气血的运行，通利经脉，达到根治寒性病证的目的。在《素问·生气通天论》中记载："阳气者，若天与日，失其所，则折寿而不彰。"阳气能够温养全身组织，维持脏腑的功能，对生命而言至关重要。阳气虚则温煦气化功能减弱，难以固卫体表，从而导致身体御寒能力下降，出现寒证。此时运用艾灸温阳散寒则能溯本求源，根治疾病。《灵枢·刺节真邪》言："厥在于足，宗气不下，脉中之血，凝而留止，弗之火调，弗能取之。"进一步强调灸法具有温通经脉的作用，当气血凝滞难以下行时，需要采取温阳的手段调和经脉，而艾灸正好是达到这一效果的最佳手段。《灵枢·官能》更明确地提出："阴阳皆虚，火自当之。厥而寒甚，骨廉陷下，寒过于膝，下陵三里。"不仅突出艾灸对于寒证的温补作用，还详细讲述了治疗风寒痹痛时的具体操作部位，将适应证及治疗方式进一步扩大且具体化，给予后世启示，具有极大的参考价值。

龚氏受《黄帝内经》的启蒙，对艾灸治疗寒性疾病的优势了如指掌，并将其运用地更加广泛，例如龚氏熟练地将灸法用于治疗中寒真阴证。伤寒初起，寒邪直中三阴经，出现四肢厥冷、腹痛等症状，若不急治，死在旦夕，龚氏在《万病回春·中寒》中描述治疗此证"仓卒无药不便，可用葱熨法，或艾灸关元、气海二三十壮，使热气通其内，逼邪出于外，以复阳气"。患者感受寒邪后，不从阳经传，而是快速地侵扰太阴经、少阴经和厥阴经这三条阴经经脉，导致阳气衰微，阴寒极盛，甚至达不省人事的危重程度，此时龚氏选择运用葱熨或者艾灸的方法来达到快速扶阳令其苏醒的急救目的，逼寒气外出使阴退阳复。而后又再次强调了灸阴证法的具体位置、操作及预后，"气海穴在脐下一寸五分，丹田在脐下二寸，关元在脐下三寸，用艾火灸二七壮，但手足温暖、脉至知人事。无汗要有汗，汗出即生。不暖不省者死。"可见龚氏熟练运用艾灸扶阳救逆的功效，拓展了艾灸的临床运用范围，在危急重症的领域也发挥了重要作用。在《云林神彀·癚冷》中针对寒气久伏导致的男性冷阴也运用了艾灸，"灸男左手、右手中指一壮，再灸脐下三寸，名关元穴，七壮"。龚氏不仅在用艾灸治疗寒证上经验丰富，甚至在寒证导致的某一个症状的艾灸治疗上都总结出了自己的临床心得，足见龚氏在艾灸上造诣之高。

二、行气调神，醒神开窍

《黄帝内经》中有许多关于神志病的论述，如《灵枢·癫狂》专门论述了癫狂的临床表现、发病原因、证型分类及针灸治疗方法。"脉癫疾者，暴仆，四肢之脉皆胀而纵。脉满,尽刺之出血;不满,灸之夹项太阳,灸带脉于腰相去三寸,诸分肉本输。"详细描述了癫病深入于脉,导致血脉失调,气血紊乱,厥气上闭清阳而突然仆倒,不省人事,此时若经脉不满则可选择灸颈项两侧的足太阳膀胱经,并灸带脉上距腰三寸的部位,以行气通络、调和阴阳,防止预后不良。又谓:"狂而新发,未应如此者,先取曲泉左右动脉,及盛者见血,有顷已,不已,以法取之,灸骨骶二十壮。"新发狂病多为气滞痰扰,上蒙清窍所致,若放血疗法未能好转,可艾灸骶骨二十壮帮助行气调神。所以,气机逆乱、气血失调所致的神志疾病在《黄帝内经》中也是艾灸的适应证,《内经》不仅描述了艾灸的穴位位置,还有对应的壮数,虽然大多以辅助疗法出现,但也在一定程度上承认了艾灸在调神方面的有效作用,为后世医家提供了很大的临床启示。

龚氏论著《寿世保元》的最后有一篇关于灸法的总结,里面可见许多艾灸治疗神志疾病的案例,包括具体取穴方法及操作,如"一论癫痫,不拘五般,以两手中指相合,灸之神效",以及"一治痫疾,昼发灸阳跷、申脉,在外踝下赤白肉际,夜发灸阴跷、照海,在内踝下赤白肉际,各二七壮"。龚氏在《黄帝内经》的理论基础上提出了自己新的见解,根据发病的时间区分阴阳,详细描述了不同情况的具体治疗方式。

不仅用于调神,龚氏还将艾灸灵活运用在中风入经络、入脏腑当中,既能治疗口噤不开、口眼歪斜等较轻的病症,又能治疗手足不遂、不语昏危的急重症。《寿世保元》中记载:"凡觉心中愦乱,神思不怡,或手足麻痹,此将中脏之候,不问是风与气,可速灸此七穴,但以次第灸之,各五七壮,日别灸之,随年壮止。如素着风人,尤须留意,此灸法可保无虞。"七穴指"百会、风池、大椎、肩井、曲池、间使、足三里",对于中风入脏扰乱气机,痰浊壅塞,瘀血内阻,严重者不省人事的情况,龚氏大胆尝试用艾灸的方式醒神开窍,并言用此方法可以保证有良好的预后。经过自己的临床积累与运用,龚氏挖掘出艾灸更多的适应病症,并针对不同病症以及疾病的不同阶段配伍相应的穴位进行艾灸,总结出了一套龚氏独特的艾灸理论。

三、拔毒泄热,祛毒消疮

《灵枢·痈疽》载:"发于肩及臑,名曰疵痈。其状赤黑,急治之。此令人汗出至足,不害五脏。痈发四五日,逞焫之。"何为"痈"呢?后文解释道:"营卫稽留于经脉之中,则血泣而不行,不行则卫气从之而不通,壅遏而不得行,故热。大热不止,热胜则肉腐,肉腐则为脓。然不能陷,骨髓不为焦枯,五脏不为伤,故命曰痈。"说明即使是热证,艾灸同样可以作为治疗手段之一，起到活血行气、拔毒泄热的功效，可谓开"热证用灸"之先河。《素问·骨空论》曰："犬所啮之处灸之三壮，即以犬伤病法灸之。"对于犬伤之毒也能在咬伤部位进行艾灸治疗。但还是需要根据情况具体分析，例如明确描述毒邪发于胸胁部时不宜灸。"发于胁，名曰败疵。败疵者，女子之病也，灸之，其病大痈脓"，即发于胁部的败疵，误用灸法，可变成痈脓，所以不能盲目用灸法解毒。

　　龚氏对于疮痈肿毒的治疗颇有心得，在《寿世保元》专论灸法的篇章中有大量关于灸法治疗诸疮的内容，包括痈疽、疔疮、痔漏、瘰疬、破伤风、疯犬咬伤及蛇毒等疾病。龚氏总结道："一论一切疮毒，大痛，或不痛，或麻木，如痛者灸至不痛，不痛者灸至痛，其毒随火而散，盖火以畅达，拔引郁毒，此从治之法也，有回生之功。"龚氏准确把握"热因热用"的思想，将灸法正确地运用在热毒所致的疮痈肿毒当中。"一论脑项后疽，一名夭疽，俗名对口，男左女右，脚中指下俯面第三纹正中，用好蕲艾灸七壮。"龚氏远取足部的穴位进行艾灸治疗头部疾病，将火毒之邪从下引之，从而起到祛毒消疮的目的，可见其对于艾灸运用的经验之丰富。中医在治疗外科疾病时主要以消、托、补为总的治疗原则，龚氏非常善于借助其他辅料与艾灸结合治疗不同阶段的外科病症，助力灸法发挥更大的作用。"一灸疔疮，用大蒜捣烂成膏，涂疔四周，留疮顶，以艾炷灸之，以爆为度。如不爆，难愈。宜多灸百余壮，无不愈者。又灸痘疔、蛇蝎蜈蚣犬咬、瘰疬，皆效。"这便是运用大蒜与艾灸辅助正气，托毒外出，清疮排毒透脓，以免毒邪内陷，病程延长，且其他热毒疾病运用此法亦有良好效果，充分地体现了"异病同治"的原则。在详细论述其他疮痈肿毒运用艾灸的具体操作方法时，最后常有"立效""全好""立消""神验"等字眼，足见龚氏对于艾灸祛毒消疮的疗效之自信、临床应用之广泛，为后世提供了新思路。

四、温熨调经，脐疗保健

　　《灵枢·刺节真邪》曰："治厥者，必先熨调和其经，掌与腋、肘与脚、项与脊以调之，火气已通，血脉乃行。"其中的"熨法"在《黄帝内经词典》释为外治法之一，是用各种温补药物或其他材料在人体表面局部或经络穴位进行熏敷，起到温经散寒、疏通经络的作用，可以说是"隔物灸"最早的雏形。《灵枢·周痹》中也提到："故刺痹者，必先切循其下之六经，视其虚实，及大络之血结而不通，及虚而脉陷空者而调之，熨而通之。"风寒湿邪侵入人体，致使气血凝滞于分肉之间而成痹证，采用熨法疏通经脉，真气得以周行全身，调和阴阳，解除疼痛。《黄帝内经》中关于熨法的内容共有11处，主要以治疗痹证及筋病为主且多借用辛热类的药物，所以大多还是运用在治疗寒邪所致的疾病当中。但是药熨法也要根据患者的不同体质辨证施治，《灵枢·寿夭刚柔》曰："刺寒痹内热奈何……刺布衣者，以火焠之；刺大人者，以药熨之。"对于养尊处优之人，在针刺后需要用醇酒、蜀椒、干姜和桂心等辛温之品经过处理后熨寒痹所刺之处，热入病所，温阳散寒；而对于时常劳作，本身体质较好之人，用火针逼寒气外出即可。

　　龚氏是一个善于运用各种方法治疗疾病的医者，汤药内服、针、灸、熨、贴、敷、气功等一应俱全，特别是在脐疗上造诣非常深。脐疗，顾名思义就是作用于肚脐上的一种疗法，是在熨法的基础上将定位更加明确、操作方法更加多样的一种治疗手段，主要包括灸脐、熨脐、揉脐、敷脐、淹脐等方式，可治疗中寒、痢疾、汗证、脱肛、脐风等内、外、妇、儿多种疾病。脐部是一个非常重要的穴位——"神阙"，位于任脉上，被称为"元神之门户"。龚氏十分重视人的元气，致力寻求固本之法，记载了"彭祖小接命熏脐秘方"与"益府秘传太乙真人熏脐法"。《万病回春·补益》曰："凡在其内，四门皆闭，九窍不通，唯有其脐则与母气相通。母呼则呼，母吸则吸。"龚氏认为，脐是胎儿吸收先天精气的重要通道，脐带一落，脐窍不能及时关闭，便需要用艾火熏蒸脐部以固真气，至中年以后，真气破倾，再用熏脐法可以防病保健，益寿延年，具有"壮固根蒂、保护形躯、熏蒸本原、却除百病，蠲五脏之痛患，保一身之康宁"的效果。龚氏灸脐的方法多样，既会用姜、盐、蒜等简单之品，也会选择用麝香、附子、丁香、胡椒等辛温之品填脐后灸之，起到温阳散寒、调和阴阳、调节脏腑、防病保健的作用。《万病回春·泄泻》载："五倍子为细末，陈醋调稀，熬成膏，贴脐上即止。"龚氏将药物做成散剂、糊剂、膏剂、丸剂，直接敷于脐部，可治疗泄泻、产后出血、难产等疾病，简便效廉。龚氏著作中记载了大量脐疗内容，运用灵活，方药丰富，是其长时间临床医疗实践的成果，极大促进了这一特色外治疗法的发展。

五、适量施灸，重视灸后调护

　　《黄帝内经》对于艾灸时的注意事项也有一些论述，例如定位、补泻、施灸方法及壮数等，其中对于量数的选择尤为重要，并非多多益善，而是要选择适度的量，才能达到治疗疾病最好的效果。《灵枢·经水》曰："夫经水之应经脉也，其远近浅深，水血之多少各不同，合而以刺之奈何……其少长、大小、肥瘦，以心撩之，命曰法天之常。灸之亦然。灸而过此者，得恶火则骨枯脉涩。"本条结合天人相应的理论讲述人体的十二经脉连接五脏六腑，而每条经脉的大小、长短及所含气血都不尽相同，且五脏六腑也有上下、大小及所盛受水谷的差别，所以在不同的经脉上艾灸时需要根据具体情况适量施灸，施灸不足则达不到良好的效果，施灸过度则将成恶火，伤及气血，造成严重后果。《灵枢·通天》提到："古之善用针艾者，视人五态乃治之，盛者泻之，虚者补之。"五态即指太阴之人、少阴之人、太阳之人、少阳之人以及阴阳和平之人。对于不同体质也需要适量施灸，根据经脉的盛衰选择合适的补泻方式，再选择合适的量，因人施灸、适量施灸，从而达到调和阴阳的目的。

龚氏同样非常注重灸量的把握，其著作中关于灸法的治疗都会详细记录具体壮数，也会根据客观变化确定合适的量，如治疗疔疮恶毒时"以爆为度"，治疗痈疽时"痛者，灸至不痛；不痛者，灸至痛时方住"等。龚氏《寿世保元》中有一篇灸法的定例，专门讲述灸时的注意事项，对灸的顺序、艾炷大小、时间等做出了详细说明。龚氏用自己的临证实践不断完善灸治的理论，特别是在灸后调护上，更加丰富了灸法的内容，给予后世极大的启示。"一灸疮痛不止，用柏叶、芙蓉叶……一灸疮洗法，以葱、艾、薄荷煎水温洗……一灸疮已发，黑烂疼痛，用桃枝、杨柳枝、胡荽、黄连，煎水温洗……一灸疮出血，用百草霜为末，掺之即止。"对于灸疮疼痛不止、黑烂疼痛、出血等情况记录了详细的调护方法，甚至在面对艾火烫伤、晕灸等突发状况时，也给予了自己的临床经验，即用冷物压在灸处，得到了良好的效果。所以，灸法虽然是一种比较安全的疗法，也同样需要在操作时把握分寸，事后进行适当调护，才能发挥其最大的作用。

总　结

《寿世保元》中提到："凡病有宜灸者，可依法灸之，必奏效矣。"龚氏行医的一生既在一次次的临床实践中丰富了灸法的应用，也在一段段关于灸法的论述中逐渐提高了灸法的地位。虽然《黄帝内经》奠定了一定的理论基础，但灸法很长时间都是一种不被重视的辅助手段，直至后世被广泛承认足够单独治疗某些疾病并且效果明显，是一个个像龚廷贤一样遵循古法而不拘泥于古方的医家经过几十年临床努力的成果，他们熟读经典，医理贯通，大胆尝试，创新出自己的独特思想，不断丰富中医理论，为后世医家创造了宝贵的财富，也为灸法的发展做出了不可磨灭的贡献。

第三节 龚居中灸法

一、腧穴为重，精简定穴

《黄帝内经》中对于腧穴的描述多样，如经气所注之处的"气穴"、经气交会之处的"气府"、周身骨节之穴孔的"骨空"等，将腧穴与气血经络紧密联系起来，而经络又与脏腑相连，故腧穴与人的整个生命活动息息相关。气血通过经络行于全身，汇聚在许多的纵横交叉点上，成为经气聚汇之所，《灵枢·小针解》言："节之交三百六十五会者，络脉之渗灌诸节者也。"将经络中气血渗灌部位的会合点称为"节"，认为其为神气游行出入之处，承担着重要的枢纽作用，因此也同样容易成为邪气聚集之处。所以当人们受邪气侵袭而患病时，最关键的是找到相应的腧穴位置，利用针刺、艾灸等方式将邪气祛散，恢复正气，进而恢复气血的正常运行，从而达到阴阳平衡。《黄帝内经》中的经络理论是如今针灸发展的基石，最初是通过观察砭石在身体反应点的有效作用才渐渐总结出了经络的存在，所以腧穴是治疗疾病时最直接的作用点，正确把握腧穴的位置是治疗的关键。《灵枢·四时气》曰："灸刺之道，得气穴为定。"充分体现了腧穴在针灸治疗疾病中的重要性，只有正确把握腧穴，产生得气感，才得以祛邪扶正，恢复阴阳平衡。

龚居中也十分重视腧穴，他认为："凡点穴法，皆要平正四体，无使歪斜，灸时恐穴不正，徒坏好肉尔。"腧穴的准确与否会直接影响治疗的效果，尽量不要在进行灸法的过程中移动。龚居中还提出"若坐点则坐灸，卧点则卧灸，立点则立灸，反此一动，则不得真穴矣"，从而确保能作用于真正的穴位上，达到更好的疗效。但是人有老少，体有长短，肤有肥瘦，该如何准确地定位到每个人的穴位呢？龚居中谨遵"精思斟量，准而折之"的原则，总结出了自己独特而简便的寻找精确穴位的方法。在取肾俞穴时首先令患者"垂手正立，于平正木石之上，目无斜视，身无偏欹"，充分体现其在取穴时的严谨与重视，然后"用切直杖，从地至脐中央截断，却回杖记于背上"，即以杖为参照物精确地定位到与脐平齐的命门穴，再用骨度分寸法以秤心为参照物来取肾俞穴。骨度分寸的方法同样来源于《黄帝内经》，在《灵枢·骨度》篇中提出以骨节为主要标志测量周身各部的大小、长短，并依其比例折算尺寸作为定穴标准。龚居中在取穴时也会采用简便的方法来定位，例如胸前平乳当中取膻中穴、虎口岐谷之间陷中取合谷穴等。龚居中取穴主要运用于灸法，灸法运用的穴位并不广泛，所以记载穴位取法的内容较少，但传递出来的重视腧穴、精简定位的思想深深地影响着当代医家，给予了临床很大的启示。

二、辨证施灸，热证宜灸

《黄帝内经》中灸法的作用在不同章节都有体现，《灵枢·刺节真邪》曰："脉中之血，凝而留止，弗之火调，弗能取之。"对于寒凝经脉而致气血运行不畅的病症，运用灸法温散寒邪，疏通经络。《灵枢·经脉》曰："陷下则灸之。"用灸法治疗阳虚不固出现脱肛、崩漏等的病症，起到升阳举陷的作用。《素问·骨空论》曰："大风汗出，灸谚语。"外邪侵入人体时，也可用灸法疏风解表，调和营卫。《素问·刺疟》载："疟脉满大，急刺背俞，用中针，傍伍胠俞各一，适肥瘦出其血也。疟脉小实，急灸胫少阴，刺指井。"治疗疟疾时，需要根据脉大或者脉小选择不同的穴位及方式，脉小实时，可以运用灸法来治疗。《素问·骨空论》载："犬所啮之处，灸之三壮，即以犬伤病法灸之。"对于犬伤，则须在其伤口处进行艾灸。《素问·骨空论》载："失枕，在肩上横骨间。折，使揄臂，齐肘正，灸脊中。"对于落枕，也可以通过艾灸脊中达到舒经活络的效果。所以实证、虚证、寒证、犬伤等都可以通过灸法进行治疗，但需要进行辨证，选择合适的穴位，适量施灸，补泻得当，才能真正达到调节机体，治疗疾病的作用。

龚居中在著作中也充分体现了辨证施灸的思想，《红炉点雪·痰火灸法》言："盖寒病得火而散者，犹烈日消冰，有寒随温解之义也；热病得火而解者，犹暑极反凉，有火郁发之之义也；虚病得火而壮者，犹火迫水而气升，有温补热益之义也；实病得火而解者，犹火能消物，以实则泻之之义也；痰病得火而解者，以热则气行，津液流通故也。"在利用灸法治疗疾病时，根据患者不同的表现，遵循寒则温之、热则发之、虚则补之、实则泻之、痰病行之的原则，合理利用灸法的不同功效，有非常显著的效果。灸法在寒证、虚证、实证上的运用都能从《黄帝内经》中找到相关内容，但热证也能用灸法治疗是龚居中通过临床的实践与总结创新出的极具价值的思想，打破了热证不宜灸的局限，大大拓展了灸法的应用范围，促进灸法的蓬勃发展。

灸法为何能治疗热病？龚居中认为"火有拔山之力"，对于耗伤精、气、血、津液的阳盛阴亏证患者而言，痰火集聚，热邪伏于体内，运用灸法的火热之性因势利导，将热邪向外透散，在透热的同时也能行痰，益阴养肺，使疾病能够很快缓解，也能起到治疗根本的目的。虽然灸法的功效强大，但对医者也有一定的要求，"若病欲除其根，则一灸胜于药力多矣，但医必择其素熟经络道穴者乃可。不尔，则差之毫厘，谬之千里，非徒无益，而反害之，岂以人命若草菅耶？"龚居中在临床中会充分分辨是否适用灸法，也非常谨慎地选用自己所熟悉的经脉与腧穴，忌盲目艾灸，使灸法确实能够治疗热证又增加了一分可信度。灸法治热证是龚居中在反复实践中得出的结论，极大地丰富了灸法的理论。

三、火足适度，疮发为愈

《黄帝内经》中对于灸量的描述比较零散，但原则上火量一定要足，否则难以达到治疗的目的，如《素问·骨空》曰："灸寒热之法，先灸项大椎，以年为壮数，次灸橛骨，以年为壮数。"随着年龄的增长，灸量会产生变化，若年长之人灸量过少，火热之性不足以推动气血运行，寒邪难以祛散，则疾病难愈。同样的，灸量也不宜过多，火热之性太过则易耗散阴液，造成"骨枯脉涩"的后果。在《灵枢·经水》中，岐伯已经明确地回答了该如何把握灸量。"天至高，不可度，地至广，不可量，此之谓也。且夫人生于天地之间，六合之内，此天之高、地之广也，非人力之所能度量而至也"；"审切循扪按，视其寒温盛衰而调之，是谓因适而为之真也"，都深刻地表达了灸量难以固定只要适度即可的思想。因为每个人的经脉的大小、血气的多少、皮肤的厚薄等影响因素难以估量，所以只能通过审切循扪按等方式去衡量经脉气血盛衰，从而选择合适的量。"其可为度量者，取其中度也，不甚脱肉而血气不衰也"则是《黄帝内经》所认为的适度。

《红炉点雪·论艾炷大小》曰："黄帝曰：灸不分三。是谓徒炷务大也，小弱也，乃小作之。凡小儿七日以上，周年以还，不过壮，炷如雀粪大。"可见龚居中受《黄帝内经》的影响与启发颇深，在运用灸法时也一直秉承着火足适度的思想，会根据不同人群灵活施治，在后文的论壮数多少中，同样谨遵"视其病情轻重而用之"的辨证原则。龚居中通过几十年的临床经验，在此基础上又提出了"灸须疮发"的创新思想。他认为"凡着艾，须要疮发，所患即愈，不得疮发，其疾不愈"，在治疗疾病时多用化脓灸，取效关键则在于"疮发"，促使病愈的同时也起到提示灸量的作用，灸至疮起可止，避免了不足无效以及过量伤阴的发生。"凡痰火骨蒸痨瘵，梦遗盗汗传尸等症，宜灸四花六穴。"灸后留下的瘢痕如花纹，所以称之为"四花"，证实灸至疮起是古人常用的治疗疾病的方式。经《针灸甲乙经》中促疮发的启示以及临床经验的积累，龚居中也总结出了自己平时用于促使疮发的方法，"今有用赤皮葱三五茎，去叶，于微火中煨热，熨疮十余遍，其疮三日自发；亦有用麻油搽之而发者；亦有用牙皂角煎汤候冷，频频点之而发者"。

龚居中认为疮发脓出才能除痰，所以须促发以排脓，有益于疾病的痊愈，使灸法的作用进一步提升，并将"疮发为愈"的思想传至后世，影响极其深远。

四、灸须忌避，但不拘禁忌

灸法虽然是防病保健的有效疗法，但是在运用灸法时仍有禁忌事项，有些情况不宜施灸，如《灵枢·终始》中记载："少气者，脉口人迎俱少而不称尺寸也。如是者，则阴阳俱不足……如此者弗灸，不已者因而泻之，则五脏气坏矣。"当患者阴阳俱虚、元气虚少时，若补其阳气，则会使阴气衰竭，若泻其阴气，就会使阳气脱陷，所以这种情况下不宜用灸法，误用则会耗竭真阴。"人迎与脉口俱盛三倍以上，命曰阴阳俱溢，如是者不开……如此者，因而灸之，则变易而为他病矣。"当阴阳两气都偏盛时，则会使血脉闭塞，气机不通，真气无处可行而流溢于内，伤及脏腑，若妄用灸法，则会转化成他病。《素问·奇病论》载："病胁下满气逆，二三岁不已……病名曰息积，此不妨于食，不可灸、刺。"对于胁满气逆久不愈的息积，也不可妄用针灸。《素问·腹中论》载："有病膺肿颈痛，胸满腹胀……灸之则喑。"患者颈痛、胸满腹胀，为厥逆病，不可施灸，若用灸法则会失音。这是因为上本为阳，阳气再逆上则重阳在上，灸法又能助阳，以火济火，阳极乘阴，阴不能上乘便难以发声，须待阴阳之气上下相合才能进行治疗。灸法看似操作简单，功效多，但也有许多需要注意忌避的情况，《黄帝内经》明确表示若滥用灸法甚至会加重病情，辨证后合理运用才能真正起到治病防病的目的。

龚居中是一位治病细致严谨的医者，虽然日常善用灸法治疗，但在运用时也会充分辨证，提出"若肌体尪羸，元气虚极，饮食不能进，则亦不能禁此燔灼，病本自剧"，不会施灸于极度虚弱且难以进食的患者。其还会应用"天人合一"的思想对时机进行评估，《红炉点雪·论忌避》言："欲行针灸，必先知本人行年宜忌，尻神及人神所在，不与禁忌相干则可。"龚居中十分懂得变通，尊重古法的同时又不拘禁忌。"若夫急难之际，卒暴之疾，命在须臾，宜速治之，况泥于禁忌，已沦为鬼神，岂不误哉"，他认为在危难之时，还是应该赶快救治以保住性命为先，过于拘泥禁忌会错过治疗的最佳时间。《红炉点雪·论忌食》又提到："经曰：灸之后，古人忌猪、鱼、热面、生酒、动风、冷物，鸡肉最毒。而今灸疮不发，用小鸡鲢鱼食之而发者，所谓以毒而攻毒，其理亦通，亦宜少用为佳。"古人一直遵循的灸后食物禁忌在龚居中的临床实践中也被打破，反而利用禁忌食物的性味助力疮发，益于疾病的痊愈，可见其在运用灸法时拥有自己的创新思维，且能在临床中大胆尝试，灵活运用，这一突破禁忌的思想具有极大的临床意义。

五、合理灸刺，外治联合

针刺与艾灸是《黄帝内经》中常用的外治手段，许多疾病的诊治都提到了灸刺疗法，《素问·血气形志篇》曰："形乐志苦，病生于脉，治之以灸刺。"《灵枢·禁服》亦曰："所谓经治者，饮药，亦曰灸刺，脉急则引，脉大以弱。"正确判断疾病是否适宜灸刺，可以更好地发挥两者的作用，促使疾病更快痊愈。"盛则徒泻之，虚则徒补之，紧则灸刺且饮药，陷下则徒灸之。"提示医者须把握气血运行以及经脉盛衰，辨明灸刺的选择与手法，施以最适宜的治疗方式。除此之外，施以灸刺时还需要辨清虚实阴阳，《素问·通评虚实论》明确提出："络满经虚，灸阴刺阳；经满络虚，刺阴灸阳。"灸刺亦有补泻互用之意，灸法为补，刺法为泻，气血行经，经满而溢络，经在其里而络在其表，故经为阴，络为阳。当络满经虚时，实则为阳强阴弱，宜补阴而泻阳，故灸阴刺阳；当经满络虚时，实则阴强阳弱，宜泻阴而补阳，故刺阴灸阳。刺法和灸法是极其有效的外治疗法，但并非所有疾病均可盲目使用，需要进行辨证，合理施治，才能发挥其最大的价值。

龚居中临床几十年，经验颇丰，一直遵循针灸疗法的适宜与禁忌，为达更好的治病疗效，也善于用多种外治疗法联合治疗，在刺法和灸法的基础上，多联合使用熨法。《外科百效全书·灸针熨法》中介绍了葱熨法，"用生葱捣烂炒热，频熨患处，至冷再换再熨"。当用隔蒜灸治疗流注、结核、骨疽等证后，若肿胀未消，用此熨法可以促进气血的运行，达散瘀消肿的功效。治疗附骨疽时，也用隔蒜灸与葱熨法联合治疗，若脓成，又灵活运用火针，排毒外出，不痛且易敛口。治疗瘰疬时运用药熨法，将槐皮用针戳孔后放于患处，将药粉置于槐皮上，用炭火将药气透入疮中，两三次即愈。可见龚居中对于针刺、灸法以及熨法的运用与操作十分熟练，多用于外科疾病当中，称熨法为"又治跌打损伤，止痛消肿散血之良剂"。灸法的运用也十分多样，除隔蒜灸外还有"救急以生姜贴毒上，艾灸变红方可外治"的隔姜灸，以及将蕲艾与药材混合，"为细末，绵纸卷成条，如铁箸硬，隔七重火纸用力施针痛处"，治疗一切风损攀肩、溜肩等证的雷火神针。自古以来，外科疾病是临床中十分常见且棘手的难题，龚居中联合运用多种外治疗法，达到了良好的效果，对于后世医家具有极大的指导意义。

总　结

《红炉点雪·痰火灸法》曰："以其针有劫夺之功，第今之针法，得妙者稀。"龚居中认为针刺多为泻，且技术高超的医者并不多，难以达到预想的疗效，所以在临床中大胆尝试灸法，发现灸法的祛病效果显著，于是将灸法广泛应用于各类病症当中，总结出了诸多新思想。其著作中透露出对《黄帝内经》的传承，充分吸收灸法运用的精华，在《内经》基础上不断创新。"若年深痼疾，非药力所能除，必借火力以攻拔之"，更是将灸法广泛运用在顽疾之中，拓展了治疗病症的范围，积累的临床经验给予后世医家极大的治病信心。"若能用心求得灸之，无疾不愈矣。"在龚居中的眼中，灸法是临床中不可或缺的疗法，将其地位抬高至前所未有的高度。

第四节　陈自明针灸论

一、重视冲任二脉

唐代太仆令王冰根据养身思想将原位于第九卷之《素问·上古天真论》提至书之首篇，成了如今《黄帝内经》的开篇之作。该篇中有一段非常经典且重要的内容，即女性以7年为阶段、男性以8年为阶段而划分生长、发育、成熟、衰老的规律过程。"二七而天癸至，任脉通，太冲脉盛，月事以时下，故有子。"这一句话充分体现了任脉与冲脉对女子的重要程度。冲任二脉皆为奇经八脉，同起于胞中，与生殖功能密切相关。冲脉为"血海"，为"十二经脉之海"；任主胞胎，为"阴脉之海"。二七十四岁左右，肾气开始充盛，使得"任脉通，太冲脉盛"，二脉流通，运送肾精气血至胞宫，促使胞宫开始发挥其特殊的生理功能，经血充盈，月事应时而下，女子开始具备生殖功能。当经期或者经血不正常时，也可以通过调理冲任二脉达到调节女子月经的作用。"七七，任脉虚，太冲脉衰少，天癸竭，地道不通，故形坏而无子也。"正常情况下，女子七七四十九岁左右，任脉与冲脉气血虚衰，则生殖之肾精竭尽，经血难以循行，月经停止，从而失去了生育的能力。所以，对于妇人来说，冲任二脉相辅相成，共同维持着生殖功能，甚至对于日常生活都有着至关重要的作用。

陈自明根据《黄帝内经》女子的发育规律，并结合自己多年的实践，提出了"妇人调经"的学术思想。《妇人大全良方·调经门》开篇说："凡医妇人，先须调经，故以为初。"陈自明认为妇人生病后应当首先考虑调其经脉，特别是冲任二脉，后文更是直接引用《素问·上古天真论》的内容，强调冲任二脉对于女子月事的关键作用。"若遇经脉行时，最宜谨于将理。将理失宜，似产后一般受病，轻为宿疾，重可死矣。盖被惊则血气错乱，经脉斩然不行，逆于身则为血分、痨瘵等疾"，提出女子经期血室正开，应顺应其生理功能，引经血顺势下行，而外感六淫、内伤七情、劳伤过度等多致冲任虚损，则气血亏虚或逆乱，变生诸疾。"经脉不调，众疾生焉"，体现出重调经，辨冲任的思想。当妇人伤风，经水适来，热入血室后，陈自明运用针刺期门穴的方式以调经。期门穴为肝经募穴，针刺期门穴，可理气活血，以固冲任。陈自明还详细记录了自己临床中的操作手法，下针后令患者吸五吸，停针良久，徐徐出针，起到平泻的作用，强调"凡妇人病，法当刺期门""凡刺期门，必泻勿补"，极大丰富了通过针刺调经治疗女子经期疾病的理论内容。

二、从十二经脉引出妊娠将息法

十二经脉是中医学的重要理论基础之一，《灵枢·九针十二原》《灵枢·本输》《灵枢·根结》《灵枢·卫气》等篇章都有关于十二经脉的内容，《灵枢·经脉》更是全面论述了十二经脉的完整名称、循行起止部位、与脏腑的络属、各经所发病症等内容，系统且完备，对后世影响甚大，被视为是经脉理论成熟的标志性篇章。《灵枢·营卫生会》记载："人受气于谷，谷入于胃，以传与肺，五脏六腑，皆以受气，其清者为营，浊者为卫，营在脉中，卫在脉外，营周不休。"饮食水谷之气，在六腑的作用下转化为营卫之气注入经络，营行脉中，卫行脉外，相并而行，经脉为气血运行的通道，承载着阴阳之气，如环无端周流全身，贯穿人体的五脏六腑以及四肢躯干，所以《黄帝内经》根据手足、阴阳、脏腑分别命名十二经脉。《灵枢·经别》曰："夫十二经脉者，人之所以生，病之所以成，人之所以治，病之所以起。"提出人体生命的维持，疾病的发生、发展和治疗，都与经脉的作用密切相关。"经脉者，所以能决死生，处百病，调虚实，不可不通。"更是强调可以根据经脉的变化，决断死生，处理百病，调整虚实，可见疾病的诊治以及日常生活都离不开十二经脉。十二经脉是经络学说最主要的部分之一，经络学说又是针灸理论的根基，所以十二经脉理论的传承对针灸的临床应用与发展有着至关重要的作用。

陈自明对《黄帝内经》中的十二经脉理论特别重视，并将其灵活运用于妇人妊娠期的调理与治疗，在徐之才的《逐月养胎法》基础上提出妊娠随月数服药及将息法。《妇人大全良方》记载，妇人妊娠10个月，前9个月胎儿的发育都会影响相对应的十二经脉，"又妊娠一月，足厥阴脉养，不可针灸其经……妊娠十月，五脏俱备，六腑齐通，纳天地气于丹田，故使关节、人神皆备，但俟时而生"。陈自明认为四时之令，始于春木，所以妊娠的初期需要注意养护肝经，之后的每个月都需要调护对应的经脉，到第10个月胎儿五脏六腑完备，纳天地之气，则适时出生。陈自明强调不可针灸该月对应调养的经脉，可见他对胎儿的发育具备十分充分的认识，并根据十二经脉的理论基础详细描述孕妇随月数生活起居、服药护理、饮食宜忌、情志护理等知识，在保护胎儿的发育及母体的健康方面有着重要意义，甚至许多妊娠保健理论在现代社会仍有一定的参考价值。

三、妙用灸法治疗外科病

《黄帝内经》大多写内科病症，唯有痈、疽、肿、疮、疡等外科病症有详细的论述，且有《灵枢·痈疽》专篇阐发痈肿壅而不通的病机以及痈疽的各种形态及名称。《素问·生气通天论》云："阳气者，精则养神，柔则养筋。开阖不得，寒气从之，乃生大偻；陷脉为瘘，留连肉腠；俞气化薄，传为善畏，及为惊骇；营气不从，逆于肉理，乃生痈肿。"阐明若阳气失司，皮肤汗孔开，寒气因此侵入人体而成大偻、瘘、惊、恐等病症；寒气导致气血运行不畅，逆于肌肉纹理则可生痈肿，明确痈肿的形成是因为阳气失司，寒邪入侵而瘀滞为患。《灵枢·痈疽》则谓："寒邪客于经络之中则血泣，血泣则不通，不通则卫气归之，不得复反，故痈肿。"也同样说明是寒邪侵入经络，导致气血运行凝涩，结聚一处不消散而成痈肿。灸法非常适用于治疗寒性病症，特别是寒气客于经络导致的气血凝滞，《黄帝内经》强调"火气已通，血脉乃行"，足以证明灸法对于痈疽病症的有效性。《灵枢·痈疽》篇章中"发于肩及臑，名曰疵痈……痈发四五日，逞焫之"以及"发于胁，名曰败疵，败疵者，女子之病也，灸之，其病大痈脓，治之"都是运用灸法治疗各类痈证，对后世临床具有极大的指导意义。

陈自明著有《外科精要》，十分擅长治疗外科疾病，特别是痈疽病，甚至基本可将《外科精要》视作一部痈疽专论。全书正文共五十四论，均在论述痈疽诊疗的方方面面。《外科精要》开篇即论灸法，且用大量篇幅详述痈疽灸法，可见陈自明对于《黄帝内经》中运用灸法治疗痈疽的认可与传承，并结合自己多年临床经验提出自己的见解并创新独特的疗法，如十分善用灸法结合蒜进行治疗。治疗"背疽"，书中详载用"大蒜十颗，淡豉半合，乳香钱许，研烂置疮上，铺艾灸之"，直接于患处施灸以增强拔除无头疽瘀毒之力；治疗"痈疽发背"，选用双侧热腑穴"各灸七壮，或隔蒜灸，不论壮数"；治疗"乳痈肿痛甚"，载有"宜清肝消毒，并隔蒜灸"。隔蒜灸疗法的运用多达十几处，陈自明为何如此钟爱蒜灸疗法？他提出"法当自外以火艾引泄毒气，使之散越于外"，艾灸辛温发散之性可以宣泄痈疽之热毒，因势利导，引邪从表而发，既免伤正气，又祛除邪气，避免邪毒内攻脏腑引发变证。"盖蒜味辛温有毒，主散痈疽，假火势以行药力……凡赤肿紫黑毒甚者，须以蒜艾同灸为妙。"他认为蒜气味辛温，辛能散之，再加艾灸的热力，能使毒邪更快速消散，是治疗痈疽病症的不二之选。但是隔蒜灸并不适用所有痈疽病，如治疗"脑疽"及"颈项疽"，强调"不可用隔蒜灸，恐引毒上攻"，避免引动阳气使痰涎脓血攻于头部从而加重痈疽。可见陈自明在临床十分注重辨证论治，掌握蒜灸疗法精髓并巧妙灵活地运用于实际。

四、砭刺排脓，脓成速针

《灵枢·玉版》云："黄帝曰：病之生时，有喜怒不测，饮食不节，阴气不足，阳气有余，营气不行，乃发为痈疽。阴阳不通，两热相搏，乃化为脓。"由此可知，痈疽化热后极易成脓。后文提到"故其已成脓血者，其唯砭石铍锋之所取也"，即已成脓血的，只有取用砭石或铍针、锋针来排脓。《素问·异法方宜论》亦云："鱼者使人热中，盐者胜血，故其民皆黑色疏理，其病皆为痈疡，其治宜砭石。"血弱而热时，火热郁于腠理，则易发生痈疡，痈疡热盛时，也须用砭石刺破排脓。《灵枢·痈疽》曰："发于腋下赤坚者，名曰米疽。治之以砭石，欲细而长，疏砭之。"形象地描述砭石的形状要求——细且长。"其状大，痈色不变，寒热，如坚石，勿石，石之者死，须其柔，乃石之者，生。"强调砭刺必须注意时机，只有痈变得柔软成脓后才能加以施治。除用砭石排脓外，《灵枢·九针十二原》记载："锋针者，刃三隅，以发痼疾。铍针者，末如剑锋，以取大脓。"细而长的砭石逐渐发展成为针锋锐利、三面有锋棱的锋针以及针尖如剑锋的铍针，都是治疗热毒痈疡排脓的有效针具，在痈疽成脓后的治疗上给予了后世医家极大的启发。

陈自明熟练掌握痈疽各个时期的表现及治法，著作中更是直接引用《黄帝内经》中的"寒气化为热，热胜则腐肉，肉腐则为脓"，充分借鉴脓成后的砭刺疗法，且实际运用时在此基础上加以改善，多以针刺为主。《外科精要》云："痈成脓则宜针。其针当以马衔铁为之，形如韭叶样，两面皆利，可以横直裂开五六寸许，取去毒血，其病顿轻。"详细描述了排脓的针具与操作手法。后文强调"若气血充实，其脓既成，宜速针之，勿药可愈"。陈自明认为在气血充足的情况下只要脓成，越早针刺排脓疗效越好，甚至不需再内服药物便可痊愈，临床经验极其丰富。"疮疡毒气已结而不发者，法当补其血气，使脓速成而针之。"在面对气血不足的情况时，陈自明提出需要通过甘温补法培本促脓成后再针之。"若脓生而即针，则徒泄其气血，而脓反难成。若脓熟而不针，而腐溃益深，疮口难敛。"进一步阐释了脓成速针的奥义所在，若不速针，则易产生毒邪内攻，病程延长且难治的后果。可是如何辨别脓成与否？"疮肿赤色，按之色不变者，此脓已成矣。按之随手赤色者，其亦有脓也。"陈自明通过观察颜色的变化帮助把握痈疽状态，是临床上相对简便且准确的方法。除了判断脓成，也同样需要准确辨明脓的深浅，"疮疡用针，当辨生熟浅深。若小按即痛者，脓浅也。大按方痛者，脓深也……若脓深而针浅，则内脓不出，外血反泄。若疮浅而针深，则内脓虽出，良肉反伤"。可见陈自明在痈疽的治疗上下足了功夫，提供了一套详细有效的诊疗思路，对于现今临床仍具有较高的实用价值。

五、整体为主，内外合一

整体观念是中医学理论的指导思想之一，是认识、诊断、治疗疾病的重要理论基础。《黄帝内经》中有诸多整体观念的体现，强调人体内部以及人与自然、社会都是统一的有机整体。《素问·玉机真脏论》曰："凡治病，察其形气色泽，脉之盛衰，病之新故，乃治之，无后其时。"提出医者在诊治疾病时须从整体观念出发，全面而细致地观察局部，从局部的体现思考整体，用辨证论治捕捉病机并把握病势，及时进行治疗。《素问·生气通天论》云："生之本，本于阴阳。"人体是阴阳集合体，可以帮助医者判断疾病的整体属性。《素问·阴阳应象大论》云："善诊者，察色按脉，先别阴阳；审清浊而知部分；视喘息，听音声，而知所苦；观权衡规矩，而知病所主；按尺寸，观浮沉滑涩，而知病所生。以治无过，以诊则不失矣。"《黄帝内经》理论体系以阴阳为纲，以调整机体阴阳平衡为原则治疗疾病，是一种整体与局部有机结合的整体观念。整体决定局部、局部反映整体，局部本身便是整体的一部分，关注局部，全面审察，综合分析，辨证施治，才能正确把握疾病，得出满意的疗效。

陈自明是中医整体观念的践行者，应对局部的外科疾病，充分汲取《黄帝内经》人体自身是一个整体的理论，从整体出发，兼顾局部，针刺、艾灸、洗涤、敷贴等外治法与内服汤药结合，内外合治。薛己在《校注外科精要序》中概括道："外科，盖指疮疡门言也。上古无外科专名，实昉于季世，后人遂因而分内外为二科。兹《外科》乃宋陈良甫先生所著，虽以疡科名其书，而其治法固多合外内之道。"外病内治的灵活运用充分体现了陈自明

"内外合一"的学术特点，是在中医整体观念原则基础上的新发挥。如应对脱疽时，"色赤作痛者，先用隔蒜灸、活命饮、托里散，再用十全汤、大补汤、加减八味丸；色黯不痛者，隔蒜灸、桑枝灸，亦用十全大补汤、加减八味丸，则毒气不致上侵，元气不至亏损，庶可保生"；应对脑疽时，"大凡肿燉痛甚，宜活命饮，隔蒜灸之，解散瘀血，拔引郁毒，但艾炷宜小而少"；应对发背疽时，"凡有此病……首先便服内托散五七服……次服五香连翘汤，宣泄毒气，便以骑竹马取穴法灸之"；应对痈疽时，"法当自外以火艾引泄毒气，使之散越于外；内则以五香连翘汤导之，甚者则以转毒散及托里之药解之"；应对咽喉生疽时，"用灸法引毒气下行，内服五香连翘散、漏芦汤、五香汤去大黄加人参黄芪犀角、国老膏、万金散，皆可选服"。《医学入门》中记载："药之不及，针之不到，必须灸之。"在陈自明眼中，灸所不及，药以辅之，药有所不宜者，灸为之，灸药并施，其功堪甚，拓展了后世医家在外科诊治时的思维，赋予外治灸法与内服汤药更大的实际价值，极富启迪意义。

总 结

《黄帝内经》被广泛承认是中医发源的经典著作，成为医家们的必读书目，医者从中得到自己的领悟体会，并在某一个方面有拓展与创新，发展构成自己的一些学说。在《黄帝内经》的理论基础上，陈自明重视整体治疗，广泛运用内治法与外治法，其著作中也不乏对针灸相关理论的传承，特别是灸法的使用，独特多样，为盱江医学的灸法理论提供了新方向，更为中医发展之路做出了巨大的贡献，填补了中医外科学的专论空白，推动了中医外科学的学术发展，丰富了祖国医学思想的宝库。

第五节 危亦林针灸论

一、重视阴阳与虚实

《灵枢·刺节真邪》曰："调阴阳，补泻有余不足，相倾移也。""阴"和"阳"是《黄帝内经》中非常重要且具有代表性的概念，面对阴阳失衡的情况，多采取补泻进行调和。"补"与"泻"是中医的基本治疗原则，指导临床采用具体的治疗方法进行治疗，主要方式有"五味补泻"以及"针灸补泻"。《素问·脏气法时论》言："肝欲散，急食辛以散之，用辛补之，酸泻之……心欲软，急食咸以软之，用咸补之，甘泻之……脾欲缓，急食甘以缓之，用苦泻之，甘补之……肺欲收，急食酸以收之，用酸补之，辛泻之……肾欲坚，急食苦以坚之，用苦补之，咸泻之。"详细论述了阴阳失衡后五脏受损，并通用五行相生相克的理论引申出五味之间的补泻关系。《灵枢·经脉》曰："为此诸病，盛则泻之，虚则补之，热则疾之，寒则留之，陷下则灸之，不盛不虚，以经取之。"明确提出针灸补泻须辨明疾病的虚实寒热，从而准确调节气机，使机体恢复至"阴阳平和"的状态。刺法多泻，用于治疗经络不通而痛的实证；灸法多补，用于治疗阳气不足而寒的虚证。《黄帝内经》中也有记载刺络放血的方法，《灵枢·寿夭刚柔》曰："久痹不去者，视其血络，尽去其血。"即是说排恶血祛邪气，通过治血调气使经络通畅，从而脏腑与阴阳皆调和。《灵枢·终始》云："阴盛而阳虚，先补真阳，后泻其阴而和之；阴虚而阳盛，先补其阴，后泻其阳而和之。"总之，治疗阴阳失调须正确施以补泻，补虚泻实成了一套确有其效的临床公式，帮助医者选择更合理的治疗手段，从而使患者更快恢复机体的健康状态。

危亦林继承《黄帝内经》的核心理论，十分重视阴阳的平衡，遵循补泻原则，并在此基础上提出自己的新思想以及治疗上的新方法。《世医得效方·口齿兼咽喉科·喉病》曰："治颊肿及缠喉风等证，又气急者，实热针足三里，虚热灸足三里。"在治疗急性病症时，只定位足三里一穴，辨明虚实后便可相应施治，不仅继承了针多泻、灸多补的理论基础，也体现出危亦林在虚实相应上的准确把握。应对阴证虚寒时，用灸法温阳散寒，选择气海、神阙、关元等补益保健穴位；应对实热证时，运用"火郁发之"的理论用灸法治疗瘰疬、疔疮等证，选择肘骨尖、掌后横纹后等位置。《世医得效方·瘰疬》中记载："以手抑置肩上，微举肘取之，肘骨尖上是穴。随患处左即灸左，右即灸右。"《世医得效方·疔疮》中亦曰："掌后横文后五指，男左女右，灸七壮即瘥。"危亦林既有对阴阳虚实的准确把握，又在治疗思想与手段上进行了创新，不再局限于灸法多治虚寒证的传统，而是大胆地将灸法灵活运用在虚实病症当中，根据自己的临床经验给出具体的有效穴位，提出治疗瘰疬须灸患侧、治疗疔疮男女有别等独特思想。在危亦林的著作中，灸法的可治之证相当全面，如《世医得效方·癥瘕》中记载："灸内踝后宛宛中，随年壮。又灸气海百壮，其穴在脐下一寸五分。久冷及妇人癥瘕，肠鸣泄利，绕脐绞痛，灸天枢百壮，其穴在脐旁二寸。"癥瘕之病多为虚实夹杂，脏腑失调后，气血阻滞，瘀血内结，气聚为瘕，血瘀为癥，具有实证属性；日久则气损，气损及阳，导致脾肾阳气亏虚，又具有虚证属性。危亦林运用艾灸活血化瘀、补气活血之功治之，进一步拓展了灸法在虚实夹杂证上的应用。

二、扩展适应证

灸法在《黄帝内经》中的论述虽然零散，但所涵盖的适应证却十分广泛，包括寒证、虚证、狂证、痹证、痛证、外感证、陷下证、痈疽病、犬伤病，等等。《素问·异法方宜论》言："脏寒生满病，其治宜灸焫。"寒证是灸法治疗最有优势、最有效的疾病类别，正是因为北方过于寒冷，为适应环境免于寒证疾病的侵扰，智慧的先人发现了艾火可以祛寒，具有温通作用，于是开启了灸法的发展之路，一度成为寒证导致的各类症状的通用之法，如治疗风寒侵犯人体出现的痹证、肿痛、拘急等症状，皆有奇效。《灵枢·禁服》言："陷下者，脉血结于中，中有着血，血寒，故宜灸之。"《灵枢·邪气脏腑病形》言："视其脉之陷下者，灸之。"不论是寒甚还是气虚导致的陷下证，皆可运用灸法升阳举陷，回阳固脱。《灵枢·癫狂》《灵枢·痈疽》《素问·刺疟》《素问·骨空论》等篇章皆论述了灸法治疗各证的具体施治部位与灸量，展现了灸法更广的功效与应用，丰富了灸法的理论，打下了灸治诸证的基础，虽然略有局限，但足以证明灸法是一项实用有效的临床治疗手段。

危亦林毫无疑问是灸疗重要的传承者，共充分汲取了《黄帝内经》中灸法治病的精髓，运用在各种病症当中。危亦林更是灸疗的创新者，将灸法以科别进行分类，运用在各科当中，包括内科、儿科、风科、妇科、眼科、喉科、外科7个病科，成为首个开创五官科灸法的医家。①危亦林将灸法应用于内科，多达几十种病症，如《世医得效方·咳嗽》言："上气咳逆，短气，胸满多唾，唾恶冷痰，灸肺俞五十壮。"又如《世医得效方·呕吐》言："干呕，灸尺泽，穴在肘约上动脉，灸三壮。"②应用于儿科，如《世医得效方·慢脾》言："先当两乳头上，男左女右灸三壮。次灸发际眉心囟会三壮。"小儿的慢惊、诸痫皆可用此法。③应用于风科，如《世医得效方·风科》言："治白癜风，灸左右手中指节宛中三壮，未瘥，报之。凡有赘疣诸痣，但将艾炷于上灸之，三壮即除。"④应用于妇科，如《世医得效方·保产》言："治横生逆产，诸药不效，灸右脚小指尖头三壮，艾炷如小麦大，下火立产。"⑤应用于眼科，如《世医得效方·翳障》言："风翳，患右目灸右手中指本节头骨上五壮，炷如小麦大，左手亦如之。"⑥应用于喉科，如《世医得效方·口齿兼咽喉科》言："根脚咽喉常发者，耳垂珠下半寸近腮骨，灸七壮，二七尤妙。"⑦应用于外科，如《世医得效方·癣疮》言："取肩头小垂际骨解宛宛中灸之，两火俱下，各三壮，若七壮，十日愈。"在其著作中，危亦林的灸法运用远不止于此。书中分科明确，记录详细，方便后世各科医家各取所需，其价值不可估量，在灸疗领域具有里程碑式的意义。

三、取穴精简

《黄帝内经》中的经脉理论系统且完整，进行针灸处方选穴时，也多通过脏腑经络辨证理论，辨证归经后，再依经择穴，因此"循经取穴"的理论发展与经脉及腧穴理论的发展相伴而行。为"循经取穴"理论奠定重要基础的非《灵枢·经脉篇》莫属，其不仅提出了经络辨证的方法与要领，同时也加强了经脉与络属脏腑的联系。《灵枢·五乱》曰："气在于心者，取之手少阴，心主之输；气在于肺者，取之手太阴荥、足少阴输；气在于肠胃者，取之足太阴、阳明，不下者，取之三里；气在于头者，取之天柱、大杼，不知，取足太阳荥输；气在于臂足，取之先去血脉，后取其阳明、少阳之荥输。"论述了五脏气机紊乱后针刺的具体选穴，充分体现了先辨经脉再取穴的思想，且所取穴位多为五俞穴，对临床具有极大的指导意义。《灵枢·顺气一日分为四时》曰："病在脏者，取之井；病变于色者，取之荥；病时间时甚者，取之输；病变于音者，取之经；经满而血者，病在胃；及以饮食不节得病者，取之于合。"《灵枢·邪气脏腑病形》亦曰："荥输治外经，合治内腑。"这两条进一步分析取穴原则，同一类病症选取对应的五俞穴，既丰富了五俞穴的理论内容，又总结出"脏病取井""色显取荥""声变取经""合治内腑"等针灸理论，为临床取穴提供具体的思路与方向。《素问·刺热篇》也详细分析了根据热病始发部位的不同，辨证论治，选择相应经脉进行取穴。可见辨经思想在《黄帝内经》中得到了详细而系统的阐述，其参考价值延续至今，如"治痿者独取阳明"思想仍被广泛用于临床，且疗效十分显著。

危亦林的临床取穴极具特色，其宗《黄帝内经》的辨经理论，取穴少而精，著作中多处体现"一穴多效"的思想，但多应用灸法。《世医得效方·积热》中记载："治胃中热病，灸三里三十壮，穴在膝下三寸。"足三里是足阳明胃经的合穴，也是胃的下合穴，危亦林在治疗胃热疾病时既遵循了"循经取穴"的原则，也体现了"合治内腑"的选穴技巧，且选穴精简，著作中大多病症的治疗不超过3个穴位。书中还载有诸多单穴取效案例，如妇人绝子取然谷、心腹坚满取太仓、腰痛灸肾俞等。《世医得效方·喘急》曰："肺俞各十一壮，穴在第三椎下两旁各去一寸五分。天突穴在颈结喉下五寸宛宛中，灸七壮。立效。"危亦林治疗肺系疾病多会选取肺俞，再根据症状进行配穴，效果十分显著，除喘急之外，肺俞作为主穴还应用在肺痈、咳嗽、肺痨等疾病的治疗中。《世医得效方·诸疝》曰："治肾气外肾肿，小肠气痛，腹内虚鸣，灸风市穴五七壮，灸气海穴七壮，灸脐左右各去一寸半，两穴各七壮，灸之立效，后永不发，名外陵穴。"《世医得效方·口齿兼咽喉科》中记载："第一穴风府穴，治咽喉诸证，及毒气归心等项恶证，并皆治之，无不有效。"这两条充分彰显了危亦林"穴简效宏"的临床特点，推动灸法向更简便有效的方向发展。

四、因人施治

人与自然相通，也分阴阳，人的禀赋与体质不同，阴阳也有盛衰之差。《黄帝内经》中详细论述了人的五种形态类型，即太阴之人、少阴之人、太阳之人、少阳之人、阴阳和平之人，并详细地分析五态之人生活中的性格品质的区别。《灵枢·通天》云："古之善用针艾者，视人五态乃治之，盛者泻之，虚者补之。"强调根据五态之人的阴阳偏颇及虚实的不同，因人制宜，选用恰当的治疗方式进行补泻治疗。《灵枢·逆顺》又云："刺之大约者，必明知病之可刺，与其未可刺，与其已不可刺也……无刺熇熇之热，无刺漉漉之汗，无刺浑浑之脉，无刺病与脉相逆者。"在进行针灸治疗之前，一定要清楚适应的病症、适宜的时间、禁忌证以及不宜施治的患者类型，如不要针刺热盛之人、大汗之人、脉乱之人以及症状与脉象相反之人，所以在临床上医者必须认真辨明患者的情况，避开禁忌，施以正确的治疗。《灵枢·逆顺肥瘦》篇有云："年质壮大，血气充盈，肤革坚固，因加以邪，深而留之……婴儿者，其肉脆，血少气弱刺此者，以豪针，浅刺而疾拔针，日再可也。"不同体质之人的气血状态也会不同，成长过程中气血会日渐充盈，且婴儿为纯阳之体，灸后热易过盛，所以青壮年和婴儿的治法略有差别，前者深刺久留，后者浅刺不留，也是临床中因人制宜的体现。《灵枢·行针》言："百姓之血气各不同形，或神气动而气走针行；或气与针相逢；或针已出气独行；或数刺乃知；或发针而气逆；或数刺而病益剧。"不同形态类型的人在治疗时的反应也会不同，临床上更须医者聚精会神，辨证施治，三因制宜。

危亦林的临床经验丰富，对各科疾病的诊治都有一定的研究，著作中也传递出因人施治的思想，如小儿的灸量少于成人，且多为三壮，"大人可灸五十壮，小儿可三壮，亦随其年灸之"，以及治疗儿科疾病"治急慢惊风，先当两乳头下，男左女右灸三壮"，均根据人的不同施以对应的治疗量。危亦林将《黄帝内经》中"因人制宜"的原则实践于灸法后，使灸法得到了更灵活的运用。危亦林会充分考虑各种因素，给予最有效的治疗方式。《世医得效方·中风》曰："中风失喑，不能言语，缓纵不随，先灸天仓二穴五十壮……息火仍移灸百会穴五十壮……灸毕还灸天仓五十壮……视病轻重，重者一处三百壮大效。"危亦林首先会考虑患者病情的轻重，先治本还是治标，注重灸疗穴位的先后顺序，然后再根据具体情况确定量，重者多灸，轻者少灸，灵活变化。《世医得效方·心恙》载："狂痫不识人，癫病眩乱，灸百会九壮。狂邪鬼语，灸天窗九壮。狂痫哭泣，灸手逆注三十壮。癫狂风痫吐吞，灸胃脘百壮。"治疗同一种疾病表现出的不同症状，危亦林亦会随症选取最合适的穴位进行灸治，是"同病异治"思想的充分体现。面对治疗后未痊愈的情况，其在《世医得效方·瘰瘵》篇章提出"于初穴上再灸"的思想，可见危亦林在灸法上具有扎实的理论基础、丰富的经验。危亦林临床应变能力强，思路清晰，极具创新精神。

五、施灸方式多元化

《素问·汤液醪醴论》载："当今之世，必齐毒药攻其中，镵石针艾治其外也。"灸疗是中医临床特色外治手段，多用艾作为灸材。艾叶性味辛温，植株有浓烈香气，说明走窜力强，能够行气活血，具有温经、祛湿、散寒、通络等功效。用艾叶晒干捣碎得艾绒，艾绒的燃烧时间较持久，与火的温热属性结合，能够加大其祛寒的能力，是治疗寒性疾病的首选治疗手段。此外，艾叶生长广泛，全国大部分地区均产，不择土壤，荒野、道旁、山间都能生长，且易于采集，所以将其作为日常生活保健与治疗的药材再合适不过。《黄帝内经》中所记载的灸法皆为艾炷法，将艾炷直接放在皮肤上，以壮为单位，燃尽一个艾炷称为一壮，如《灵枢·癫狂》云："病至，视之有过者泻之，置其血于瓠壶之中，至其发时，血独动矣，不动，灸穷骨二十壮。穷骨者，骶骨也。"虽然艾灸出现是在《黄帝内经》成书之前，书中称"故灸焫者，亦从北方来"，但明确将艾用作灸疗的原料，艾灸渐渐发展起来，则是从《黄帝内经》时期开始，并逐渐成为后世医家临床治疗疾病的重要手段。

危亦林在施灸方式的选择上，除了艾炷直接灸之外，还应用隔盐灸、隔蒜灸和隔药灸等多元的灸疗方式，提高临床的疗效。《世医得效方·霍乱》云："治霍乱，转筋欲死，气绝，唯腹中有暖气者可用。其法纳盐于脐中令实，就盐上灸二七壮，名神阙，立效。"阐述了临床中运用隔盐灸治疗霍乱，具有温中补虚、回阳固脱的功效，且疗效快而显著。《世医得效方·乳痈》云："若尽灸之，不唯火气壅聚，彼毒无所走散，又攻入里也。或辨认不明，以白芷三分，汉椒、桑白皮各一分，葱白十茎，水一碗煎，入酸醋半盏淋洗。少顷其筋自现，可以辨认。"《世医得效方·瘰病》云："所感稍深，若三作即三灸，平安。又法，只以蒜片贴在病上，七壮一易蒜，多灸取效。"危亦林将隔物灸法运用在外科疾病当中，充分发挥药物及蒜的拔毒、消肿、定痛的作用。《世医得效方·产后》云："治产后小便不通……用盐于产妇脐中填，可与脐平，却用葱白剥去粗皮，十余根作一束。切作一指厚，安盐上，用大艾炷满葱饼子大小，以火灸之，觉热气直入腹内，即时便通，神验不可具述。"危亦林将盐、葱白、艾三者结合施术于脐中的"神阙穴"，用以治疗妇女产后小便不通。最后的"即时"与"神验"等字眼突出了危亦林在临床中重灸的诊治特点，所创隔物灸疗效极佳，值得在临床中试验并推广，促进灸法向着更多元的方向发展。

总　结

危亦林出生在一个医学氛围极其浓厚的家庭，爱好诵读经典，遵循并传承了《黄帝内经》中重要的学术思想，结合家传的医书，行医50年，通过自己的临床经验总结出一些自己的独特思想，毫无保留地通过《世医得效方》这部著作传给后世。书中关于针灸的内容中有诸多有价值的思想，值得后世更深层地挖掘并运用于临床，特别是灸法的内容，若能在如今的临床研究中得到有效的发展，则能极大地扩展灸法的应用，融合到各科当中，迎来灸法的大发展。

第七章

盱江医学对《内经》养生食疗的传承与创新

《黄帝内经》是现存中国最早的医学典籍，重视养生益寿。养生即摄生，指的是保养生命，采取各种方法达到健康延年益寿的目的。养生理论在《黄帝内经》里占有极其重要的地位，是《黄帝内经》理论体系的重要组成部分，其提出的养生原则、具体的养生方法，至今仍被广大医家所推崇和运用。盱江医学致力于养生研究，如龚廷贤的《寿世保元》、龚居中的《福寿丹书》、朱权的《活人心法》、万全的《养生四要》等著作，阐述了大量关于养生保健的内容，都是基于对《黄帝内经》理念的传承创新，对当今的养生以及预防医学起着指导性作用，值得学习和借鉴。

食疗同中药、针灸、导引、按摩等一样，是中医传统的治疗手段，有着独特的作用与优势，在民间有着深厚的基础。从《黄帝内经》"五果为益"的食疗萌芽，到孙思邈"以食治之，食疗不愈，然后命药"食疗发展，都揭示着中医"药食同源"的理念。食疗既可以治疗疾病，也可养生保健，具有调养身体和治疗慢性疾病的天然优势。在人类疾病谱发生转变的今天，它也是治疗慢性非传染性疾病的有效手段。盱江代表医家大多出身世医之家，学验俱丰，精熟各家典藏，医学造诣高深，提倡饮食养生，乐于搜集各种养生术与食疗方为临床之用。如喻嘉言受到明末清初考据学风下崇古尊经思想的影响，极为重视对《黄帝内经》《伤寒论》等中医经典著作的考据研究，主张利用经典理论甄别现行医学界中出现的各种错误，临证注重"不治已病治未病"。他深受盱江流域人文、物候的影响，对饮食养生有着自己深刻的体会，既传承《黄帝内经》经典理论，但又不落窠臼而敢于突破，既重视人文、地理、物候对人体的影响，又强调因个体禀赋、年龄、性别差异而讲求区别对待，结合旴江流域独特的地理人文环境，提出既要做到饮食清淡、食饮有节、五味调和，又要遵循因时、因地、因人制宜的饮食养生原则。

第一节　龚廷贤与"形气神和"

龚廷贤（1522—1619），字子才，别号"云林山人"，江西金溪人，明代著名医家，被列为江西古代十大名医之首，是旴江医学的代表人物之一，享寿97岁，是践行中医养生之典范。其代表作《寿世保元》《万病回春》对中医养生实践具有指导性作用，为后世所推崇，并在东南亚国家广为流传，被奉为汉方圣典。龚廷贤在秉承《内经》养生理论基础上，凝练创新了关于养生保健的理论、方法和经验，阐发了关于衰老机制和祛病延年的独特见解，提出"保元气，调脾肾"的养生思想，尤其重视"治未病"和老年人调护摄养，这不仅对老年人的养生保健具有实用价值，也对当代养生保健事业发展具有一定指导意义。"养护肾精、重视中焦、和于术数、恬惔虚无、食饮有节"，是《黄帝内经》养生保健的基本原则和方法。"惜精保元、保养脾胃、调息养元、调性养德、药食延年"，是《寿世保元》将养生的内容更加具象化和实践化，给当今的养生保健、延年益寿提供了学习和借鉴，也对旴江医学养生理论的发展起到了建设性的作用。

一、惜精保元，养生防病

《素问·上古天真论》曰："女子七岁，肾气盛，齿更发长。二七而天癸至，任脉通，太冲脉盛，月事以时下，故有子。三七……七七，任脉虚，太冲脉衰少，天癸竭……丈夫八岁，肾气实，发长齿更。二八，肾气盛，天癸至，精气溢泻……八八，则齿发去。"这段话指出人体生长壮老已的生命过程是肾中精气由盛转衰的表现，突出强调了肾气在人体生长发育和生殖中的重要作用。"肾为先天之本，受五脏六腑之精而藏之"，肾藏精，不仅藏先天之精，还能藏五脏六腑之精，而精作为生命的根本，能化气，精气可生神养神，神作为生命的主宰，能够统驭精和气，因此对于延年益寿而言，养护肾精便显得尤为重要。

龚廷贤秉承《黄帝内经》提出的肾和天年的关系，进一步从肾阐述衰老机制，提出元气在人体生命活动中的核心地位。《寿世保元·衰老论》曰

"元气者，肾间动气也。右肾为命门，精神之所合，爱惜保重，则荣卫周流，神气不竭"，认为元气和元神是由先天肾精所化生，认识到元气的充盛与否与人体的衰老密切相关。因此，书中提倡"惜精保元"，能使机体的营卫气血流行通畅，气实神全。《寿世保元》还指出"两肾中间，白膜之内，一点动气，大如筋头，鼓舞变化，开阖遍身，熏蒸三焦，消化水谷，外御六淫，内当万虑"，认为元气为一身之主，以三焦为通道循行全身，内到五脏六腑，外至肌肤腠理，以推动和调控各脏腑组织、形体官窍的生理活动，若是肾中元气不足，就易出现气血亏损，外邪易侵犯，最终引起早衰或健康受损的情况。故"恣意极精不知惜，虚损生也。譬枯朽之木，遇风则折……苟能爱惜节情，亦得长寿也"，旨在强调龚廷贤"惜精保元"的养生思想。同时，龚氏认为"纵其情欲，则耗精而散气""纵欲想思则伤精"，指出不仅房事过度可直接损伤肾精，纵欲和思虑过度都可导致精气的耗伤和涣散，引起早衰或者命门火衰的情况，提示宜少思寡欲来"惜精保元"。此外，龚氏也主张晚婚保精，认为若过早的涉及男女之事，会导致"男子破阳太早，则伤其精气；女破阴太早，则伤其血脉"，指出早婚纵欲的危害性，提倡待男女气血已壮而婚以防止精血耗损而致早衰的婚育观。另外，龚廷贤创制"太和丸"，以健脾益肾，防止元气的受损。

可以看出，龚廷贤主要从衰老机制立论养生机制，提出"惜精保元"的养生方法。养生保元，首先注重对肾精的固护，精盈才能气充神旺，通过节制房事、晚婚节欲、少思寡欲、养护真气等方法，使精气充足，保证"肾藏精而不泄"，以达到养生保健、延缓衰老的目的。这种"惜精保元"为首要的养生观点，对于当今社会养生依然具有极高的指导价值，应用于养生和临证，利于先天元气的保养，有助于人体形气神的协调平衡，从而使生命得到优化。

二、保养脾胃，却病延年

《素问·平人气象论》曰"人以水谷为本，故人绝水谷者死"，强调人出生后，人的生命以饮食水谷为根本。"五脏者皆禀气于胃，胃者五脏之本也"，进一步强调脾胃在五脏六腑中的重要生理作用，生命过程的维系及所需精气血津液等营养物质的生成，都依赖于脾胃运化所化生的水谷精微，以此说明《内经》重视中焦对于维系人体正常生命活动的意义。

从旴江医学的理论体系中，也能看出医家们推崇脾胃学说，强调养生宜"保养脾胃"的思想。旴江医家提倡"气血理论"，认为气血是人身之根本，是人体精神、衰老、寿夭的关键，养生的目的就是使气血和畅。龚廷贤也在

《寿世保元·脾胃论》指出"至哉坤元,万物滋生,人之一元,三焦之气,五脏六腑之脉,统宗于胃,故人以胃气为本",强调脾胃为气血生化之源,能够化生水谷精微以滋养四肢百骸,促进精气神化生,维系人体正常的生命活动。由此可以看出,龚氏对《内经》所提出的脾胃理论进一步升华,结合气血理论强调"人以胃气为本"的养生思想,若人体气血旺盛,脾胃健运,即可延年益寿。

同时,龚廷贤在《万病回春》中专设"脾胃论",指出"愚谓人之一身,以脾胃为主,脾胃气实,则肺得其所养……水火既济而天地交泰之令矣。脾胃既虚,四脏俱无生气"。即说明脾胃位于中焦,是人体气机升降的枢纽,能够斡旋全身脏腑之气机,以此指出脾胃对于人体生命活动以及各脏腑功能正常发挥的意义。《寿世保元·凡例》载:"盖脾土一伤,则不能生肺金,金衰不能生水,是肾绝生气之源,则肾水枯竭而根本坏矣。"即认为内伤脾胃会导致各脏腑功能失调,伤及元气而减寿。"万病根源总属于虚",而"诸虚百病由生"的原因在于"饮食失节,损伤脾胃,劳役过度,耗散元气……思虑过度,心血耗散,房劳失节,肾水枯瘁……"综上,龚氏认为饮食失调、劳役过度、思虑过度等会致脾胃功能异常,影响元气的生成和运行,导致机体的正气虚弱,提示养生宜注意调养脾胃,脾胃强健则生化有源,增强体质。此外,龚廷贤尤其重视对老年人的颐养,提倡老年人应以"养元气健脾胃"为主,将调补脾胃气血作为预防衰老和养生保健的主要方法之一。

龚廷贤在继承前贤"重视中焦"养护的基础上,传承创新,结合气血理论,重视"人以胃气为本"的学术观点,强调脾胃对于维系人体生命活动具有不可或缺作用的同时,也将脾胃立论到生命的衰老机制中,又在重视"惜精保元"的同时,肯定了脾胃对延年益寿的重要意义。龚氏食疗方多以汤、糕、酒、粥、丸来表现,如阳春白雪糕、白玉糕、山药粥、神仙粥、神仙延龄丹、延龄固本丹、坎离丸、保元延寿酒,等等,无不以和脾胃、固元气、疗虚损、交心肾、安五脏、消百病为主旨。

三、调性养德,养护身心

《素问·上古天真论》曰:"恬惔虚无,真气从之,精神内守,病安从来。"《内经》指出养生的重点在于对精神的调摄,保持精神上无杂念,没有过多的妄想;情绪上要保持平静,使自身情绪不被外在的环境和事物影响。"喜则气和志达,营卫通利。"愉快的心情能使人体气机和畅,五志通达,营卫运行通畅,有利于养生。中医强调整体观念,人、自然、社会是紧密联系在一起的,而人位于自然社会背景下,容易被外在的事物干扰,致力于追求外在的事物，意识未回归到自身。"精神内守"，即强调自身的精神意识与人体生命活动相结合，主动地、内向性地运用意识，因此调养心神对机体的平衡有至关重要的作用。只有"精神内守"，调节好自身的心态，不为外物所扰，保持内心安然宁静，气血才能和调，五脏六腑才能发挥其正常的生理功能，使"形神相俱"，人体自身的抵抗力自然就会更加强健。

龚廷贤在继承《黄帝内经》提出的精神养生的基础上，进一步传承创新，将养生理论和中华传统文化相结合，引申出可以通过涵养道德以养神、怡情以畅神、虚静以宁神来达到"调性养德"的目的。首先，龚氏对养生理论进行归纳，总结出"延年良箴"，提出了摄生颐养的思想和主张，包含起居饮食、思想情志、为人处世等诸多方面。如"孝友无间，礼义自闲，可以延年。谦光辞让，损己利人，可以延年……爱憎得失，揆之以义，可以延年……积有善功，常存阴德，可以延年"，即提出养生之道，必须注重道德的修持。养生贵在养性，养性首先需要养德，在忠、孝、仁、义、礼、信等方面德教，为人处世宜互尊互重，相信人心本向善，通过修德以养神，神清则气爽，从而使人体气血通畅、形体强健，达到养生保健的效果。其次，龚氏提倡怡情以畅神。故曰"一切气不和，多因忧愁思虑忿怒伤神……事不随意，使抑郁之气留滞不散，停于胸膈之间，不能流畅"，提倡人要保持欢畅的心情以利于养生，防止气机失调、郁滞不畅，并且可通过"诗书悦心，山林逸兴"来怡情畅神养神，利于放松身心，固护正气，达到延年益寿的效果。除此之外，龚廷贤也认为"惜气存精更养神，少思寡欲勿劳心"，这其实是对"志闲而少欲，心安而不惧"的升华，提示"少思寡欲"以养神，人的内心若是能够保持虚静，没有过多的杂念和烦恼，神气日益充足，也利于延年益寿。

龚廷贤也在《鲁府禁方》中提出人有百病，"喜怒偏执是一病，忘义取利是一病，好色坏德是一病，专心系爱是一病，憎欲无理是一病……强夺人物是一病"，若"人能一念除此百病，日逐检点，一病不作，决无灾害、痛苦、烦恼、凶危。不唯自己保命延年，子孙百世永受其福矣"。同时，龚廷贤也提出了具体的应对方法，"思无邪僻是一药，行宽心和是一药，动静有礼是一药，近德远色是一药，清心寡欲是一药……扶老挈幼是一药"。在针对老年人的摄养方面，也提出宜"举念浑无去取，家之成败，开怀尽付儿孙，优游自如，清心寡欲……若家贫，子孙不能称意，只当安命持守，闭门端坐，颐养天年而已"。龚廷贤认为老年人的颐养莫善于"少思寡欲"，子孙后代兴旺成败与否，都宜看淡放宽心，以此虚静养神。龚氏提出延年的核心在于安身处世，思想和行为"勿妄""勿过"，勿操心和操劳，以养护神气和畅通气血，使形健体强、精神清爽。

龚廷贤将"调性养德"作为精神健康的内涵，养生不仅是保养身体，还需要提高道德修养，以便于人体生命自组织的有序平衡，利于维持良好的心态，保证心理健康，长寿延年。世界卫生组织也对健康提出了一个新的定义"健康是身体、心理和社会适应的完美状态"，将道德行为纳入了健康的范畴，重视涵养道德对于健康的意义。这种将涵养道德和养生理论高度统一的养生观，恰恰体现了现代医学所提出的身心和谐的观点，是对《内经》所提出的养生理论的传承和创新，为当代的养生观提供了借鉴。

四、调息养元，形神合一

《内经》提出"法于阴阳，和于术数"，指出养生不仅要符合天道，还要落实到具体的方法，因此提出可以通过一些修身养性的方法来调摄身心，《内经》里面不乏真气却病延年的论述。

龚廷贤也注重运气调息、养本固元，秉承"和于术数"的原则，推崇导引吐纳在养生中的重要作用，指出通过动作、呼吸、意识，甚至是发音，可以影响人体之气在生命活动中的规律，进而起到养生保健的功效。《寿世保元·补益篇》记载了一套保养元气的功法——呼吸静功妙诀，指出"人生以气为本，以息为元，以心为根，以肾为蒂……以通元息之浮沉。息总百脉……呼吸常在心肾之间"，说明人身以真元之气为本，以呼吸为首要，以心神活动为根基，以肾为先天之纽带。人的呼吸贯通于心肾之间，既可通行元气，同时又可以开阖百脉，便于人体之气与自然之气进行交换，以统一协调，达到"血气自顺，元气自固，七情不炽，百骸之病自消矣"的目的。由此可看出，龚氏认为导引功法可以使全身气血通畅，元气充足，情志舒畅，形气神达到三位一体的自组织自优化状态。龚廷贤深受道家思想的影响，调息静坐结合心肾之说是医家创新之举，能达到中医调和的目的。

另外，龚氏还记载了"太上玉轴六字气诀"，呼气以"呵、呼、呬、嘘、嘻、吹"，相应除心、脾、肺、肝、胆、肾等脏腑的浊气，调整各自脏腑的功能。如"呼"字诀对应的脏是脾，脾在志为思，口吐"呼"字，吸气养脾，意念一开一合，能促使腹腔的舒缩运动，泄出脾胃之浊气，健脾和胃，并且有助于脾胃运化腐熟的功能；"嘻"字诀与少阳三焦相应，三焦有主持诸气、总司全身气化的作用，又是全身水液运行的通道，因此，口吐"嘻"字，能够疏通少阳经脉，强化三焦气机的开阖，畅通全身气机。龚氏提出的"六字气诀"的作用机制就是通过发音来引动人体气机的变化，发音可以激荡血脉，与机体的脏器产生共振，从而影响脏腑的气化，以此来调整脏腑功能，影响脏腑经络气血的运行。

中医导引的作用在于能使脏腑经络之气和畅，它不仅仅是动作的导引，还要求配合呼吸、"运气"、意识、发音等来牵动人体之气的变化，皆立论于"气"，是人体之气对生命调控的表现。其中意识发挥主导作用，强调"以意引气，意到气到"，将意识和形体活动以及气机变化紧密结合，以此来强化人体之气，使全身的气机畅通；导引还可以让意识内向性地关照自身，防止日常人体之气外放于外而过度消耗，以此达到养生保健、优化生命的目的。中医导引的机制对现代运动养生有着借鉴性的作用，促使现代养生的发展。

五、药食延年，安神定志

《黄帝内经》指出"五谷为养，五果为助，五畜为益，五菜为充，气味合而服之，以补益精气"，即提倡通过合理饮食来补益人体精气，以增强体质，延年益寿。

龚廷贤秉承《内经》所提出的饮食养生的思想，进一步丰富和完善了饮食养生的内容。首先，其在《寿世保元·饮食》提出"人知饮食所以养生，不知饮食失调亦以害生"，指出养生宜注意饮食调摄和节制饮食。随后，进一步阐述饮食养生的原则和要点。如"凡以饮食，无论四时，常令温暖……不欲苦饱，饱则筋脉横解……养生之道，不欲食后便卧，及终日稳坐，皆能凝结气血，久即损寿"，提倡食物的温度要适宜，以暖食为宜，饮食不宜过饱，不宜食后便卧或者终日稳坐。还指出"食饱不得速步走马，登高涉险，恐气满而激，致伤脏腑"，故不宜食饱后立马做剧烈运动或者情志过激，以免影响消化。继而还指出"食后常以手摩腹数百遍，仰面呵气数百口，趑趄缓行数百步，谓之消化"，主张食后宜摩腹、呵气或者散步，促进脾胃运化，有效地将饮食物转化为水谷精微以布散全身，滋润濡养各脏腑组织及形体官窍，维持人体正常的生命活动。

其次，龚廷贤也主张将药疗和食疗相结合，并且创造了不少针对性的食疗方和养生膏方，诸如调和大补羹、阳春白雪糕、神仙粥、兰陵酒方、玉露酒、香茶饼子、鸡苏饼子等。分析其药食组成，多选用薏苡仁、莲子、芡实、茯苓、山药、神曲、麦芽等药性平和、健脾益胃之品，旨在日常饮食即发挥药食养生延年的功效。龚氏提倡医养并重，临床坚持药食相参。如《万病回春·妊娠》中记载："一妇人，每怀孕至三个月必堕，不肯服药，余以四五年老母鸡煮汤，入红谷、小黄米煮粥食之，不数次而胎固，至月满而生男。"龚氏在防治老年病时提出"凡年老之人，当以养元气，健脾胃为主"，在吸取前人经验的基础上，在《万病回春》中记载神仙粥，只取糯米、姜片、葱白熬制而成，健脾止泻，补中益气，治疗老年人脾肾虚衰，又记载用九仙王道糕治疗内伤劳役、元气虚损。九仙王道糕由莲肉（去皮心）、山药（炒）、白茯苓（去皮）、薏苡仁（四两）、大麦芽（炒）、白扁豆、芡实（去壳，各二两）、柿霜（一两）、白糖（二十两）组成，有养精神、健脾肾、扶元气、长肌肉、除湿热等功效。龚氏在《寿世保元》记载了阳春白雪糕［白茯苓（去皮）、山药、芡实仁、莲肉（去心皮）各四两，共研细末，陈仓米半升，糯米半斤，白砂糖一斤半。先将药米二味用麻布袋盛放甑内蒸极熟，取出放簸箕内，加入白砂糖同搅极匀。揉作一块，用小木印印作饼子，晒干收贮］，任意取食可益元气，健脾胃。这些食疗方对于现今老年人群的养生保健、延年益寿也大有裨益。

养生不是一蹴而就的事情，需要融入日常的方方面面，并且要一直坚持。"民以食为天"，龚廷贤提出"药食延年"，主要是通过药食养生，以饮食精微充养形。中医学认为，人体是由形气神三要素构成的整体，形健则神旺。脾胃运化功能正常，水谷精微化生有源，能为人体的气、血、津液、神提供物质基础，药食之形能够使人体之神内守，安神定志。因此，养护脾胃和饮食调养是预防衰老、延年益寿的重要方法，这种将养生思想融入生活的方式，能促进全民养生。

总　结

《黄帝内经》作为中医基础理论的奠基之作，其中的养生理论占有非常重要的地位。它主要是着眼于中医的整体观念，以"天人合一"作为养生的指导思想，以"法于阴阳，和于术数"作为养生的基本原则，追求达到"恬惔虚无"的理想状态，《内经》的养生核心是形气神三位一体。而旴江养生作为旴江医学的重要组成部分，其养生的理念和方法传承了《内经》中的养生内容，并且对《内经》养生内容进行了扩展和充实。龚廷贤在秉承《内经》养生思想的基础上，不断探索、丰富养生理论和方法，《寿世保元》中的"延年良箴""人有百病""医有百药"是对养生的高度概括。

总结起来，真正的养生要注重对形、气、神的锻炼和调控，通过"养内"以达"养外"的目的，通过节制房事来"惜精保元"，保养脾胃来养护气血；提倡将食养药养、导引功法融入日常养生活动，通过药食养生以饮食精微充养形，并通过气功导引以促使形气神合。此外，养生的关键不仅仅是保养身体，还需要注重对情志和道德的修养，修善行德来养心养神，有助于人体达到气血调畅、身心泰然的状态，使形气神和，利于养生长寿。

龚廷贤"形气神和"的养生观以及对衰老机制的认识，对充实中医养生内涵提供了参考借鉴，也为服务健康中国发展提供中医智慧，对现代养生具有较强的指导价值和现实意义，值得深入研究和探索。

第二节　万全与"养生四要"

万全（1499—1582），字全仁，号密斋，江西豫章人，明代著名医学家及养生学家。出生世医，自幼便受儒家文化熏陶，推崇"仁德""天人合一""中和"的思想，精通内、妇、儿诸科，于养生方面亦颇有建树，为盱江医家代表人物。万全广泛收集前贤医家的养生资料，汇集医家之所长，参以己见，结合自身临床诊疗及养生经验，著成《养生四要》，提出"寡欲、慎动、法时、却疾"的养生理论。《养生四要》中的养生方法和养生思想，重视推广和普及日常养生总则，可促进中医养生学传承和发展，有利于养生防病却疾。"节欲保精、形神相俱，法于阴阳、治未病"，这是《黄帝内经》提出养生理论和方法。"寡欲守精、慎动养气、法时养生、却疾养正"，这是万全将中医养生理论进行浓缩后的提炼。万全总结出特色鲜明的四大养生要旨"养生四要"，得到了后世医家的广泛传颂和弘扬，对于盱江医学中医养生理论的发展具有建设性的作用，对于现代养生也有实用价值。

一、寡欲守精，养护形体

《素问·上古天真论》曰："今时之人不然也，以酒为浆，以妄为常，醉以入房，以欲竭其精，以耗散其真，不知持满，不时御神，务快其心，逆于生乐，起居无节，故半百而衰也。"指出寿命的长短就在于人在生活习惯、饮食习惯、精神情绪等方面是否善于养生，若是过度饮酒会损伤脾胃和肝脏，沉溺于房事、恣情纵欲则导致肾精竭绝，不善于调摄精神和情绪，不懂得惜静爱神，生活作息毫无规律，就会导致早衰，突出了"节欲保精"对养生延年的重要意义。

万全在道家养生思想的影响下，秉承《内经》"节欲保精"的养生观，认为"寡欲乃延龄广嗣之第一紧要者"，首推"寡欲"作为养生第一要义，并且提出"寡欲者，谓坚忍其性也……"将"寡欲"的内涵进行延伸，主张的是在性欲和食欲方面谨慎而有节制，一方面节欲保精以固护形，另一方面养护脾胃以充养形。节欲保精以固护形，主要通过节制性欲，惜精养精，以顾护形体，从而达到养生保健的目的。养护脾胃以充养形，主要是通过饮食有道来养护脾胃，脾胃功能正常，能化生水谷精微，气血化生有源，则能使全身各脏腑组织功能正常运作。

首先，万全认为"欲不可纵，纵欲成灾"，精血难成而易败。肾精是构成生命的原始物质，与人体的生长发育、生殖繁衍密切相关，若"不知爱惜，反暴弃之，此所以不待八八、七七之期而早弊"。若是不节制自身的性欲，过度消耗肾精，肆意宣泄，就会使精气过度消耗，形体损耗，导致早衰或者夭折。因此在保养方面，万全提倡节制性欲，惜精养精，以固护形体，尤其强调根据不同的年纪阶段的生理特点，采取戒色、节欲、断色的方式来节欲保精。男子在未及二八"精未满"的阶段，需要戒色；因男子"阳常不足"的特点，提倡男子待30岁阳气阴精充盛时再娶妻，并且壮年时期宜注意节欲，防止因"交接多，则伤筋，施泄多，则伤精"；老年时期，由于肾精衰竭，若"近女以竭之"，会进一步导致"肾之精不足，脏腑之精竭"，因此老年时期应该断色。另外，万全还提出房事禁忌，"凡夫妇同寝，如遇迅雷光电，骤风暴雨，日月薄蚀，即当整衣危坐待旦，不可心志蛊惑，败度败礼，不特生子不肖，亦令夭寿"，指出勿在天气不佳的环境行房事，更加不要"醉以入房"，避免"暴泄其阳"。精生髓，髓汇聚而成脑，肾精充足则脑髓充足，对肾精之形的保护一定程度也能保证人体之神的正常。由此可见，节欲保精是养生保健、延年益寿的原则之一，能促使人体形气神三要素的协调稳定，保证各脏腑组织的正常运行。

其次，万全"寡欲"的养生思想还体现在饮食需有道，注重养护脾胃以充养形。"人以谷气为主者，脾胃是也。脾胃强则谷气全，脾胃弱则谷气绝。全谷则昌，绝谷则亡。"由此可看出，万全重视保养脾胃。脾胃为后天之本，脾胃功能正常，水谷精微化生有源，方能维系生命活动的正常运行。万全还提出"养脾胃之法，节其饮食而已"，认为饮食"不可过也，过则成病矣"，正如《素问·生气通天论》所说："阴之所生，本在五味。阴之五宫，伤在五味。"饮食是具有性味的，五味既可养人，又可伤人，性味和脏腑之间存在对应关系。万全指出"五味稍薄，则能养人，令人神爽，稍多，随其脏腑各有所伤"，提倡节制饮食，反对偏嗜，若是偏嗜单一性味的食物，会导致其对应的脏腑受到损伤。另外，万全反对多食，提倡谨慎饮酒和规律饮食。"苟过多则肠胃狭小不能容受，不能容受则或溢而上出……食不化则为宿食"，纵酒则"耗气乱神，烂肠胃、腐胁，莫有甚于者"。若摄入的饮食超过正常胃肠能够容纳的最大限度，就会损伤脾胃，影响脾胃的运化功能，使得食物不能及时排泄，形成宿食停滞在腹中，或变生他疾，或产生有形的病理产物影响机体的内环境。万全还指出酒味甘辛苦，过度的纵酒会耗气，影响心神，损伤脾胃，影响脾胃升清降浊和气血运行，还会伤及肝脏。由此可见，饮食有道能促进脾胃的运化，使人体所需的精、气、血、津液化生有源，再通过脾胃的转输作用，使全身各脏腑组织得到精微物质的濡养，机体趋于形气神平衡协调的优化状态。

万全"寡欲"养生理念中的"节欲保精"和"节制饮食"两个观点，是重视脾肾的体现。脾为后天之本，肾为先天之本，从固护先天之精和后天之精强调对形体的养护，形强神旺，则可达到养生防病、却病延年的目的。若欲望过多，容易造成对形体的损害，进而影响到人体之气和人体之神。

二、慎动养气，形神相俱

《素问·上古天真论》载："其知道者，法于阴阳，和于术数……故能形与神俱，而尽终其天年，度百岁乃去。"明确了"形与神俱"对于养生而言的重要性，"形体不敝，精神不散"。形和神的关系具体表现在神依附于形，神为形之主，神不能离开形体而独立存在，它的功能需要在形体健康的前提条件下才能发挥；其次，神具有主宰和调控形的作用，"神气皆去，形骸独居而终矣"。人的一切生命活动都是在神的调控和支配下完成的。

万全秉承《内经》"形神相俱"的养生思想，提出"慎动"的养生思想，指出"慎动，主静之用；主静，慎动之体"，即人体精神和形体宜动静有度，动则养形，静则养神，动静不失常度才能保证形体和精神的统一，达到养生延年的目的。

基于中医形气神三位一体生命观，"慎动"的主要机制可以概括为慎动神、慎动形和慎动气三个方面。人体生命是由形、气、神三个要素构成，且这三个要素是相互关联、相互影响的整体。形是生命的房舍，万氏基于"百病生于过用"的学术观念，提出"慎动形"的观点，认为形劳要适度，不能过极，强调动静相宜，以使"形劳而不倦"，动而不怠；还指出人体养生讲究劳逸适度，应避免过劳或者过逸，"俭视养神，俭听养虚，俭言养气，俭欲养精"。其次，针对气作为生命活动的原动力，万氏提出"慎动气"的观点。"百病生于气"，若是过度消耗人体的元气或人体气机紊乱，会导致形无所充，神无所养，机体的正气不足，防御免疫能力降低，进而使机体功能紊乱。由此，万全提出"调气者，顺其气也。服其气者，纳其气也。伏其气者，闭其气也，皆曰养气"，进一步指出养气的具体操作，旨在说明养气在养生中的重要意义，养气能固本培元、调畅脏腑气机，以促进身心协调。

万全认为，"人身之中，只有此心，便是一身之主，所谓视听言动者，此心也"，强调"心常清静则神安，神安则精神皆安"，提出"慎动神"的观点。"心者，君主之官，神明出焉。"首先，万全提出养生宜养神，保持心静神安，心静即保持心神恬惔虚无、精神内守的状态，重视于精神层面的调摄；其次，提出养生要保持情志舒畅、心绪安宁，若五志过极或者七情内伤，都会导致人体脏腑功能紊乱或者气机失调，故情志养生要求保持乐观、积极向上的态度去处事生活，使情志舒畅、心静神安。为了达到心静神安的目的，万全主张以打坐、调息、导引等方式来调节人的身心状态。"学长生者，皆自调息，为入道之门……动则息出乎脉，静则息入于肾，一动一静，心实主之。"指出调息结合静坐注重心肾结合，动静相交，并且强调要保持心静神宁，使形气神合。其调节实质就是通过对形气神的锻炼和调控，从而使人体达到形气神三位一体，强化人体的气化作用，增强人体内外之气的融合，畅通全身气机，将日常外放的意识收回体内，以促使机体自我组织、自我优化，达到养生的目的。

因此，"慎动"的养生核心在于动静平衡有度，动以养形，静以养神，使形神合一。在社会压力剧增和养生需求不断扩大的现代社会，"慎动"的养生思想对养生具有指导性作用。形神妄动会扰乱气的生成和运行，百病生于气，因此保养定气是"慎动"养生的关键；注意形神兼顾、形神皆调，才能使机体保持正常的生理状态；神作为生命的主宰，养生宜注意精神层面的调理。从形、气、神三个层次"慎动"养生，强化形气神三位一体，可达到未病先防、养生保健的作用。

三、法时养生，调摄阴阳

《灵枢·岁露论》云："人与天地相参，与日月相应也。"人禀受天地之气而生，人的生命活动和宇宙自然、四时阴阳的变化是同步的，因此《素问·上古天真论》提出"法于阴阳"的养生原则，本质是指效法自然变化规律，调摄人体阴阳之气，使人和自然阴阳变化保持一致，做到"顺四时而适寒暑"，使人体气血畅通、延年益寿。

万全在此基础上对"法于阴阳"进行了深入阐释，对四时养生进行发挥和创新，产生独到的见解。总体上以"天人合一"作为指导思想，围绕"春夏养阳，秋冬养阴"的方式，提出结合四时阴阳变化及脏腑生理功能特点的"法时阴阳"的养生方法，旨在达到"阴阳和则气平"的状态。并且指出了具体的养生方法，将"法时"养生观和日常活动融为一体，强调养生宜在饮食、日常起居、处方用药、精神调摄等诸多方面遵循"春生、夏长、秋收、冬藏"自然规律的发展变化，达到阴阳的动态平衡。

在饮食方面，旴江医家都强调"以脾胃为本"作为养生保健的共同特点。万氏认为，"养脾胃之法，节其饮食而已"，重视饮食调摄在养生保健中的作用。基于"春夏养阳，秋冬养阴"的养生原则，根据四时气候特点延伸出"春食凉，夏食寒，以养于阳；秋食温，冬食热，以养于阴"的饮食养生的具体应用，强调"春夏养阳也，济之以阴，使阳气不至于偏胜；秋冬养阴也，济之以阳，使阴气不至于偏胜"。万全还结合药膳性味不同，"春木旺，以膳膏香助胃；夏火旺，以膳膏腥助肺；秋金旺，以膳膏臊助肝；冬水旺，以膳膏膻助心"，将五行理论应用于指导饮食养生。基于此，提出四时所宜的膳食，如"春食麦与羊，夏食菽与鸡，秋食麻与犬，冬食黍与彘"。万氏还提出"适其寒温，热无灼灼，寒无沧沧"，指出食物宜保持寒热之性适度。由此可见，万氏认为饮食调摄需要遵从"法时"的养生原则，顺应四时阴阳的规律，以平衡阴阳作为主旨。

在日常起居方面，万全认为"起居有节，食色不伤"，强调养生中对日常起居调摄的重要性。基于《内经》反复强调的"四时阴阳者，万物之根本"的观点，万氏认为四时阴阳之气为万物之根本，人体容易被四时之气变换所伤，因此养生需要根据四时气候节律特点，结合人体的生理特点，主动地对日常起居和生活环境进行调整，在一定程度上增强体质和避免邪气对机体的侵害，达到保持身体健康的目的。

万氏推崇《素问·四气调神大论》提出的四时养生法，自然界阴阳消长变化形成了春生、夏长、秋收、冬藏的四时规律，宜顺应四时的规律来调摄人体的生命活动。如"春则夜卧早起，广步于庭，被发缓形，以顺其发陈之气，逆则伤肝矣……冬则早卧晏起，必待日光，无泄皮肤，以顺其闭藏之气，逆则伤肾矣"，指出宜遵循自然界四时阴阳的变化规律。春季养生应该晚睡早起，适当地进行室外活动，可通过导引或者按摩来促进阳气的宣发，以应"春生"的特性，切不可违逆肝气升发特性，犯春季养生的禁忌；冬天应该早睡晚起，肾主封藏，宜顺闭藏之气，顾护阴精。万全还根据四时阴阳的变化提出在穿着方面的养生方法，"春虽温多风，棉衣不可太薄。秋冬凉而寒降至，衣褐宜早渐加也"，即根据四时气候温凉的变化，宜注意适当增减衣物。万氏还告诫"凡大寒大热，大风大雾，皆宜避之，不可恃其强健而不畏也"。当面对四时不正之气，应当进行规避。邪气是发病的重要条件，邪气侵袭机体，易导致机体阴阳失调、脏腑经络功能紊乱、精血津液代谢失常。这也是对"虚邪贼风，避之有时"的具体应用，提示需注重外避时邪。在涵养性情方面，建议春夏"教以礼乐"，秋冬"教以诗书"。这是因为"春生夏长，乃阳气发泄之时，教以礼乐者，歌咏以养其性情，舞蹈以养其血脉，亦养阳之道也。秋冬收藏，乃阴气收敛之时，教以诗书者，优游以求之，涵咏以体之，亦养阴之道也"。根据"春夏养阳，秋冬养阴"的总原则调节人的精神情志，以疏通气血，促进脏腑经络运行，强化内外协调能力。由此可见，从"天人合一"的角度出发，万氏根据四时规律变化，从精神情志、生活起居等方面施行养生之道，以调摄精神，保全形体且顺从阴阳的规律，保证内脏之气和四时阴阳之气的协调，达到延年益寿的目的。

在处方用药方面，万氏继承《内经》"治未病"的养生观，并进一步根据四时脏腑的生理特点，创制了一些针对四时多发病、常见病的防治养生方，如春天解宿毒的消毒丸、去春温的易老九味羌活汤，夏天解暑的清暑益气汤、生脉散，秋天治疟的补中益气汤，冬天治嗽的参苏饮等。万氏提出要因病制宜，无病时慎重服药，不可妄补，治疗时结合病机，辨证施治。万氏还提出"春宜吐，夏宜汗，秋冬宜下，此教人治病者，不可犯时禁也"，主张因时制宜，根据四时阴阳变化的规律以及疾病的发展特点，采取不同的治疗方法和方药，取以不同宜忌，勿犯时禁。

万氏"法时养生"的思想，在遵循《内经》"法于阴阳，顺时养生"的原则基础上，进一步展开阐述其"法时"的养生思想在饮食、日常起居、处方用药等方面的体现，效法自然界阴阳变化的规律，调摄人体阴阳之气，这样才能保证人体的气血、阴阳平衡，使人体达到"阴阳和则气平"的健康状态，实现延年益寿的目的。这种将"治未病"思想和养生方法相结合的保健思想，对于中医养生的发展和应用具有重要的借鉴意义。

四、却疾养正，倡治未病

《内经》的养生理论尤其强调"防重于治"，如《素问·四气调神大论》云："是故圣人不治已病治未病，不治已乱治未乱，此之谓也。夫病已成而后药之，乱已成而后治之，譬犹渴而穿井，斗而铸锥，不亦晚乎"，首次提出"治未病"的思想。

万全秉承《内经》的"治未病"思想，创新提出"却疾"为养生四大要旨之一，指出"善养生者，当知五失"，总结养生的注意事项是"不知保身一失也，病不早治二失也，治不择医三失也，喜峻药攻四失也，信巫不信医五失也"，主张未病先防、已病防变和愈后防复，还将中医治未病与医者调理技术和医患关系相结合，使"治未病"思想在养生却疾上得到了充分体现。

首先，万氏提出"不知保身一失也"，诠释治未病的关键在于"未病先防"，重视在养生却疾中对正气的养护。正气是疾病产生的内在因素，若正气不足，机体抵御外邪能力下降，邪气就容易乘虚而入，导致机体脏腑经络功能紊乱、阴阳失衡。万全尤其注重对先后天的调补，提前给予巩固性的治疗或预后措施，防止疾病的产生以及复发，达到未病先防和愈后防复的目的。另外，万氏提出"保养精、气、神，内外交养乃为上策"，指出"养正"

的关键在于对精、气、神的调护，建议早服朱丹溪"滋阴大补丸"以益肾填精，昼服"参苓白术丸"以健脾益气，夜服"天王补心丹"以交通心肾，如此三方合用能够保养人体的精气神，强化人体形气神合，起益寿延年的功用。

其次，万氏指出"已病防变"的要点，其一为早期诊治，其二为控制疾病传变。首先，根据"善治者治皮毛，不善治者治骨髓。盖病在皮毛，其邪浅，正气未伤，可攻可刺。病至骨髓，则邪入益深，正气将惫，针药无所施其巧矣"，万氏认为在疾病初期应尽可能做到早期诊治，切断疾病传变途径，"先安未受邪之地"，防止疾病进一步发展与传变。疾病日久，邪气入内，病势加重，正气已伤，对于医生而言，医治起来越发困难。其次，万氏反对讳疾忌医与盲从巫术，以免延误治疗时机。"今人有病，不即求医，隐忍冀瘥，至于病深，犹且自讳，不以告人，诚所谓安其危，利其灾也。一旦病亟，然后求医，使医者亦难以施其治。"指出有的人患病后，不及时就医，强行克制忍耐病痛，希望能够自行痊愈，甚至有的人等到病情深重时还讳疾忌医，以至于病入膏肓才就医，医生难以施治。以此提示今时之人，一旦发现疾病应该早治疗，以预防疾病的传变发展。另外，万全提倡"慎用医药"，强调药物养生，应"中病即止，勿过其剂"，且在服用养生方药的时候，需谨慎。"凡养生祛邪之剂，必热无偏热，寒无偏寒"，"药有偏性，必有所偏助，而会使脏气不平，无疾服药使无事生事。"万全主张药物养生要根据身体的阴阳气血盛衰状况来服用，不可盲目进补或者攻伐，对于健康之人，无需刻意服药。此外，万氏认为医患之间宜相互理解尊重，共同构建和谐融洽的医患关系。"彼有疑忌者，又明以告之，有是病必用是药，使之释然"，强调在行医的过程中，宜注意消除患者的疑虑和顾忌，增强患者对医生的信任，便于疾病的精准诊疗，相应地增强患者的医从性，也能由此构建"治未病"的预防养生观念。

由此可见，万全提倡养生保健，宜以"却疾养正"为先，这是对《内经》"治未病"思想的进一步升华。由此强调在未病之时，就应注重养护正气，未病先防；在已病之时，积极治疗，慎用医药，用药中宜，防止其传变。万氏还指出"相互尊重，医患和谐""远离巫术，相信医学"，这对于构建正确的医疗观和养生观具有现实指导意义，也推动旴江医学流派养生学说的创新发展。

总　结

《内经》以"法于阴阳"为养生原则，以"形神相俱，精神内守"为养生目标，提倡"治未病"的预防养生观念。万全秉持《内经》的养生思想，结合自己的实践经验，不断升华理论，提出自己的独特见解，总结出"寡欲、慎动、法时、却疾"的养生四要，这是对养生原则的高度概括，注重将养生融入日常活动，旨在固本培元，辟邪防毒，从而长养性命。

万全认为养生莫过于"寡欲养性"，通过节欲保精和节制饮食来养护脾肾，顾护形体；强调从"慎动形""慎动气""慎动神"来践行"慎动养生"，注重动静相宜，以保养定气，使形神相俱；养生宜"法时"而和阴阳，基于"春夏养阳、秋冬养阴"的法则，将效法自然规律的观念融入饮食、日常起居、处方用药等日常养生活动的方方面面，对推广日常养生实践具有指导意义；注重"却疾"而慎医药，提倡"未病先防，爱己保身""有病早治，已病防变"的预防养生观。此外，万全提倡构建和谐融洽医患关系和相信科学理念。万全"养生四要"的养生观，理论精辟通俗，方法简单易行，对于指导现代人养生保健具有实用价值，也对盱江医学流派乃至于现代养生学养生思想的构建和发展有着积极的指导意义。

第三节　朱权与"中和神隐"

朱权爱好广泛，信奉养生，好学道术，著有《活人心法》《运化玄枢》《神隐》《救命索》等多部医药著作。朱权受道家和古代中和思想的影响，特别重视精神养生，以道养生、中和养生、神隐养生是其主要的养生思想特点。朱权的养生观提倡对精神的修持，使养生内容更加具体化，更加便于践行，传承和发展了古代精神养生的智慧。

"养身以全神、调神以养心，精神内守至摄生"，这是《内经》提出的养生理论和方法。朱权认为"修养摄生之道"宜"全精、全气、全神"，"养形至中和、以道治心至中和、内修精神至神隐"，这是朱权养生思想的概括。由此可见，朱权的养生观念对于当代"精神养生"具有十分重要的指导价值，在精神境界、价值取象、人生识悟等方面都有振聋发聩的现实意义。

一、养身中和，以形为先

形神俱养，源于《素问·上古天真论》"形与神俱"的论述，指出养生的基本要求是达到"形与神俱"的状态，方能延年益寿。《内经》在形神俱养的前提下，更重视养神，强调心神在生命活动中的重要作用，如《素问·宝命全形论》提出"一曰治神，二曰知养身，三曰知毒药为真，四曰制砭石小大，五曰知腑脏血气之诊"，将治神放在首位。但是形神是不可分割的，两者是相互协调的，无形则神无以生，无神则形不可活，养生不仅要注重对精神的调摄，还要注意对形体的养护。因此《内经》提出"养形"的方法有"和于术数""食饮有节""起居有常""不妄作劳"等，强调形的健康是神维持正常状态的前提和基础。

朱权秉承于《内经》中的"养身以全神"的思想，结合自己的实践体悟，创造性地提出了保养身形的诸多方法，将养生落实到日常生活中。养形，其关键是对脏腑经络、形体官窍以及体内的精气血津液等形质的调护，从朱权的著作中不难发现，其将"养形"落实到慎起居以利形、和术数以健形、倡药食以充形等诸多方面。

1.慎起居以利形

基于"天人合一"整体观，人的生命活动会被天地阴阳的变化规律所影响，因此人体需要顺应自然界的规律，做到起居有常，避免邪气对形体的损伤。因此，朱权首先提出"逐月养生"的思想，在《运化玄枢》中逐月对一年12个月在气候、月占、时俗、吉辰、养生、服食、禁忌7个方面分别进行了详细的养生方法论述，特别是提出"禁忌"养生，如季秋之月的禁忌为"其月，勿食姜，损目……勿食犬肉，伤人神气。勿食霜下瓜，成翻胃……勿食生冷，以防疠疾……月忌，夫妇戒容止，犯者减寿"，尤以饮食禁忌和房事禁忌为主，对现代养生禁忌具有重要的意义。其次，朱权提出宜注意规避邪气的侵袭，指出"凡坐卧处始觉有风，宜速避之，不可强忍……故虽暑中不可当风取凉、醉后操扇（《活人心法》）"，强调要懂得规避"虚邪贼风"，以免对机体造成形质损害。

2.和术数以健形

朱权融合气功、导引为一体，总结创造出了一系列独具特色的养生术数，以强化对形气神的锻炼和调控。他将调息静坐与时辰相结合，提出"凡服食须夜半子后，床上瞑目，盘坐面东，呵出腹内旧气三两口，然后停息……此为气归丹田"。朱权还在《活人心法》中详细记载了"八段锦"的导引方法，"闭目冥心坐，握固静思神。叩齿三十六，两手抱昆仑……闭气搓手热，背摩后精门。尽此一口气，想火烧脐轮……唯鼻中微放清气……渐觉身轻，若能勤苦不息，则仙道不远矣"，并且还绘制了多幅图例以展现动静相宜、柔和舒展的术数特点。朱权还载录了"去病延寿六字诀"的气息导引法，强调"其法以口吐鼻取"。综上，首先能够看出朱权重视调息调气导引养生的方法，调息本质上就是神和形的结合，是对最基本的生命活动中的呼吸运动的锻炼和调控，能够顾护元息之气；其次，朱氏认为通过形体动作牵动经络之气或者通过发音影响脏腑气化，都能够引导人体内气的开合出入以及气机的升降，进而调整机体的生命活动；第三，朱氏也认为整个导引过程中，需要静心，排除杂念，积极主动地将意识内向性和人体生命活动紧密结合，运用意识引导形体和气的流动运行；第四，朱氏将藏象学说与养生理论结合，调息能调五脏六腑的气机，导引能增强五脏六腑的功能，使全身气机和畅、气血畅通，如"气归丹田""背摩后精门"，能够补益脾胃和强腰固肾，强化身体自我优化的能力。由此可见，通过术数的导引，既能够强健筋骨，内畅气血，又可以使形气神合，达到延年长寿的效果。

3.服药食以充形

"善于调理者，尚须以药扶之。"朱权认为人若是想常保健康，补养饮食是不可或缺的，人的脏腑气血有赖于饮食化生的水谷精微的充养，因此提出药食同源的养生之法，旨在保养脾胃、颐养五脏。首先，朱权主张"夜食多，脾不磨"的观点，提倡晚上勿多食，以免导致脾胃负担过重引起饮食积滞；基于"酸多伤脾，辛多伤肝，咸多伤心，苦多伤肺，甘多伤肾"，指出五味的偏嗜会导致脏腑形体的损伤。朱权还载录了服食之方，如在《延寿神方》中载有服食方19首，在《活人心法》中专设"补养饮食"篇，载录13首补养方，详细记载了方药的性味功效、主治病症、制作方法、食用方法，以体现旴江医学的食养食补特色。且其所选取的如鹿角、牛肉、黄芪、山薯、枸杞等，都是以补益人体精气血津液为主的药食同源之品，可以看出朱权在药食养生方面注重对形体的养护。形不仅包括外在的形体官窍、脏腑组织等，还包括在体内的精气血津液等生理活性物质，因此药食养生即是从"养形"的角度，补益精气血，以充养形体，达到"假求外物以自坚固""变化气质以求延年"的效果。此外，朱氏除了考虑脏腑的四时特性，还考虑到药食的应时性，如针对季秋之月的服食提出"其月，采术……延年益寿。其月，取商陆根服之。初九日，采菊花，与茯苓、松柏脂丸服，令人不老……"，服食中的白术、商陆、茯苓、菊花等多为季秋之月的当令之品，体现因时制宜的特点。这种将药食养形和"法时"相结合的养生思想，是朱权在旴江医学养生理论方面的创新，为养生理论提供了一种思维方式。

朱权将日常养生活动和养生理论及实践紧密结合，既凸显了其应用价值，也使养生学有了质的飞跃，对现代养生中的"养形"提供了指导性作用，使养生具有了较强的科学性和实用性。

二、病由心生，以道治心

神是生命活动的主宰，关系着人体各项功能活动的正常与否，决定着生命的存亡，故曰"志意和，则精神专直，魂魄不散，悔怒不起，五脏不受邪矣"。《内经》强调养生以养神为关键，并且在《素问·上古天真论》《素问·四气调神论》中都提及了类似"独立守神""积精全神""精神不散"等养神修身的方法。《内经》认为"心为君主之官"，养生应该以养心为主，通过调摄心神和情志，使脏腑不失"中和"，气血运行通畅，以达到养生的目的。

朱权认为道是宇宙万物的本源，是自然万物生命演化的总规律。"体与天地同，是以合于道，修之可与天地而同长存焉"，说明养生应该注意修真合道，掌握自然界的规律进行养生，就能合乎于道，延年益寿。因此朱权提出了最著名的"以道治心"的养生观点，在《活人心法》中强调"欲治其疾，先治其心。必正其心，然后资于道。使病者尽去心中疑虑、思想、一切妄念、一切不平、一切人我，悔悟平生所为过恶，便当放下身心，以我之天而合所事之天，久之道凝于神，则自然心君泰宁，性地平和，知世间万事皆是空虚，终日营为皆是妄想，知我身皆是虚幻，祸福皆是无有，死生皆是一梦……此真人以道治心疗病之大法也"。朱权指出"以道治心"的关键在于保持内心的安然宁静，尊崇内心所思所想，无任何的疑虑与忧思，反观内心，回归本心，调整好自己的心态，不为外物而烦扰自身，强调养生宜注意对心性的修持，改变意识深处那些后天得来的非真理的存在，以不偏不倚、几近于"道"的方式去为人处事，使自己的心神得到调整和修养，这实际上也是"内求"的一种表现。

朱权也倡导养生应该治心当先，认为"未必不由因心而生"，故曰"今之医者唯知疗人之疾，而不知疗人之心，是由舍本逐末，不穷根源而攻其流"。并且创造性地提出了"专治医所不疗一切之疾"的特色精神养生方"中和汤"，认为"服之保固元气，邪气不侵，万病不生，可以久安长世而无憾也"。中和汤具体包括"思无邪，行好事，莫欺心，行方便，守本分，莫嫉妒，除狡诈，务诚实，顺天道，知命限，清心，寡欲，忍耐，柔顺，谦和，知足，廉谨，存仁，节俭，处中，戒杀，戒怒，戒暴，戒贪，慎笃，知机，保爱，恬退，守静，阴骘。上三十味，口咀为末，用心火一斤，肾水两碗，慢火煎至五分，连渣不拘时候温服"。朱权提出的"治心"养生可谓是进一步升华了中和养生思想的内容，不局限于《内经》提出的"调神养心"，还从养德的角度去阐述中和养生的意义，强调养生不仅是对形体的固护，更重要的是对心神的调整和道德的修养。人不仅是生物人，还是自然人和社会人，会受到自然环境和社会环境的影响，因此除了需顺应自然以养形气，还需要重视处理人和社会的关系，对人的精神道德进行修持，涵养道德，培养健全的人格，使精气神和情绪至中和以养神。而朱权的"中和汤"恰好涵盖了人生的生命观、价值观、道德观等多方面的内容，注重对道德的修养，提出宜注意顺应道法自然，保持心地纯洁安静，少思寡欲，不被外在事物所干扰，以免影响情绪，精神不妄动，日常处事宜谨慎、谦虚、大度，知足常乐，行善积德等，以"中和"为人处事，既不伤害自己的身心，也不伤害他物，既不违背自然规律，也不违背伦理道德。并且指出用"心火"和"肾水"慢火煎服，且"连渣不拘时候温服"。朱氏认为心藏神，肾藏精，精神互用，而且对"德"和精神的修持不是一蹴而就的，是个艰苦而漫长的过程，这就需要一定的悟性和毅力，去达到精神"中和"的状态，这对于生命的养护是大有裨益的。朱权还提出"和气丸"，指出"忍，心上有刃，君子以含容成德。川下有火，小人以忿怒殒身"。要达到"和气"，关键在于能够控制自己的情绪，学会"忍"。养心即是养德，朱权注重道德层面的修养，认为胸怀要广阔、心态要平和，要克除性格的偏执，和气忍让，保持精神情志至"中和"，使意识与自然之气合而为一，达到"一念既萌，神驰于外""心如水之不挠，久而澄清，洞见其底，是谓灵明宜乎静"的境界，使人体生命活动得到优化。

朱氏在精神养生中提倡"以道治心"，指出病由心生，强调养生宜修真合道，坚持对心性的修养，注重养德，致力于始终保持精神"中和"的状态，方能"形神相俱，精神内守"，有利于人体整体功能的优化，达到延年益寿的目的。

三、精神内守，归隐中和

《素问·上古天真论》载："恬惔虚无，真气从之；精神内守，病安从来。"由此说明养生的实质在于通过对形气神的调摄使"精神内守"，将精神意识与人体生命活动相结合，以达到"恬惔虚无"的优化状态，促使人体生命活动的自组织平衡有序，起到养生保健的作用。

朱权秉承《内经》提出的"精神内守"的养生手段，注重意识活动的内向性对保养生命的意义，进一步扩展和升华，结合自己当时的经历和所处的社会阶段，记载隐逸山林之趣、日常养生之道，或将四时民俗和农事养殖践行在养生中。他在《神隐序》中提到"乃取洁心、洁身、洁世之事，类其篇目，编之为书，曰《神隐》"，指出其撰写意图，提出"神隐"的养生思想，以此宣扬自己的养生志趣。朱权的"神隐"养生首先是处世态度的体现，他寄情于"晦流赋诗""沧浪濯足""一蓑江表""扁舟五湖"以及农家乐事等生活形态，认为"乐人之所不乐，而独乐其所乐也……独以恬淡为乐"，指出修身宜保持积极乐观、洁身自好的生活态度，人所不乐而独乐其乐的价值取象。其次，"神隐"养生可从对人生的识悟中去修持精神，"自谓天地之有盈虚，万物之有隆替，能知此者，可以语道……""物成者，废之始也，事成者，败之终也，得之者，失之由也"，世间万物都是在不断地兴替流转变化中，有花开就存在花的凋亡，有失必有得，风水轮流转，任何事情都不能一直如人所愿往最好的方向发展。因此，朱权指出"今以有限之光阴，而供乎无厌之欲；以无穷之心思，而役乎有形之质，致使心劳神役……嗜欲攻其左，衰老夺其右，使心惶忽莫支而日与道相远"，认为人生在世，要学会少思寡欲、知足常乐，不要被外在的世界的欲望所纷扰，以免劳形劳神，使形气神紊乱。朱权还以"悬颇急滩，波涛汹涌，鱼龙之所安也，人入而惧""鬓蛾眉，郝颜玉容，众目之所欲也，轩皇爱嫫母之而好落英之貌"等为例说明"人之好恶有所不同"，劝诫不要太过于计较得失好恶，得之焉知非祸，失之焉知非福。

朱权的"神隐"养生，不仅代表的是"置幽闲于天壤，远人事于大廛，遁世以无闷也"的精神高度自由、恬恢虚无旷达的生活态度，还包括"生于黄屋之中，而心在白云之外；身列彤庭之上，而志不忘乎紫霞之想"所主张的不以物喜，不以己悲，远离人事，既不劳神，亦不劳形的处事态度。这些其实都是朱权从精神上追求"以道合一"的养生目的的体现。

总　结

《内经》指出"形神俱养"的养生方法，提倡"恬恢虚无，精神内守"的摄生思想，其养生理论一定程度能体现"中和"思想。朱权传承《内经》的养生思想，结合自己当时的经历，重视精神养生，创造性地提出了以道养生、中和养生、神隐养生的思想，还将养生落实到日常生活。朱权指出养生宜"形神俱养"，可通过慎起居、和术数、倡药食达到"养形"的目的；提出"以道治心"的养生观，结合"中和汤""和气丸"等精神处方，强调养生宜修真合道，不仅要坚持对心性的修持，也要注重涵养道德；提出"神隐"养生观，神隐不仅是养生方法，更多是对精神境界的追求，朱权注重内在的精神修持，提倡"神隐而形不隐，形隐而神不遗"的处事态度，以此达到清虚静泰、与道为一的"神隐"养生境界。

第八章
盱江医学对《内经》医德教育的传承与创新

　　《黄帝内经》是我国中医文化之根，不仅从天文地理、阴阳五行、社会人文等层面为中医学建立了理论体系，也为中医学医德教育体系奠定了基础。其提出的医德标准历经千载仍被广大医家所推崇。医德，是成为一名医者的前提和关键，即使医术再高，无德则必不可为良医。古往今来，凡是名垂青史的医者，不仅仅拥有高明精湛的医术，更有着非凡卓越的医德人格。盱江医学作为我国知名的地方医学流派，一直秉持着对《黄帝内经》医德教育的传承，并在此基础上推陈出新，发展出了自己的医德教育体系。正是在这样优良医德风气的熏陶下，从古至今，盱江医学诞生了诸多名医高士，他们延续了《黄帝内经》的医德之风，同时也诞生了盱江医学独树一帜的医德教育体系。

第一节　千古儒医李梴

　　"以人为本、博学多识、医术精湛、从容镇静"，这是《黄帝内经》对医者的基本医德要求。"体恤患者、融会贯通、严谨仔细、恬淡内守"，《医学入门·习医规格》将医德教育的内容更加具象化和实践化，给每位即将或者已经担负起救死扶伤重任的医者提供了学习和参考的模板，也对盱江医学医德教育的发展起到了建设性的作用。

一、以人为本，体恤患者

《素问·宝命全形论》言："天覆地载，万物悉备，莫贵于人，人以天地之气生，四时之法成，君王众庶，尽欲全形，形之疾病，莫知其情，留淫日深，著于骨髓，心私虑之。"体现了其"以人为本"的根本宗旨，表达了对"人"的高度重视，此观点也无不为后世医家所推崇。"以人为本"的思想理念，要求医者具备一颗仁爱之心，只有怀揣着仁心，才能真正体会患者之苦，才能将"以人为本"的人文关怀落实到每一位患者身上。

《医学入门·习医规格》言："医司人命，非质实而无伪，性静而有恒，真知阴功之趣者，未可轻易以习医。"医者的工作，关乎人的性命安危，需保持沉着质朴，切不可轻浮躁动。只有那些真正了解医学魅力、热爱医学事业的人，才可以踏入医者的行列。这不难看出，在盱江医学的医德教育里患者的地位之高。这也体现了其对"以人为本"理念的传承与贯彻。"以人为本"不能只是一句空话，要真正落实到诊治过程中来。"既诊后，对病家言必以实，或虚或实，可治、易治、难治，说出几分证候，以验自己精神。"李梴认为，医者完成诊断后，应坦诚地将病情悉数告知患者，这是对"以人为本"思想的升华，要求医者不仅要重视患者的躯体病安与否，也应对其人格予以尊重，做到对患者无欺。无论患者所患何病，其严重程度如何，都应该将自己所诊断出的病情详细告知于他，这是作为一名医者的基本素养。

"治病既愈，亦医家分内事也。纵守清素，藉此治生，亦不可过取重索，但当听其报酬。如病家赤贫，一毫不取，尤见其仁且廉也。"李梴认为，救治患者为医者之本分，医者理应淡泊名利，适当收取酬谢，但对于经济困难的患者，则不应收取报酬，方能彰显以"仁"为核心的医德要求。

无论是古代还是如今，医者都是要直接面对患者群体的。患者是一个特殊的群体，他们在生理上属于"弱势"，往往都渴求医者能通过治疗缓解甚至解除他们的病痛。在良好和谐的医患关系当中，医者应该多加体谅患者，因为这不仅仅是医者的职责，也是对生命的尊重、敬畏。古人提出的以患者为中心的观点，放在当今社会，依然具有极高的指导价值。

二、博学多识，融会贯通

《素问·著至教论》中，黄帝曰"善，无失之，此皆阴阳表里上下雌雄相输应也，而道上知天文，下知地理，中知人事，可以长久，以教众庶，亦不疑殆，医道论篇，可传后世，可以为宝"。《内经》认为，医学理论涉及的范围极为广泛，行医之人须学识丰富、见多识广，才能胜任医者的职责。同时，也只有包含诸多知识于一体的医学理论才能源远流长，不被历史淘汰。

在旴江医学的理论体系中，也能够看到对医者及其医术的相同要求。《医学入门·习医规格》中言："盖医出于儒，非读书明理，终是昏俗庸昧，不能疏通变化。"明清时期，儒学的地位得到空前提高，儒家也把中医医术作为其实施"仁术"的重要手段，认为儒士"不为良相，便为良医"。故医者在学习医经之时，也要熟读"四书五经"。随着儒家思想渗透到中医学中，医者的文化素养和临床治疗水平也有着十足的进步。同样，旴江学派认为中医学和儒学是不可分割的，即和社会生活存在联系紧密，如果医者仅仅只是钻研所学医术，却脱离社会环境与中华传统文化，未和现实生活紧密结合，那么他只可能成为一名平庸的医者。这无疑是对《黄帝内经》所提出的理论的进一步深化，并结合了当时的社会潮流趋势。具体来讲，针对医者的医术而言，"如欲专小科，则亦不可不读大科；欲专外科，亦不可不读内科"。如果要专精于某一类疾病的诊治，不能不了解、认知整个中医的方法理论。中医是一个整体，其包含的各个方面是紧密联系在一起的，且都建立在同一个中医理论体系的基础之上。要求医者将医学、自然、社会等各类知识融通起来，才能总揽全局，临阵不乱。

李梃认为，作为一名合格的医者，不能只拘泥于对某一类疾病的研究，也要对其他的学科知识有所认知、掌握，可以有所专长，但不能对他科内容一窍不通。这同时也印证了旴江学派不断学习、思考、实践的优良医风传统。作为一名医者，理应多读书、多思考、多实践。不读经典，不知先贤之智慧；不常思考，不解方书之妙义；不经实践，不明理论临床的区别和联系。所以，走在习医之道的医者们，一定要始终坚持"活到老，学到老"的求学态度。要成为一名好的中医，必须要不厌其烦地读书治学、积累经验、融会贯通，不然一切都是徒劳。

三、精湛医术，严谨仔细

《素问·疏五过论》言："良工所失，不知病情，此亦治之一过也……愚医治之，不知补泻，不知病情，精华日脱，邪气乃并，此治之二过也……善为脉者，必以《比类》《奇恒》《从容》知之，为工而不知道，此诊之不足贵，此治之三过也……医不能严，不能动神，外为柔弱，乱至失常，病不能移，则医事不行，此治之四过也……医不能明，不问所发，唯言死日，亦为粗工，此治之五过也。"《内经》提出了医者在诊治上容易出现的五种过失，强调了医者在诊病时必须结合患者的身心状态、生活环境以及社会地位等多方面因素进行综合分析，否则便是"粗工"，无法胜任医者之职责。《灵枢·顺逆肥瘦》言："圣人之为道者，上合于天，下合于地，中合于人事，必有明法，以起度数，法式检押，乃后可传焉。故匠人不能释尺寸而意短长，废绳墨而起平木也，工人不能置规而为圆，去矩而为方。"凡事皆有规矩，医者就如同工匠，测量物体长短离不开尺寸，衡量平直与否不能不依靠绳墨，诊治疾病同样也离不开正确的医理法则。《黄帝内经》中的这些篇幅，无一不是告诫天下医者，为患者诊断疾病时，应严格按照正确的医理规则行事，并需不断地精湛医术水平，精于临床，勤于实践。

盱江学派传承了《黄帝内经》对医者须精湛医术的要求，认为医者在为患者诊病时应系统全面地询问病情，包括皮肤、脏腑、四肢等诸多方面。《医学入门·习医规格》言："及其为人诊视，先问证起何日，从头至足，照依伤寒初证、杂证及内外伤辨法，逐一详问。证虽重而门类明白者，不须诊脉，亦可议方；证虽轻而题目未定者，必须仔细察脉。"李梴认为，首先要确定证型，方能开方潜药，即使病情危笃，也应如此。且应明辨患者的体质差异，详细了解其既往史、个人生活史等，并结合望闻问切四诊，对患者有更加清晰、全面的认知，这样才能使诊断更加准确无误。

"凡剂料本当出自医家，庶乎新陈炮炙，一一合则。况紧急丸散，岂病家所能卒办？但有病家必欲自制者，听其意向，须依《本草》注下古法修合，不可逞巧以伤药力。"李梴同时也提出了诊病之后对用药的要求，医者应综合考虑药性、分清君臣佐使及制药方式，要遵循客观规律，不可脱离实际，不经思索便随意用药。倘若首次处方用药效果欠佳，则需要重新审查患者病情，仔细推敲，方可再次开具处方。

盱江医学从古至今诞生了诸多名医，他们无一不是通过孜孜不倦的学习、实践，研读古今医书，且不断向同行学习，才练就了精湛的医术。

人们常说，西医看的是病，中医看的是人。整体观念确实是中医学理论体系的重要特点，但这也意味着想要成为一名优秀的中医，需要具备较高的知识、技术水平，因为中医需要从各个方面来把握病情、辨证论治、遣药开方，这是一个博大却精细的过程，需要经验的累积和思路的清晰，能真正做好属实不易。在如今这个竞争激烈的时代，中医更应该努力提高其医术水平，成为一名真正能够治病救人的中医，而非碌碌终生的庸医。

四、从容镇静，恬淡内守

《素问·征四失论》提出了医者诊断疾病时最容易犯的4种错误，其中

"受师不卒，妄作杂术，谬言为道，更名自功，妄用砭石，后遗身咎，此治之二失也"，指出医者应踏实求学，精通医术，而非轻浮躁动、好大喜功，将荒谬的旁门杂术视为真理，这样不但违背了中医学的基本原则，且会损伤患者的身体而并未达到医治的效果。所以医者应真真正正静下心来，找到正确的学习方向，学有所成。"治数之道，从容之葆，坐持寸口，诊不中五脉，百病所起，始以自怨，遗师其咎。"《黄帝内经》认为，诊治之道务必以从容镇静为原则，且应精于所学，只有这样，在面对患者与疾病之时方能从容不迫，从而不至于自怨自艾，甚至归咎于老师的传授不好。"是故治不能循理，弃术于市，妄治时愈，愚心自得。"这句话指出医者即使治愈了患者，也不能居功自傲。总而言之，《黄帝内经》告诫天下医者要时刻保持静心凝神的状态，要不骄不躁、潜心钻研、专心治病，这样才能达到更好的医治效果。

《医学入门·习医规格》中也提出医者需具有"质实而无伪，性静而有恒"的人格品质，医者应质地朴实、诚实守信、性情喜静而持之以恒。这符合《黄帝内经》对医者的基本要求。《医学入门·习医规格》中言："治病既愈，亦医家分内事也……而不从头至尾灵精熟得一方一论，而便谓能医者。"李梴所代表的旴江学派要求医家保持内心的恬静，切忌骄傲浮躁，并将治愈患者作为自己的职业责任，而非炫耀的功绩，不能在会开一种方、掌握一种治疗理论之后，便狂妄地以为自己能够包治百病、无所不能了。首次为患者诊病开方后，若未达到理想效果，《医学入门·习医规格》中提出要"姑待五鼓静坐，潜心推究其源"，医者在五鼓清晨宁心静坐，认真推敲，再次为患者诊察、改方。如果能够达到如此境界，定能极大程度地提高疾病的治疗效果。又言："纵守清素，藉此治生，亦不可过重索取，但当听其所酬。如病家赤贫，一毫不取，尤见其仁且廉也。盖人不能报，天必报之，如是而立心，而术有不明不行者哉！"医者治愈了患者的疾病，为其解除了病痛，理应受到酬谢，但万不可以此为由，索取过多。如若遇到家徒四壁的患者，医者应该大发慈悲，尽力救治而不收取酬劳，这也是一位真正具备仁爱之心的医者应具有的品质。如果天下医家皆可如此，医术将会得到蓬勃的发展！《医学入门·习医规格》中提出的这些要求与具体方法，均体现了旴江医学对于《黄帝内经》"从容镇静"原则的继承与发扬。

在物质生活极度丰富的当代社会，人们很难保持内心的恬静，那么作为医者，该如何做到上述诸多的医德要求呢？完全的清心寡欲、无欲无求，也许无法做到，但可以在生活中养成静下心来的习惯，遇到疑难杂症，要能够安静思考，不急不躁，从容应对，面对利益诱惑，应平淡看待，保持自己悬壶济世的初心。

总 结

《黄帝内经》为我国中医事业奠定了基础，其中不乏有关医德教育的篇幅，以"以人为本"为核心，衍生出了诸多优良的医德品质，诸如博学多识、严于学问、精于医术、从容镇静等。旴江医学作为中国著名的地方医学流派之一，其对医者的医德教育和要求，传承了《黄帝内经》中的医德内容，并且做出了对于医德要求的自我革新。李梴所著《医学入门·习医规格》中提出的"七不欺"，便是对旴江医德的高度概括，"读《入门》书，而不从头至尾灵精熟得一方一论，而便谓能医者，欺也；熟读而不思悟融会贯通者，欺也；悟后而不早起静坐调息，以为诊视之地者，欺也；诊脉而不以实告者，欺也；论方用药，潦草而不精详者，欺也；病愈后而希望贪求，不脱市井风味者，欺也；屡用屡验，而心有所得，不篡集以补报天地、公于人人者，亦欺也"。总结起来，真正的医者应做到为医为人不轻浮骄躁、习医治学不呆板固执、广加思索却不忘静心宁神、诊断病证不谎报虚实、处方遣药不随意潦草、救死扶伤不贪图钱财、经验所得不瞒于世人。旴江学派认为，如若天下医家皆能杜绝上述七种不良习气，高尚的医德便可世代流传，同时真正的医术也能得到传承发扬；如若放任不良习气肆虐，终有一日，优良的医德传统会被世俗与利益所蒙蔽，届时所有的医道也会日渐衰退。

李梴所著的《医学入门·习医规格》用通俗易懂的文字，对医者的医德提出了要求。作为后世学者，我们理应学习先贤，留其精华，补其不足。旴江医学的医德教育较为完整地诠释了《内经》的医德思想，同时也为世代医家提供了学习、参考的模板，故广为流传，经久不衰。

第二节 医林状元龚廷贤

受到早年经历和家境的影响，无论对待患者或同行，龚廷贤始终怀着一颗仁爱慈悲之心，并将"天下疲癃残疾，皆吾兄弟""为之医药，以济其夭死"作为自己从医之路的座右铭。他一生悬壶济世七十余载，始终将儒家思想中的优良传统与自身医学事业相结合。诊治患者时，他不仅尽仁尽义、勇挑重担，也有着如临深渊般的严谨细致；面对错误、迂腐的就医行为和风气，他直言不讳，挽回了医者的尊严和权益，也为建立良好的医患关系奠定了基础。

一、因人而治，博施济众

《灵枢·根结》言："膏粱菽藿之味，何可同也。气滑即出疾，其气涩则出迟，气悍则针小而入浅，气涩则针大而入深，深则欲留，浅则欲疾。以此观之，刺布衣者深以留之，刺大人者微以徐之，此皆因气慓悍滑利也。"《黄帝内经》认为面对不同体质、社会地位的患者，要分别进行辨证论治，需要综合、充分地考虑到与患者相关的所有因素。"因人而治"，其核心仍然是"人"，终究还是构筑于"以人为本"的基础之上的。如果做不到以人为核心，医者不能用仁爱之心对待一切患者，那就更不必提"因人而治"了。《灵枢·师传》指出医者的责任是"上以治民，下以治身，使百姓无病，上下和亲，德泽下流，子孙无忧，传于后世，无有终时"。虽然对达官贵人和布衣百姓的治疗方法与手段不尽相同，但无论患者贫富贵贱，医者均应怀揣着一颗仁爱之心，一视同仁，并尽可能达到相同的治疗水准。同时，医者应学会体会患者的痛苦，与其患难与共。

龚廷贤在所著《万病回春》一书中，分别对医者和患者提出了10条要求，称为"医家十要、病家十要"。其中"医家十要"的第一条为："一存仁心，乃是良箴，博施济众，惠泽斯深。"将这一条放在首位，其重要性毋庸置疑。那么，对于一名医者而言，何为"仁心"？龚廷贤认为，医者应用相同的眼光和态度对待患者，不可因其家境、地位、财富等因素而重视或轻视。"博施济众"的含义就是要给予广大患者群体同样态度、同样水准的医治，不偏袒高官贵人，亦不懈怠底层百姓。《万病回春·云林暇笔》言："医乃生死所寄，责任匪轻，岂可因其贫富而我有厚薄哉？告我同志者，当以太上好生之德为心，慎勿论贫富。均是活人，是亦阴功也。"龚廷贤认为，患者将自己的生命交托于医者，医者便承担起了非常重要的责任，绝不能因贫富原因而有失公正，对待每一位患者，都应该倾其所有，竭力救治，要时刻把"仁"字装在心里，没有仁心仁术作为基础，医者与患者之间的关系就不可能变得和谐、融洽。《黄帝内经》所提出的"以人为本"和"因人而治"，都反映了对待患者的态度，即尊重患者，以仁相待，无论其社会地位的高低和财富的多少，都要展现出医者本该具备的宽容与仁爱。龚廷贤所指的"博施济众"，就是对这种充满仁爱的医者品质的进一步发扬。与盱江医学其他众多名医一样，"仁爱"始终伴随着龚廷贤的从医生涯，也许正是由于对患者如此的体恤、关爱和对待疾病一丝不苟的严谨态度，才造就了盱江医学流传至今的优良医德医风。

放眼当今社会，这样优秀的医德品质仍然值得效仿。不过由于各种方面的现实因素，很多医者无法真正践行。由于受到利益的驱使，部分医者把治病救人完全当作一种收入来源，而非一种神圣的职责，从而导致了责任感的缺失。其实，只要心中有"仁"，眼里有患者，真正为患者着想，在救死扶伤的使命中淡化金钱利益的概念，"博施济众"的优良医风便能够继续发扬下去。

二、精于医道，触类旁通

《素问·方盛衰论》言："是以切阴不得阳，诊消亡；得阳不得阴，守学不湛……故诊之，或视息视意，故不失调理，道甚明察，故能长久。不知此道，失经绝理，亡言妄期，此谓失道。"诊断脉象之时，要善于将阴阳脉相结合，不可只知其一不知其二，诊治患者之时，亦应四诊合参，望其神情容貌、闻其呼吸气味、问其病史病位、切其阴阳脉象。《黄帝内经》多次提出，医者必须具有精湛的医术、广博的知识，才能对疾病进行有效的针对性治疗。《灵枢·根节》言："上工平气，中工乱脉，下工绝气危生。"患者的病情复杂多变，这就要求医者根据脉象的变化，从望闻问切四个方面对其进行整体且细致的诊察。所谓真正的"上工"，必然是医术精湛和学识广博的。

龚廷贤与其父龚信共著《古今医鉴》一书中，提出了明医与庸医之分，这两类医者在行医目的、学识水平、医术能力、行医作风、医治效果上均差距悬殊。在学识水平方面，明医博览群书，精通道艺，苦心钻研医学，博采众医家之所长，并通晓阴阳运气，熟知药性温凉，明辨脉象表里；而反观庸医，既没有领悟医学的真谛，也"不学经书，不通字义"，在知识储备上十分匮乏。在医术能力方面，明医明辨虚实，补泻得当，对症下药，灵活用方；庸医则不审病情疾缓，错辨表里虚实，往往使得患者病情更加危笃。在《万病回春》中，龚廷贤对医家的医术能力提出明确要求：通儒道、精脉理、识病原、知气运、明经络、识药性、会炮制。其认为明医不仅要能精确地把握脉象，分得清浮沉表里、滑数缓急，也要知悉病因病机和疾病的来龙去脉，不能糊里糊涂、乱治误治。明医也要通晓五运六气，遵循"天人合一"原则，将人与自然统一看待，随着季节气温晨昏的变化，对患者的治疗方法进行灵活变动。明医既要懂中药的药性，熟知辛甘发散、酸苦涌泻，又要学会亲身炮制，因为中药的炮制对其功效具有十分重要的影响。同时，自幼习儒的龚廷贤，也推崇以"王道"行医，这与儒家的"王道"治国是一脉相承的，即通儒道、明大义、存仁心。由此看来，龚廷贤是一位注重全面精修的大医，不仅医术精湛，才多识广，也心怀仁义，博爱天下。《素问·示从容论》言："夫圣人之治病，循法守度，援物比类，化了冥冥，循上及下，何必守经。"医者在治病的过程中,一定不是只拘泥于诊脉开方,对于疾病的发病因素、机制,对于各类药物的深入了解及其炮制、煎制方法,都是需要下大功夫去琢磨的。在此基础上,还要博览群书,收集、掌握其他学科的知识理论,并加以思考和分析,还要善于观察天地自然,从人与自然的联系中寻找提高医术的契机。只有通过不断学习积累,医者的知识水平才能逐步提高,医术水平也才能得到提升,这比整日只知看"死"病得到的提升要大得多。

随着社会的竞争日益激烈,人们的内心也变得愈发浮躁,甚至连静下心来读一本书的情致也慢慢淡去。如果要成为一名真正富有内涵的人,不断摄入各方面知识和新的概念是必不可少的,正如一位足够优秀的中医,一定是在诸多方面都有所建树的,不止切脉,也不止开方。中医广博而深沉,只有纵览全局、上下求索,才能真正掌握其方法,领悟其奥秘。

三、高下不慕,不谋名利

《素问·上古天真论》提出了"高下不相慕"之说,即无论身份高低、财富多少,都不去互相羡慕。《素问·阴阳应象大论》言:"是以圣人为无为之事,乐恬惔之能,从欲快志于虚无之守,故寿命无穷,与天地终,此圣人之治身也。"保持恬惔虚无的心态虽是古人修身养性的方式,但也表达了一种不盲目追逐功名利禄的人生态度,同样适用于对医者医德的要求。《素问·征四失论》中所谓"谬言为道,更名为功"的医者,好大喜功,妄图巧设名目来赚取更多的功名与利禄。《黄帝内经》中所提倡的淡泊名利、不骄不躁的医德之风,为后世医家的行为规范树立了标准。

龚廷贤与其父所合著的《古今医鉴》一书,从几个方面论述了关于明医和庸医的区别。在行医目的方面,明医"心存仁义""不计其功、不谋其利";庸医则"希图微利""炫奇立异"。龚廷贤认为,明医应当心怀仁爱,用自己的医术济于世人,在治病救人的过程中不刻意追求功名与利禄;而庸医则想尽办法为了微薄的名利故弄玄虚、欺骗世人,甚至会损害患者的健康和利益。在行医作风方面,明医"不炫虚名,唯期博救",他们一心只为了诊治病患,不图虚名、不贪小利,真正地发扬了淳朴的医德医风;反观庸医,则"自逞明能,百般贡谀",诊治病患前先衡量其家境贫富与否,为了钱财利益不惜弄虚作假,欺骗患者,贪图一时之名利。从上述两个方面的比较足以看出,在龚廷贤的心中,明医与庸医的区别非常大,这充分说明了他是一个对自己和其他医者在医德作风方面要求颇高的人。正是由于有着如此严格的自我规范和强大的约束能力,才造就了龚廷贤毕生济世救人、心存仁爱的伟大人格，也正是这样的坚持，才铸就了他"医林状元"的美名。"医家十要"言："九莫嫉妒，因人好恶，天理昭然，速当悔悟；十勿重利，当存仁义，贫富虽殊，药施无二。"作为医者，不可嫉妒同行，也不能一味追求利益，应当心怀仁爱之心，无论患者家境财富状况如何，都要给予同等的治疗态度和药物。《万病回春·云林暇笔》中指出："医道，古称仙道也。原为活人，今世之医，多不知此义。每于富者用心，贫者忽略，此非医者之恒情，殆非仁术也。"龚廷贤始终认为作为一名医者的职责是尽力为每一位患者治疗，追求名利从来不是他的理想抱负，悬壶济世才是。

这种"高下不相慕"的思想境界，也许在现今社会是很难达到的，但对于一名医者而言，理应将救死扶伤视为己任，不可陷入追逐名利的泥潭。只有平和自己的心态，理性看待奉献与回报之间的关系，医者才能更好地找到一个心理的平衡点。不要做一个平庸的医者，也不要为了一时的名和利去诓骗患者，更不要由于嫉妒之心而去诋毁同行的名声，这不仅损害了他人的健康和利益，也败坏了医德医风，是不可取的。

四、病本工标，医患并重

《素问·汤液醪醴论》言："病为本，工为标，标本不得，邪气不服，此之谓也。"这句话指出在医患关系当中，患者是根本，医者及其医疗手段是标。倘若医患不能进行良好沟通、配合，患者的病痛就无法得到解除。《素问·移精变气论》言："标本不得，亡神失国，去故就新，乃得真人。"这句话更加体现了医患关系在疾病诊治过程中的重要性，如果处于标本不得的状态，医者不但不能治愈患者，反而会使患者的病情加重。《黄帝内经》认为患者在就诊过程中处于首要地位，如果未遇良医，可以重新选择医者从而达到标本相服之目的。

由于《黄帝内经》秉持着"以人为本"的理念，所以在医患关系中将患者置于首位，如同疾病一样，不能治标不治本。但龚廷贤认为医者在医患关系中应与患者享有同等的地位，在《万病回春》中的"病家十要"便有所体现。"择明医、肯服药、莫信邪、勿惜费"，患者应该积极配合医者，服从医者正确的医嘱，而不是处处刁难医者。"常见今时之人，每求医治，令患者卧于暗室帷幙之中，并不告以所患，止令切脉。至于妇人，多不见之，岂能察其声色？"一些患者在就医时为了"测验"医者的水平，便使用各种刁钻的方法来为难医者，这样不仅不能让医者清晰地诊察自己的疾病，更是对医者、医术的不尊重。"殊不知古之神医，尚且以望、闻、问、切四者，缺一不可识病。况今之医未必如古之神，安得以一切脉而洞知脏腑也耶？"中医于诊治之时，需四诊合参，综合判断，没有哪个医者可以仅仅凭借脉诊便知悉一切疾病。从龚廷贤提出的这些疑问可以看出，他对于患者的一些愚昧做法表示厌恶和批判，这也是为广大医者同行发声，呼吁医患平等。《素问·五脏别论》言："拘于鬼神者，不可与言至德；恶于针石者，不可与言至巧。病不许治者，病必不治，治之无功矣。"患者不应相信鬼神学说，应与巫术保持距离。对于疾病，如果患者不愿意治疗，医生主动治疗是不会收到好的效果的。"吾道中有等无行之徒，专一夸己之长，形人之短。每至病家，不问疾疴，唯毁前医之过，以骇患者。"龚廷贤也在《万病回春》中指出，行医同行应该互相庇护，而不是互相妒忌、诋毁、扬己抑彼。龚氏劝诫道："夫医为仁道，况授受相传，原系一体同道……慎勿訾毁，斯不失忠厚之心也。戒之！戒之！"他认为如果医者群体都不能够互相支持，那么平等的医患关系是不可能真正建立的。

　　医患关系，从古至今都是一个值得被讨论的问题。为了建立和睦融洽的医患关系，历代诸多医家都提出了自己的看法，并做出了自己的贡献。随着百姓生活水平的日渐提高，其对医疗条件的需求也日益攀升，对医者的水平要求也越来越高。在要求医者技能水平不断提高的同时，也要更加尊重医者的社会地位，给予他们更多的支持和信任，因为无论是患者还是医者，在处理疾病的过程中，只有相互信任、鼎力合作，医者尽力而治，患者谨遵医嘱，才能达到一个双赢的结局，既有利于患者的健康，也有助于良好医德医风的秉承和发扬。

总　结

　　龚廷贤行医一生，以"仁"为先，以"德"为要。对待患者，他始终怀揣一颗仁爱怜悯之心，不论贫富、不计得失；对待同行，他永远施予宽容与庇护，胸怀坦荡、不图名利；对待医术，他毕生勤于治学、以医会友，不断修炼自己的医学技能；对待名利，他不争不抢，视金钱如粪土。龚廷贤也非常赞赏和支持天下医者进行广泛的学术交流，这样更加有利于医术知识的传播，每当他有了新的临诊心得或妙方，更是不避外传，故人称"德作天地，道贸古今"。龚廷贤的医德医风思想大体与《黄帝内经》不谋而合，但也不乏一些新颖的角度，主要体现在他十分明确且较为完善地论述了医患关系中所包含的道德问题，尤其是针对医患双方的种种不良行为，提出了谴责与批评。他将医者与患者双方置于相同的层面来进行分析与审视，这表明了他所提倡的医患平等诉求。博施济众、精通医道、不谋名利、医患平等，龚廷贤的一生，是普济天下的一生，是献身医林的一生，更是名垂竹帛的一生。

第三节　苍生大医喻嘉言

喻嘉言的一生花了很多的精力去著书立说和教徒解惑，也正是由于他的高尚医德与长远眼光，后世对他有着高度评价，正如后世文人罗安在诗中所言："医国藏高手，床头寓意篇。成名宁在艺，萎地或疑仙。真像留荒寺，遗骸表古阡。行人识征士，瞻拜敬加虔。"

一、仁爱救人，医笃于情

《素问·天元纪大论》言："上以治民，下以治身，使百姓昭著，上下和亲，德泽下流，子孙无忧，传于后世，无有终时。"医治患者、救死扶伤，这是医者的职责，但医者的职责不仅仅是用医术来治疗患者身体上的病痛，更重要的是用仁爱去温暖患者的内心。《灵枢·师传》言："人之情，莫不恶死而乐生，告之以其败，语之以其善，导之以其所便，开之以其所苦，虽有无道之人，恶有不听者乎？"活着，是绝大多数患者最基本的诉求，即使所患之疾凶险无比，他们也渴望能够在医者的治疗与帮助下战胜病魔。一位充满着人文关怀的医者，必然是能够给予患者思想精神上莫大支持的，他们不只是单纯地使用针刺、药物等方式来治病，也会循循善诱，去安慰、开导患者，让其卸下心理包袱，积极配合治疗工作，这样其实也十分符合《素问·汤液醪醴论》中提到的"病为本，工为标，标本不得，邪气不服"的理念。一位好的医者一定是愿意去了解患者、体恤患者的，因为仁爱之心是一位优秀医者的灵魂所在。

喻嘉言在其著作《医门法律》中写道："医，仁术也。仁人君子必笃于情，则视人犹己，问其所苦，自无不到之处。"在他看来，医术作为一种救死扶伤的技能，是充满了仁爱与关怀的，如果能够设身处地为患者着想，感受疾病的痛苦和求医的不易，就如同发生在自己身上一般，那么势必能构建一个更为融洽和谐的医患协作关系，医治的效果也会顺理成章的提升一个档次。"凡治病，不问病人之所便，不得其情，草草诊过，用药无据，多所伤残医之过也。"喻嘉言认为，凡是对患者进行问诊，一定要无微不至地询问病情的细节，要找到疾病的本质所在，不能草草了事、大而化之，要经过反复斟酌之后方可拟定药方，否则便可能耽误患者的病情，甚至危害生命。"如疑难症，着意对问，不得其情，他事间言，反呈真面。"对于一些患者的难言之隐，如果直接询问，可能一无所获，但往往可以通过患者生活中发生的一些事情，从侧面观察出疾病的相关情况，从而收集到更多的病情信息。这样看似增加了医者的工作量，但却是为患者负责的最好体现，如此充满仁爱且严格律己的医者，必定是真切地站在患者的角度进行思考的医者。笃之于情，就是要时刻牢记医者的职责与担当，只有知患者所苦，方能无所不到。喻嘉言在本书中也提出了"系之病者，数问其情，以从其意，诚以得其欢心，则问者不觉烦，病者不觉厌，庶可详求本末，而治无误也"的观点。医者与患者相处氛围的好与坏在很大程度上影响着疾病的治疗与预后效果，医者心怀仁爱、体谅患者，患者谨遵医嘱、乐观应对，这样一种良性的医患关系才是诊治疾病过程中最合理与正确的模式。不难看出，旴江医家大多都具备"仁爱"这一特点，当医者身处于一个良好的医学氛围之中时，必然会受到潜移默化地影响，从而更好地提升医德素养。

在当今时代，诸多职业面临着与"人"打交道，医疗行业更是面对着形形色色的病患群体，他们往往是具有双面性的。在生理与心理方面，他们需要医护人员的关照与体贴，但他们同样也是"消费者"，这就要求医护人员既要具备较高的的职业能力，同时也要做好对患者的人文关怀。和谐融洽的医患关系，少不了医患双方的换位思考，所以作为一名医者，具备仁爱与共情之心是必不可少的。

二、条理严明，以律戒医

《素问·方盛衰论》言："故诊之或视息视意，故不失条理，道甚明察，故能长久。"在诊治过程中，医者需要保持专注，仔细观察患者的言行举止、精神状态、呼吸吐纳，这些程序都要按照正确的方法有条不紊地进行，只有做到如此细致与严谨，才能保持长久的医治效果，避免少犯错误。《素问·生气通天论》指出的"救而不胜，反受其殃"和"不亟正治，粗乃败之"，都说明了一位合格的医者是要具备高超的医术的，否则便会适得其反。而高超医术从何而来呢？首当其冲的就是要严格按照医理医律行医，不能天马行空、我行我素。通过望闻问切，医者要对患者的面色、形态、精神、脉象等各方面进行系统性把握，要条理分明，理清先后顺序和轻重缓急。正如《素问·宝命全形论》描述的"如临深渊，手如握虎，神无营于众物"的持针之道般，医者在治病时应当严格遵循医疗规范，不能有丝毫懈怠，否则便只能是"下工"般的存在。

喻嘉言在《医门法律》中写道："医为人之司命，不精则杀人。"这句话充分体现了他的医德规范思想，如果医者不对自己的行为加以规范，如何能够承载治病救人的使命？书中又言："浅者售；伪者售；圆滑者售；而以其身命为尝试。医者苦病之毫厘千里，动罹颠踬。方难凭；脉难凭；师传难凭；而以人之身命为尝试。"如果医者不能够按照医德医规来规范自己的思想与行为，那就是在用患者的生命来做试验，这是不合乎道德伦理的，也是不负责任的表现。《医门法律·自序》中载"人之有生，火水、刀兵、禽兽、王法所伤残，不若疾厄之广"，这样一句话更加体现了喻嘉言对庸医误治的深恶痛绝，像那些天灾人祸，甚至战争，都比不上庸医误治造成的危害，只有对自身要求极高的医家，才能提出如此严格的戒律。在《医门法律》中，每一卷中不同章节的最后，总是有着类似于"戒律"的文字，如《医门法律》中"望色之法"的最后，就有着"律一条"，表示在医者望色之时，需要谨记的一条戒律，即："凡诊病不知察色之要，如舟子不识风汛，动罹覆溺，鲁莽粗疏，医之过也。"又如"合色脉论"中，载有"凡治病不合色脉，参互考验，得此失彼，得偏遗全，只名粗工。临证模糊，未具手眼，医之罪也"的一条戒律。其实，《医门法律》中提出的各种戒律，是效仿了佛家思想中的"戒学"，喻嘉言对医家各种行医规范的要求，就如同佛法对僧人的约束一样。只有真正严格遵守这些戒律，医者才能进一步提升自己的职业素养并最大限度地保证患者的生命安全。在《医门法律·自序》中，喻嘉言自述道："重重黑暗，无繇脱度，岂不哀哉？昌也闭目茫然，唯见其暗，然见暗不可谓非明也。野岸渔灯，荒村萤照，一隙为明，举以点缀医门千年黯汶，拟定法律，为率由坦道，聊以行其佛事耳。"在数千年的中国医学发展过程中，医家们数不胜数，但其中混斥着太多的昏庸无德、散漫粗鄙之辈，不仅没有过硬的医学技术，更是坑蒙拐骗，毫无医德仁心可言。喻嘉言借鉴了佛家思想中的戒律，并转化到医学中来，形成了一套用以劝诫和教导后世医家的规范，这足以看出其广阔的胸襟和长远的目光。纵观历史时间线，旴江医学中不同朝代时期的诸多名家都具备类似喻嘉言这般的仁爱之心、严谨之心、责任之心，这已然成了旴江医学的良好医德风气，并历久弥新，不断延续着《黄帝内经》中的优良医德医风，为天下医者树立了很好的榜样。

各行各业都需要有类似的"戒律"，这样的行业规范，不仅是对自己所作所为的约束，更是对被服务者的权益保障。在医生这样的职业中，十分需要制定类似《医门法律》的医者行为规范。在古代，人们尚且能够对自己和同行的医德进行评判与规定，那么当今时代的医疗行业就更加迫切地需要这样一套"行业标准"。如果广大医护工作者心中都能有这样一杆秤来衡量自己，那就不仅是对患者的负责，也是对自我的保护。

三、静心凝神，安心禅定

《灵枢·本神》言："心怵惕思虑则伤神，伤神则恐惧自失。破䐃脱肉，毛悴色夭死于冬。"《内经》认为，心为君主之官，神明出焉。心统帅五脏六腑，如果心神不能宁静，甚者时常受到惊恐，那么就会增加内耗，从而导致对身体的危害，甚者会危及性命。从反方向来说，保持心态的平和淡然，能够在一定程度上抵挡外界事物的影响，在生活与工作中，保持内心的平静与淡然，也是能够提升生活质量和工作效率的。《素问·阴阳应象大论》言："是以圣人为无为之事，乐恬惔之能，从欲快志于虚无之守，故寿命无穷，与天地终，此圣人之治身也。"这种所谓的"无为"和"恬惔"，并不是指对一切事物抱着无所谓的态度，而是用一种更加高深的智慧去看待世事，摒弃那些世俗的杂念，让自己的思绪清净，这样才能拥有更加健康的身心，才能更好地完成自己的职责。

喻嘉言有过一段佛门经历，他受到了佛家"禅定"思想的熏陶，自身也有一定修为，后来从医时便将把"安心禅定"的思想融入了自己的医学实践中。在《医门法律·虚劳门》中载有："从事空王，消除积恨可也。"这里的"空王"，指的是释迦牟尼。这句话表达了一种豁达、坦然、安稳的心理状态，同时也能看出喻嘉言对医学的独特理解之处。中医的致病因素分为内因、外因、不内外因三种。其中，七情致病是十分常见的，每个人都会存在各种各样的情绪，在某一段时间内显现出来，如果某一种情绪过于突出，就可能会导致疾病的产生。《灵枢·邪气脏腑病形》言："愁忧恐惧则伤心。"这些过度情绪，会影响心神的功能，进而危害健康。在喻嘉言看来，要真正达到"安心禅定"的境界，需要保持一种"无我"的心态，即"无为惧惧，无为欣欣，婉然从物而不争，与时变化而无我"的生活态度。作为一名医者，喻嘉言也将这种"安心禅定"的精神状态运用到了对患者的治疗当中。首先，他告诫患者，当急功近利、追求物质享受等贪念欲望得到合理有效的控制时，很多疾病不用治就能痊愈。同时，在自我约束方面，他也用这种不争名、不好利的人生姿态去严格要求自己，以便达到真正的"安心禅定"。《寓意草·自序》言："负影只立，而呻吟愁毒，恍惚而来，既化我心为病心。"喻嘉言作为一名医者，时刻告诫自己要与患者换位思考，不图虚名，将心比心，用平静、淡然的态度去面对医患之间的关系，值得后世医家学习。

医者在医患关系之中的这种恬淡与平静，不是一时半会可以练就的，只有在日常生活里时刻保持这种心态，在面对责任与诱惑之时，才能更好地保持自己的本心。不妄图名利、不贪图虚名、与患者交换心境，这样或许才是一名优秀医者的理想状态。无论从事什么行业，都要先从自身的修养开始，拥有一种健康的心理状态，是任何事情的基础和关键。

四、教其以真，倾囊相授

治病，是单独一位医者便可以完成的事情，而医术的传承，就不仅仅是一个人的使命了。《素问·金匮真言论》言："非其人勿教，非其真勿授，是谓得道。"这段话是指医术的教授与传承，需要寻找到合适的继承人，并且要倾其所学，将真正的医学技能和思维教授于人，这才是医道与医术的良性循环。《灵枢·病传》中提出："生神之理，可著于竹帛，不可传于子孙。"《内经》中所展现出的格局和眼光是十分长远的，其认为医术作为一种能够治病救人、普济苍生的技能，不能仅仅传授于自己的后代，成为其谋生的手段，更应该将好的医术分享给更多的世人，更好地造福于人类的健康。《灵枢·玉版》言："明为良方，着之竹帛，使能者踵而传之后世，无有终时者。"对于那些传家的"秘方良药"，要保存和记载下来，并传授给有能力的后代医者，只有这样才能将优秀的医学精华传承发扬下去，而不至于因为一己私欲，埋没了其更大的价值。《素问·气交变大论》言："得其人不教，是谓失道。"如果遇到了合适的人，但却未把真正的技能传授给他，便是对医道的不尊重，医者无论掌握再好的知识技能，也终究会落得失传的下场，浪费了医学价值。

喻嘉言不仅是一名好的医者，也是一位好的老师，他很好地继承了《黄帝内经》中择人而教的传统，并将自己所学的医术毫无保留地传授给自己的学徒。在中国古代，医术的传承绝大多数是通过一对一的师徒传授，而喻嘉言却效仿佛家讲经书的方式，开办了医学讲堂，并广纳门徒，同时为数十位徒弟讲授有关医学的技能和知识。全国各地慕名而来的年轻医者，很多都受到了喻嘉言的医术思想的影响。这开创了中医历史上开办大讲堂的先河，也培养出了诸多后世的名医。喻嘉言桃李满天下，有很多的再传弟子，清代名医尤在泾便是他的再传弟子之一。在著书立说方面，喻嘉言更是功绩伟岸，晚年期间，喻嘉言感叹道："执方以疗人，功在一时；著书以教人，功在万里。"这足以看出他对医学事业的赤诚之心，也说明他的思想境界已不只停留在单纯的治病了，而是抱着教导后世、传播知识的宏大目标。《尚论篇》《寓意草》《医门法律》是他的毕生心血。这3本书的内容不仅仅涵盖了他对医学专业知识的理解和创新，更为后世医者树立了好的榜样。如《寓意草·自序》中言："初不论病从何起，药何以应？"他指出治病应先仔细辨证，而后方能确定要用什么药，不能按图索骥般地照搬经典书籍上面的方子，这是一种不良的医学风气，也是对经典的亵渎。在《医门法律》中，喻嘉言更是提出诸多戒律，用来规范后世医家的行医标准和医德医风。从治病救人到普济天下，喻嘉言完成了一位医者的最高使命，无疑是世间医者的楷模。

医学，尤其是中医，是需要传承的。一个人的力量再强大，也抵不过时间的洗礼，而源远流长的知识、一脉相承的技艺、经久不衰的名著，无论经过多长时间，总能继续发挥它的价值和余热。只有中医人互相敞开胸怀，彼此教学相长，互换经验，中医才能更好地向前发展。

总　结

喻嘉言作为盱江医家的一员，他身上具有的优良医者品质，也是盱江医家一贯秉持的。对待患者，他力求医笃于情、换位感受，在治病过程中，他一丝不苟，严格遵守医德医规，并自行设立了一套医学规章体系，同时严格要求其他医者，为他们树立了标杆。喻嘉言深受佛家与禅道的影响，认为时常保持一颗恬淡平静的心，有利于自身的修养，也能治愈诸多的内因疾病。面对功利，他丝毫不动于情，只是希望患者能早日恢复健康。对那些庸医、恶医，他嗤之以鼻，并尽自己最大努力去改善医学界的不正之风。面对医术的传承问题，他不吝啬自己的知识与技巧，广纳学徒，言传身教。治病、立规、传教，每一项都彰显了他的人格魅力，著作存于锦帛，人格流于青史，喻嘉言的一生，诠释了一位真正的中医医者的价值所在。

第四节　妇科圣手陈自明

陈自明认为"医术之难，医妇人尤难，医产中数症，则又险而难"。如何治疗妇女疾病，尤其是妇女生产期间的诸多疑难杂证，陈自明认为是令人棘手的问题，但他通过饱读医书和临床上的不断磨炼，总结出了一套妇科特有的治病与用药规律，并始终保持着对女性患者的尊重，最终成了一代医学大家。

一、性善至仁，尊妇爱孺

《孟子》有言："恻隐之心，仁之端也。"儒家认为人的本性是善良的，《黄帝内经》深受儒家思想的影响，在医学中也融入了善良、仁爱之情。在

《素问·刺法论》中，岐伯言："悉乎哉问！言其至理，圣念慈悯，欲济群生，臣乃尽陈斯道，可申洞微。"岐伯对黄帝怜悯众生、关爱苍生的善良品行做出了高度评价，这也正是《黄帝内经》中所表达出的"真善美"的品格。这种以"善"为核心，以"爱"为源泉的医德思想，表现出了《黄帝内经》希望天下医家能够心系百姓、博爱济众的美好愿景。《灵枢·玉版》中黄帝和岐伯有这样一段对话。岐伯曰："能杀生人，不能起死者也。"黄帝曰："余闻之，则为不仁，然愿闻其道，弗行于人。"当黄帝听到针灸误治甚至能伤害到患者的生命时，发出了不忍心去看的感叹，而且要尝试去理解其中的道理，要避免这种致命的错误继续延续下去。《黄帝内经》中以人为中心的医德思想，包含了善良、怜悯、仁爱等医者品德，其目的是为了告天下医者，面对患者时应保持仁爱，对待贫困患者时应施以援手，方为医者的良知。

陈自明的医术十分高超，尤其是在妇科、产科方面。他经过了数十年的经验积累，能够很好地把握女性生理心理方面的问题所在。同时，他具有十分崇高的医德品格，将《黄帝内经》中以人为本、人命至上的理念落实到了医疗行动中来。陈自明在《妇人大全良方》中说："至灵者人，最重者命。"人的生命无论在任何时候都是第一位的，只有保住了性命，才能谈论后续的疾病治疗。在孕妇生产之时，他始终强调"生产之间，性命最重"和"医之中惟产难为急，子母性命悬在片刻"。古代医疗条件有限，孕妇生产时所处的卫生条件较差，难免会遇到一些状况，危急时刻，保住产妇和胎儿的生命是第一要务。中国古代普遍存在男尊女卑的思想，但陈自明作为一名医者，不仅周密考虑孕妇的身体情况，还十分注重其心理精神状态，《妇人大全良方·将护孕妇论》言："欲产时不可多人，喧哄怆惶，但用老妇二人扶行，及凭物站立。"陈自明要求在孕妇的接生过程中，要尽量消除其心理上的恐惧，而且还十分重视产妇的饮食营养，勿令饥渴，恐乏其力。不可强服催药，早于坐草，慎之。在妇女生产之后坐月子时，也要时刻关注身体状况，不大喜大悲、不久坐劳动、不食生冷、不用冷水洗漱等，都是陈自明在书中所提倡的。刚刚生产过后的女子，大多气血亏虚、身体薄弱，但凡受到些许外邪侵犯或过激情志影响，都会导致疾病的发生。陈自明非常重视女子生产前后的身体与精神调养，为后世妇科医者树立了极好的榜样。《黄帝内经》中所提倡的仁爱与善良，是对医者医德的要求，也是考验。陈自明的医德观，与诸多盱江医家不谋而合，在女性社会家庭地位低下的古代，大部分医家一直被"宁治十男子，不治一妇人"的迂腐思想禁锢，而陈自明却能够细致地体察女性疾病与生育问题，并体谅女性的感受，实属不易。

善良与仁爱不仅是一位医者应该具备的医德品质，更是一个人理应具有的人性。经历生活中的各种挫折磨砺，保持真善美的初心是较为难得的，但作为与患者的性命紧密联系的职业——医生，医者确实要借鉴学习古代医家先贤，从他们身上汲取积极的力量，用一颗纯粹的医者"仁"心，去面对各形各色的患者人群，保持善念与良知。

二、上工十全，识博技精

在《黄帝内经》中，存在着诸多关于"上工"与"粗工"的比较，《灵枢·经别》有言："粗之所易，上之所难。"医术低劣的医者所看到的只是皮毛，所以自认为很容易就可以理解问题所在，而"上工"则知道要想弄清简单事物背后的复杂道理，是一件不那么容易的事。一位"上工"需要具备丰厚的知识底蕴和精湛的医学技术，正如《灵枢·邪气脏腑病形》中所说的"知一则为工，知二则为神，知三则神且明矣"。能够结合望闻问切，做到四诊合参，多方面把握患者的临床信息，才能达到"上工"的标准。《灵枢·邪气脏腑病形》言："上工十全九，中工十全七，下工十全六。"说明一名非常优秀的医者，能够有极大地把握去治好或治愈患者的疾病，虽不能保证百分之百，但总比那些浅尝辄止、技艺不精的"下工"要更加有把握。《灵枢·官针》言："故用针者，不知年之所加，气之盛衰，虚实之所起，不可以为工也。"一位医者想要达到"上工"的水平，就必须要广读医书、勤于实践，并通晓五运六气和阴阳盛衰之理，不断强化自己的专业知识和临床技能，做到知行合一、技艺精湛。

陈自明在《妇人大全良方·序》中写道："世无难治之病，有不善治之医；药无难代之品，有不善代之人。"他认为世界上的绝大多数疾病都能够得到有效的治疗，只是由于一部分医者医术不精、医德堪忧，才导致许多的误治发生，如果每一位医者都能严于律己、广读医书，且切实领悟到《黄帝内经》中的医德品行要求，并落实于行动中，那么整个医林都会有长足的进步。他从习医伊始便开始严格要求自己养成勤读书、善思索、会总结的好习惯。"仆三世学医，家藏医书若干卷。既又遍行东南，所至必尽索方书以观。暇时闭关净室，翻阅涵泳，究极未合，采撷诸家之善，附以家传经验方，秤而成编。"陈自明出生于中医世家，自然家中藏书不少，他在饱读医书的同时也去各地行医，在这一过程中不断获取新的知识，闲暇之时便静心潜读、博采众长，结合家传验方，从而归纳出自己独到的医学经验与技术，以便更好地运用于临床当中。"勤志方书，常思救疗，每览名医著述，皆志于心。"这句话是陈自明在书中对自己的描述，由此可见，作为一名医者的他，时刻不忘提高自己的医术，也将患者的利益挂在心上，这是成为一名"上工"不可或缺的优良品质。经过数十年的经验总结，结合家传验方，陈自明编著了《妇人大全良方》一书，为我国中医妇科学的发展做出了巨大贡献。此书多角度系统论述了中医妇产科学的理论体系，也列举出了数量非常可观的妇科疾病防治经验，首次重视调养气血与冲任二脉，并对女性不同的生理、病理状态做出了详细说明。这本书凝结了陈自明毕生所学，书中涉及的内容十分广阔庞大，足以体现出他博学善思的伟大医学品质和心系妇孺的医德善心。

在一名医者的职业生涯中，应将"活到老，学到老"的学习态度延续下去，不断读书、实践，才能保持知识的活性与技能的精炼。要在行医之路上汲取新的医学思想观念，同时也要回过头总结凝练前人的经验或教训，将二者巧妙的融会贯通，才能使自己的医术得到更高的提升。

三、职责为重，重义轻利

《灵枢·师传》言："上以治民，下以治身，使百姓无病，上下和亲，德泽下流，子孙无忧，传于后世，无有终时。"这句话表明了《黄帝内经》认为医者扮演了极为重要的社会角色，并承担了重大历史责任。医者肩负着无数患者的希望，许多人将自己身体健康的重任"托付"给医者。所以，医者应当把行医当作一种荣耀的使命，将救死扶伤作为自己的终身责任。《素问·征四失论》言："受师不卒，妄作杂术，谬言为道，更名自功，妄用砭石，后遗身咎，此治之二失矣。"这句话是在告诫天下习医之人，务必要养成认真踏实、勤学苦练、孜孜不倦的学习精神，同时不能贪图利益，投机取巧，用邪门歪道在患者身上打小算盘，这样就违背了行医者的初衷。面对如此重要的职责，医者需要极高的自我约束能力并谨遵从业规范，方能守好医者职业的底线。而这样的医德品质，往往与家庭背景和行业环境息息相关，如果所有医者均能够按照《黄帝内经》中所要求的方式去行医为人，中医界的氛围才会变得更加稳定和洽。

医者的职责是崇高的，但行业中的个别不良行为导致这一崇高的职业受到了玷污。正如陈自明在《妇人大全良方·序》中所言："有医之贪利以贱代贵，失其正方者。"一些医者贪图钱财利益，用一些质量不好的药材代替原本所需药材，使得患者服药后病情并没有得到十足的好转，这就是对医者这个职业的亵渎。书中又言："人之生产非小事也，而医者图财，侮而致死，此医杀之直又明矣。用之失理，不如不医。"妇女的怀孕和生育是一件对整个家庭都很重要的事情，但有一些无良医者总会借此机会来赚取更多的钱财，一心为利，忽视了医者真正的职责与初心所在。陈自明十分看重对患者的照顾与关心，他在一生的行医过程中，从来都是把患者的利益放在第一位的，无论患者家境贫寒还是富足，皆一视同仁，毫不偏颇。他也痛斥那些贪利喜功的庸医为"用心不良"，一些人更是用虚假的"秘方"来欺骗患者，以达到赚得盆满钵满的目的。陈自明坚守住了自己的底线，因为他深知，医者的首要职责是救助患者、治疗疾病，当自己的医术足够高明、医德足够高尚之时，一定会成为深受群众爱戴的良医，而那些重利轻义的庸医，他们为了一己私利的所作所为，违背了《黄帝内经》中所提倡的医德，违背了中华文明的优良传统，注定是不长久的。陈自明还抨击了那些唯利是图、追求速效的医者，称其"用心不臧，贪人财利，不肯便提伐病之利，唯恐速效，而无所得，是祸不及，功不大矣"。与这些丑陋的行为相对比，旴江医家"遇贫寒之家，辄施诊医药，义不苟取"的高尚医品着实让人仰慕与敬佩，不图过多的身外之利，只求能够保持纯正的医风医德，不辜负行医的初衷与患者的期许。

金钱的欲望是无尽的，在眼花缭乱的诱惑面前，选择坚守底线需要极大的勇气与毅力。作为一名医者，基本的职业操守和医德规范必须要执行遵守，并要有严格的监督机制，在保证医者自身正当利益的基础上，纠正行医过程中的不良风气和行为。在诸多伟大先贤的衬托之下，当今的一些无良医者，打着虚假的"老中医""包治百病"的旗号，四处坑骗，导致群众对中医的看法在一定程度上产生了歧义。作为一名中医医者，要从自身开始落实，养成重义轻利、职责为先的良好医德品行，这样才能将中医发扬光大。

四、尊师自谦，同行相敬

在《灵枢·经水》中，岐伯给黄帝描述十二经脉相关的问题时，黄帝听后表示不解，便十分谦逊有礼地继续询问道："余闻之，快于耳不解于心，愿卒闻之。"对于不理解的知识，黄帝表现出了谦逊好学、尊师重道的"学徒"姿态，并尊称岐伯为"夫子"，在请教岐伯医学问题之时，黄帝常会用到一个"请"字，在岐伯讲授完毕之后还会行礼致谢。在《素问·著至教论》中，黄帝询问雷公："子知医之道乎？"雷公是这样描述自己对医学的认知的："诵而未能解，解而未能别，别而未能明，明而未能彰……上通神农，著至教疑于二皇。"精通医术的雷公认为自己对医术的认知仍然停留在皮毛，还需要继续深入学习方能领悟真谛。这样谦虚、好学的雷公，给人们展现出了一个虚怀若谷、胸怀宽广的大医形象。《黄帝内经》中的主要人物，如黄帝、岐伯、雷公等，从他们的诸多对话交流中都能看出一种对医学的谦逊态度。后世医家在学医、从医的过程中，要时刻保持一颗充满敬畏、不骄不躁的心，这样才能真正成为一名胸怀坦荡、知识渊博的卓越医者。

陈自明在《妇人大全良方·序》中言："愚者千虑，必有一得，君子毋以人废言。"他这句话不仅表现出了自己的谦虚，也反映出了对同行医者的尊敬和庇护。任何一位医者在一生的从医过程中难免会犯错误，但不能凭借个别错误就全盘否定一位医者的整个行医生涯，这是有失公平的。陈自明用自己的口吻表达出了许多医者的心声。每位医者都有自己所擅长的领域，天下医家应当在医术上取长补短，相互参考借鉴，以提升自己的临床水平，而不是一味地去嫉妒或诋毁那些优秀的同行，在其诊病过程中出现细微失误的时候，就大加议论，甚至污蔑、中伤他人，而当自己偶有建树之时，便大肆渲染、到处炫耀。这样的行为违背了《黄帝内经》中所提倡的谦逊、包容，也助长了不良医风，对医术进步和医德传承都存在着消极影响。做一个谦虚、友善的医者，不仅是学术层面的要求，更是在医德医风方面的要求，医术与医德是紧密挂钩的，好的医德是卓越医术的基石，是每一位名医都具备的人格品质，而精湛的医术则是医德的上层建筑，在优秀医德的沃土之上茁壮成长，二者密不可分，也互相促进。《黄帝内经》中刻画的人物形象，都表现出了谦逊好学、善于聆听、虚心受教的特点，而陈自明将这一特点完美地继承并发扬开来，对同行医者的鼓励与支持和对其偶犯错误的包容，很好地展现了从"悉心受教"到"同行互敬"的发展变化，将《黄帝内经》中的谦虚之风从治学过程延展到了从医生涯的整个过程中，对优秀医德的古今传承起到了十分重要的推动作用。

无论从事何等职业，都是从学习、模仿开始的，在这个过程中培养自己虚心好学、尊师重道的品格，对日后的职业生涯是有百益而无一弊的。中医的成才过程十分漫长，遇到名师指点难能可贵，只有放低姿态、谦虚受教、不耻下问，才能真正使自己得到提高。而当踏上行医之路后，同行之间的相互支持和帮助也是必不可少的，只有这样才能营造出一个和谐、共赢的中医学术氛围，并有利于优秀医德的传承发展。

总　结

陈自明是一名妇产科专家，但又不局限于此，精通内外、医术高超、医德高尚，这些都是对他的称赞。在重男轻女、男尊女卑思想的时代趋势下，尊重和关爱妇女，并潜心钻研妇科疾病，使他的人格无比伟岸。毕生求学、阅遍群书、游历四海，数十年的行医生涯中，他始终保持着求知若饥的学习态度，并推陈出新，总结归纳，集所学之精华凝练出了《妇人大全良方》《外科精要》等医学著作，为后世医家提供了坚实的理论与实践基础。他也十分痛恨那些利令智昏、爱势贪财的庸医，在金钱利益与医者职责的抉择中，他坚毅地选择了后者，不贪慕虚弱、不枉骗钱财、不图财害命。同时，陈自明也十分注重对医者同行的鼓励、支持和包容，这不仅积极地发扬了《黄帝内经》中所提倡的虚己以听、大智若愚的人生态度，也促进了医者之间互助共赢关系的发展，对和谐医患关系的构建也做出了巨大的贡献。

第五节　骨科先驱危亦林

《江西官医提举司牒太医院书》对危亦林《世医得效方》的评价是："上可俾于圣化，下有济于斯民……志已愿于活人，书宜刊以济世。"这不仅说明危亦林是一位救治百姓于病痛的医者，更能体现出他心怀天下、造福后世的伟大人格魅力。

一、莫贵于人，医司人命

《素问·宝命全形论》言："天覆地载，万物悉备，莫贵于人。"人生天地之间，在万物之中显得尤为高贵，上至帝王，下至黎民百姓，无不珍爱自己的生命，"人以天地之气生，四时之法成，君王众庶，尽欲全形，形之疾病，莫知其情，留淫日深，著于骨髓，心私虑之。"每个人都希望自己的体魄强健、精神焕发，倘若体内有病邪蛰伏，且病情逐日加重，便会引发人们对自己身体健康的强烈担忧。《黄帝内经》中的这些言语，无不体现了"人"作为自然界的产物和社会中的角色具有十分重要的地位，尤其是在对待自己的生命方面，每个人都很重视自己的身体健康。《素问·汤液醪醴论》言："病为本，工为标，标本不得，邪气不服。"在疾病的发生、诊断、治疗过程中，医者只是起到了一个"调节"的作用，真正影响疾病发展转归的主要因素是患者本身，一切诊治手段都应围绕着患者自身情况进行，所以在《灵枢·师传》中，才会提出医者要对患者进行仔细的询问、开导、体恤："人之情，莫不恶死而乐生，告之以其败，语之以其善，导之以其所便，开之以其所苦，虽有无道之人，恶有不听者乎？"这样的做法不仅能够缓解患者的忧虑心情，也能够使其更加信任医者的医疗手法和嘱托。无疑，上述语句均体现了《黄帝内经》所宣扬的"以人为本"的核心思想，人的生命永远都是至关重要的。

《世医得效方·集治说》言："尝谓用药如用刑，一有所误，人命系焉。"在危亦林看来，给患者治病时，一定要做到认真仔细，不能有任何疏忽，否则便可能会危及人的生命。又言道："况医者人之司命，有病急召，慎勿以远近暑寒而拒之。若至病家，尤须敬谨，勿为他务，以败正事。"危亦林认为医者肩负着行医救人、解除病痛的重任，当患者急需救治之时，要当成首要任务，在诊病时也要心无旁骛、专心致志，以免出现误治漏治的医疗错误。从他书中的这些文字可以清晰明了地看出，危亦林作为一名医者，具有很强的职责感。他认为医者的优劣足以决定患者疾病的转归变化，及时、高效的治疗，能够缓解、治愈疾病。患者的健康，与自身的体质、心态以及所处环境息息相关，但在疾病发生之后，医者的救治与关怀也是不可或缺的。《黄帝内经》提倡"以人为本"，以人的生命为中心，危亦林则真正贯彻了这一思想。《世医得效方·序》言："夫病者悬命医师，方必对脉，药必疗病，譬之抽关启钥，应手而决，斯善之有善矣。若中无定见，姑徐徐焉取古方历试之，以庶几一遇焉。虽非有心杀人，而人之死于其手者多矣。"从字里行间中能够看出危亦林的恪尽职守，也能体会到他对患者生命的重视与怜悯，如此富有责任心且医术高明的医者，是后世医家之楷模。

在如今的社会生活中，医者常常会被人看成是一个"无所不能"的职业，每当自己或家人身体有恙之时，总会第一时间寻求医治，但往往有的疾病无法通过简单治疗就获得令人满意的效果，导致这些问题的原因是多方面的，不仅与患者自身状态有关，也在很大程度上取决于医者的技术水平和职业素养。只有把患者的生命放在首位，竭尽全力去救治，才无愧于医者的使命。

二、泓涵演迤，博采众长

学识渊博、见闻广阔、技艺精巧、这是《黄帝内经》对医者的基本要求，正如《素问·疏五过论》中所言："圣人之治病，必知天地阴阳，四时经纪。"优秀的医者都是通晓天地运动和四时变化的，因为在"天人合一"思想的背景下，人与自然是密不可分的，往往人体的生理病理变化，都能够在自然界中找到印证。如《灵枢·本神》言："天之在我者德也，地之在我者气也，德流气薄而生者也。"《素问·六节藏象论》中又言："天食人以五气，地食人以五味。"大自然对人的影响是无处不在的，在寻求疾病的解决方法之时，将人与自然统一看待，便能获得更加全面和客观的认知。这就要求医者具备更加广阔的知识储备，像《素问·示从容论》中所讲的："夫圣人治病，循法守度，援物比类，化之冥冥，循上及下，何必守经。"医者不仅要精通所学医术，还要不断吸取新的知识与见闻，在天文地理、社会人文等各个方面都要有一定程度的造诣，并将这些知识加以灵活运用，方能更加有效地、长久地行医治病。

危亦林从弱冠之时便开始行医，其高祖云仙当年跟随名医董奉的后代学习大方脉，得道后便传至家学，危亦林全面传承了高祖的医学精髓，随后便继续学习伯祖危子美的妇人科及正骨科、祖父危碧崖的小方科。此外，其又跟随伯父危熙载，学习其治疗痨瘵的方法和眼科知识。后来危亦林又分别跟随斤竹江东山和临川范淑清学习疮肿科、咽喉口齿科等。《世医得效方·序》言："及储积古方，并近代名医诸方。"危亦林从不满足于自己所掌握的医学知识，从幼时起便开始不断学习家中世传的医术方书，所学内容包含内外妇儿及五官各科，且在研习书本的同时，走遍了全省各地，广泛收集了各类民间秘方验方，为自己日后成为一名学识高深、技艺高超的名医奠定了坚实基础，也为《世医得效方》的诞生做足了丰富的理论准备。正是由于危亦林这种百闻不厌的积极学习精神，才使得他能够兼百家医术于一身，并提炼升华出了许多新的医学思想和方法。如在《世医得效方》中，他提出了不同于以往的骨折部位诊断分类方法，同时骨折脱位整复法也得到了创新，最重要的是他提出了动静结合的治疗思想，即骨折后要兼顾固定与活动，为后世骨伤科类疾病的治疗提供了更加有效的参考。这些具有重要意义的新治法，以及《世医得效方》一书的伟大成就，都离不开危亦林数十年孜孜不倦的求学历程以及精益求精的医德追求。如果每一位医者都能具备其"儒学渊源，医书博览"和"凡《素问》诸书，靡不穷究"的不懈钻研精神，博览群书、寻师问方，那么《黄帝内经》所描绘的"上工"一词，也就不是那么的遥不可及了。

医者这一职业，培养周期相对较长，是因为要学习的书本知识庞杂，要掌握的临床实践能力要求高，中医讲究天人合一，认为人与自然是一个整体，两者存在着紧密的联系，所以一位中医医者不仅要学习人体疾病相关知识，还要涉猎更加广阔的自然知识与社会知识，在医术上也不能固执己见，要学会兼容并包，接纳其他医家的正确观点。这所学、所做的一切，最终还是会回归到"治病"本身上来，为更好的救死扶伤而服务。

三、严谨治学，不拘一格

在《素问·疏五过论》中，黄帝给雷公讲授了医学中的"五过四德"，谓："圣人之术，为万民式，论裁志意，必有法则，循经守数，按循医事，为万民副。故事有五过四德，汝知之乎？"在学医、行医的过程中，必须要遵守一些规则和方法，即"疏五过，明四德"，否则便无法成为一名优秀的医者。《黄帝内经》要求医者在为患者诊疗疾病之前了解其家庭身世，因为生活环境会对人的体质造成潜移默化的影响，"尝贵后贱"与"尝富后贫"

等生活条件的变化是值得医者关注的。医者也要着重观察患者的情绪、饮食状况，这些因素是构成人体体质和致病因素的重要条件，否则就会导致"愚医治之，不知补泻，不知病情"的误治行为。对于脉象的诊断，医者也要做到"以常衡变"，要结合正常的脉象去反复比对，《黄帝内经素问直解》言："为工而不知比类奇恒之道，此虽诊断之，不足为贵。"再者，医者还必须要严格遵守"三常之诊"的治疗模式，即详细询问患者的社会地位、金钱财富，同时医者自身要静心凝神、严厉整饬，并要熟悉掌握疾病发展的起因、经过、转归。《黄帝内经》认为做好这些事项是一位医者的本分，只有严格按照规则行医，才能不犯错误。

回顾危亦林的一生，他似乎总是走在治病寻方、立书著说的路上，但他从来不拘泥于古方古训，而是积极开拓创新、不断摸索，并建立了许多开创性的方法与方药，在骨伤科方面更是建树颇丰，这也造就了《世医得效方》非凡的历史意义与现实价值。在元代以前，中医骨伤科的发展几乎是一片空白，危亦林通过自身多年行医经验积累，又结合阿拉伯正骨术，开创了"正骨兼金镞科"，这才使得骨伤科得以基本建立。《世医得效方》记载了诸多具有创新性的疗法。如脊柱骨折后的"悬吊复位法"，通过运用手法整复凸起棘突，复位后再使用夹板固定，能够有效地保护脊柱，避免前曲。直到600多年后的1927年，英国医生达维斯才提出与其接近的悬吊法。另外，危亦林还提出了内服自然铜散，外用活血散，并指出在骨折早期禁止使用自然铜，要在"临欲好时"方能用之。这些由危亦林首先提出的方药及理论，至今仍然被广泛应用于临床之上。《世医得效方》中还提出了内服药物全身麻醉法，如在手术之前内服二十五味方和清心药方。同时，对酒和童子尿的巧妙用法，也是危亦林治病的一大特色。书中还总结归纳了"十不治证"，通过骨科脉候来预判手术的风险及术后恢复情况，并提出了"六出白、四折骨"等理论，这对当时的骨伤科学界造成了巨大冲击和影响，不仅为后世骨伤科医家提供了宝贵的理论方法及治疗模板，也对世界医学界做出了卓越的贡献。这些治法中的创举，如同危亦林不拘一格、敢为人先的无私奉献精神一样，打破了传统封建思想的束缚，将真正的医术和淳朴善良的医德发扬光大。

在任何学科发展的过程中，总会遇到"瓶颈"，但当我们回望历史，总有一些人在至关重要的转折时刻挺身而出。创新是每个学科发展的源泉，对于中医来说，临床实践是获得真知的首要途径，医生既要在治病救人的过程中严格遵循医理，又不能按图索骥般地死守常规，要具备辨证思维和推陈出新的能力，如此方能立于不败之地。

四、慎重传医，无私献术

在我国古代封建社会保守观念的束缚下，很多世代家传的医者宁可失传也不愿意将家传的秘方传授给旁人，更不用谈公开传播了，这样封建落后的思想使得中医药学的发展受到了一定程度的阻碍。在《灵枢·禁服》中，有一段描写雷公拜师黄帝请求其传授知识的文字，从中能看出医学授教是一个神圣庄严的仪式。"黄帝曰：'善乎哉问也！此先师之所禁，坐私传之也，割臂歃血之盟也，子若欲得之，何不斋乎。'"雷公听后便斋宿三日，方才正式接受黄帝的"歃血传方"。在传授仪式上，黄帝再次对雷公强调："慎之慎之，吾为子言之。"以上文字刻画出了一副庄重严肃的医学传授场景，学徒不仅要"歃血为誓"，还要克制自己的欲望，以表学医的决心，否则师傅是不会轻易将医术之道传授于他的。其实这样的描述，目的在于突出医者职责的重要性与神圣性，因为救死扶伤从不是一个轻松的事情，倘若没有择人而诲，真正的秘方没有流传到那些关爱患者、尽职尽责的医者手中，那么医术的传承就无从谈起。就像《黄帝内经》所说，在医学知识的传授上，不仅要做到"非其人勿教"，也要做到"非其真勿授"。

危亦林一生行医数十载，遍访四海城镇乡村，收集到了诸多民间验方，结合祖传秘术，又花费10余年时间按照元代太医院所分13科进行编排撰写，最终形成了这部上承唐宋，下启明清的著名方书——《世医得效方》。这部书也是危亦林唯一的传世著作，对于盱江医学乃至整个中医学界都有着十分重要的学术价值和影响。《世医得效方·序》中，承事郎王充耘称赞道："余观世之人，得一方辄靳靳焉莫肯示人，往往以《肘后》《千金》为解。今危氏以五世所得之秘，一旦尽以公诸人，其过人远矣。"在当时的社会，凡是有家传医术秘方者，出于自身利益考虑，大多都只局限于用这些方术来治疗患者，这些祖传秘方便成了养家糊口的"饭碗"，极少有愿意将秘方公之于众的医者。像危亦林这样不仅愿意坦然公开祖传五世的秘方要术，还自行收集归纳了颇多散落于民间的各类验方的医家，实属凤毛麟角。《黄帝内经》要求医者在传授知识时要慎重，不仅要挑选合适的人才进行培养，还要注重所传授知识的准确性、真实性，而危亦林则秉承了这一理念，坚持亲身实践，确保验方理论的正确无误，《四库全书总目提要》称《世医得效方》"所载良方甚多，皆可以资考据"。如此大度、求真的医德作风，值得后世医家顶礼膜拜。《世医得效方·序》言："然余以为以身种者有限，以书种者无穷。"仅靠自己一个人去发扬医术，永远只能使身边的人受益，而将知识镌刻于书本之上，便可造福于全天下的患者。随后书中又举许叔微的事迹作为反例，衬托出了危亦林公开家传秘术的无私与豁达，"阴德之报，在其身，在其子孙，余知其必有过于许氏者矣"。这样博施济众的行为是在积攒"阴德"，且能够造福子孙后世。

中医学的发展，离不开每位中医医者做出的贡献和努力，中医理论与临床技能的进步，需要不断总结、提炼、共享。当今的中医界，交流与分享的活动越来越多，这样有利于不同流派医学思想的碰撞与交融，使得中医的发展更加多元化，也让其更具包容性。在信息技术高度发达的今天，所谓的"秘方"不可能永远讳莫如深，只有让整个中医界去共同传承，它们才能发挥出最大价值。

总　结

作为盱江名医之一的危亦林，出身医学世家，勤奋好学，善于发现总结问题，在他数十年的行医生涯中，他乐于拜师学艺，博采众长，最终练就了精通内外妇儿各科的本领。同时，他也搜集了无数民间单方验方，并结合自己五代家传的医方秘术，汇集成了《世医得效方》一书，毫无保留地将自己掌握的所有医学知识传授给世人。作为一名医者，他治学严谨，始终坚守着"医司人命"的职业态度。在医术上，他善思勤练、推陈出新，敢于打破常规与僵化思维，提出了诸多具有建设性的治疗新方，为中医骨伤科的进一步发展打下了坚实基础。危亦林与李梴、龚廷贤、喻嘉言、陈自明等众多盱江名医一样，具有极高的医者职业精神，拥有一颗善良真诚的"仁心"，对患者关爱体恤。在治学方面，他们永不停止探索，敢于创新，用缜密的思维去辨证处方，力求不出差错。同时，他们身上所散发出的无私奉献精神更为可嘉，不图眼前小利，心怀中医发展的伟大格局，属实是后世医家为之奋斗的榜样标杆。

参考文献

［1］谢强.旴江医学史考（明代·上）［J］.江西中医药，2016，47（9）：9-14.

［2］谢强，袁莉蓉，黄冰林.旴江55位医药历史名人传略［J］.江西中医药，2019，50（3）：3-5.

［3］谢强，胡启煜，黄冰林.旴江55位医药历史名人传略（续二）［J］.江西中医药，2019，50（5）：3-5.

［4］谢强，孙思涵，黄冰林.旴江55位医药历史名人传略（续三）［J］.江西中医药，2019，50（6）：3-5.

［5］谢强，彭睿芳，黄冰林.旴江55位医药历史名人传略（续四）［J］.江西中医药，2019，50（7）：3-5，24.

［6］孙广仁.中医基础理论［M］.北京.中国中医药出版社，2007.

［7］何晓晖，徐春娟.传承创新是旴江医学最鲜明的特征［J］.江西中医药大学学报，2014，26（2）：4-7，76，81.

［8］谭银章.略谈脑髓学说的形成和发展［J］.湖北中医杂志，1989（2）：35-36.

［9］黄俊山.试析《内经》脑髓学说的特点［J］.中医药学报，1996（5）：3.

［10］徐瑛，张云鹏.明清时期脑的学说发展举要［J］.辽宁中医杂志，2004（12）：990-991.

［11］王自兴.石学敏治神学术思想探析［J］.光明中医，2016，31（5）：634-636.

［12］王茸，许军峰，俞晓阳.石学敏院士治疗中风后吞咽障碍的临床思路辨析［J］.浙江中医药大学学报，2022，46（1）：65-68.

［13］傅立新.脑主脏而不奉脏——兼谈脑、心之间相互关系［J］.天津中医药，2005（4）：306-307.

［14］段绮云，张彬.基于"脑主神明"理论的中风病辨治三要素浅析［J］.时珍国医国药，2021，32（2）：416-417.

［15］张震，赵博，郭永胜，等.基于脑主神明理论的抑郁症的中枢发病机制探讨［J］.时珍国医国药，2020，31（11）：2715-2718.

［16］吴德.《内经》膻中理论探讨［D］.南京中医药大学，2001.

［17］贾钰华.膻中小考［J］.中医函授通讯，1989（2）：3.

［18］曲黎敏.《灵兰秘典论》的五脏解读（六）五脏之外——膻中［J］.家庭医学（下半月），2009（3）：35.

［19］刘玺珍."膻中"考［J］.山东中医学院学报，1980（4）：31-32.

［20］李诗雨，高蕊.浅析开宣膻中法治疗郁证［J］.环球中医药，2021，14（8）：1427-1429.

［21］周欢欢，葛卫林，徐萍莉，等.论"十一脏取决于胆也"［J］.实用中医药杂志，2022，38（10）：1815-1817.

［22］姜维嘉，董波.董波运用开宣膻中法治疗胸痹心痛病的经验总结［J］.中西医结合心脑血管病杂志，2018，16（6）：824-825.

［23］王熙婷，王佰庆，王彩霞.从先秦人文思想论"脾为谏议之官"［J］.中华中医药杂志，2017，32（6）：2427-2430.

［24］王熙婷."脾为谏议之官"的理论探究［D］.辽宁中医药大学，2017.

［25］马程功，马跃荣."脾为谏议之官"内涵浅析［J］.亚太传统医药，2017，13（23）：69-70.

［26］彭松林，王勇.浅议"脾主谏议之官"［J］.河南中医，2010，30（9）：847-848.

［27］杨旭，岳仁宋，徐萌，等.从"脾主谏议"角度探讨半夏泻心汤对DGP模型大鼠肠道免疫功能的影响［J］.时珍国医国药，2019，30（9）：2078-2081.

［28］叶伟杰，吴林玉，付肖岩.基于"脾为谏议之官"的大肠癌肿瘤微

环境重塑［J］.中国中医药信息杂志，2023，30（2）：5-9.

［29］贺颖.基于金元时期代表性医籍的脾脏象基本理论整理研究［D］.辽宁中医药大学，2014.

［30］王晓玲.中医"脾主统血"核心名词的理论研究［D］.辽宁中医药大学，2016.

［31］李兴华，刘方洲，王希浩，等.补肾健脾方止血作用研究［J］.中医研究，2010，23（2）：28-30.

［32］郑真，胡剑北.从脾胰一体说建立脾不统血证模型的实验研究［J］.中医药信息，2005（5）：75-78.

［33］张玲，陈科，张雅月，等.健脾益气摄血方治疗免疫性血小板减少症临床疗效及其机制研究［J］.北京中医药大学学报，2020，43（4）：343-352.

［34］司鹏飞，李成卫，王庆国.肝"体阴用阳"理论形成研究［J］.辽宁中医杂志，2014，41（10）：2086-2087.

［35］姚杰."目体阴而用阳"理论及临床应用研究［D］.成都中医药大学，2019.

［36］姚鹏宇."体用理论"探析及中医学应用［J］.中医典籍与文化，2020（1）：185-210，343-344.

［37］胡识.喻昌脾胃学术思想研究［D］.江西中医药大学，2019.

［38］胡永军，孟静岩.《黄帝内经》脾胃理论析要［J］.中华中医药学刊，2007（4）：798-799.

［39］姚鹏宇，王建博，赵家有.叶天士基于"脾体阴用阳"理论论治脾胃病经验探析［J］.中国中医急症，2020，29（4）：721-723，727.

［40］王政山，沈福珍.从"阳道实，阴道虚"谈脾胃分治的临床应用［J］.环球中医药，2020，13（12）：2067-2069.

［41］董新悦，高晴，梁笑妍，等.刘启泉教授"脾胃分治"论治慢性萎缩性胃炎［J］.湖南中医药大学学报，2022，42（12）：2097-2100.

［42］刘振杰."动－定序贯"动态辨析糖尿病脾胃分治［J］.世界中医药，2012，7（4）：287-288.

［43］孙骏，曾丽莉，戴丁辉，等.喻嘉言脾气潮汐说治痰病初探［J］.现代诊断与治疗，2020，31（2）：194-196.

［44］徐景藩.喻嘉言论胃的学术思想概述［J］.中医杂志，1987（11）：47-49.

［45］潘桂娟，柳亚平.《中国历代名家学术研究丛书.喻昌》［M］.北京：中国中医药出版社，2017.

［46］程建国.呼吸与脏腑相关的理论及应用研究［D］.辽宁中医药大学，2018.

［47］薛进旭，毛慧芳，李东顶，等.从先秦－唐时期君臣观论"凡十一脏取决于胆也"［J］.中医研究，2021，34（3）：1-4.

［48］王娜琳，左艳丽，王佩佩，等.贾孟辉运用"十一脏皆取决于胆"治疗腹泻验案1则［J］.中国民间疗法，2019，27（12）：97-98.

［49］侯冠群.《内经》营卫理论研究［D］.山东中医药大学，2020.

［50］郑雪雍，张卫.从表里阴阳角度探析"凡十一脏，取决于胆"［J］.按摩与康复医学，2020，11（5）：3-4.

［51］刘蔚翔，姜泉.从"凡十一脏取决于胆"论治系统性红斑狼疮［J］.中医杂志，2019，60（8）：708-710.

［52］苏坤涵，刘万里.从"凡十一脏取决于胆"论治胃食管反流病［J］.中医学报，2022，37（7）：1390-1394.

［53］杨化冰，邹小娟，刘洪涛.从胆汁酸功能探讨《内经》"凡十一藏取决于胆"［J］.时珍国医国药，2019，30（10）：2464-2466.

［54］翟双庆.论李梴《医学入门》"脏腑论"［J］.北京中医药大学学报，2001（3）：6-10.

［55］李长青，党赢，钱占红，等."肺者，相傅之官，治节出焉"理论探微［J］.中华中医药杂志，2020，35（3）：1123-1125.

［56］刘峻杉.仁义礼智信五德的早期源流和当代诠释取向［J］.大学教育科学，2017（3）：94-100.

［57］万思艳.汉魏时期的"胆"观念探微［D］.华东师范大学，2017.

［58］李桂侠，杨扬.基于"胆主决断"理论胆量训练治疗失眠症患者的临床疗效研究［J］.天津中医药，2022，39（5）：575-580.

［59］梁婉娴，张锂泰，娄彦妮，等.贾立群教授从"胆主决断"的视角论治恶性肿瘤经验介绍［J］.中国医药导报，2021，18（8）：145-148.

［60］潘文奎.命门识［J］.湖南中医学院学报，1994（3）：1-3.

［61］弓明燕，徐仪明.《黄帝内经》以"目为命门"的目诊决死生［J］.中华中医药杂志，2022，37（7）：3718-3722.

［62］陈克正.命门十说析评［J］.北京中医，1986（5）：19-21.

［63］李瑞，鲁兆麟.命门位置争鸣的思考［J］.中国医药学报，2003（11）：651-654.

［64］白正勇，李淼.《难经》脏五腑六、腑五脏六浅释［J］.长春中医药大学学报，2011，27（3）：341-342，356.

［65］黎成科.治老年脾胃病症需重视解肝郁补命门［J］.新中医，1997（6）：12.

［66］王乐鹏，龙晓华，李洪娟，等.健康人体红外热像四时变化规律的初步研究［J］.中华中医药杂志，2015，30（5）：1809-1811.

［67］何晓晖，陈明人，简晖.旴江医学研究［M］.北京：中国中医药出版社，2018.

［68］吴祺，吕静.从肾延缓衰老的新思路［J］.贵阳中医学院学报，2016，38（06）：79-82.

［69］袁莉蓉.基于古今文献的旴江李梴上补下泻针法治疗五官疾病研究［D］.江西中医药大学，2020.

［70］尧斌，张艳芳，王万春.旴江名医龚廷贤小儿推拿学术思想浅析［J］.江西中医药，2018，49（2）：5-7.

［71］黄纪彬，谢强.盱江名医李元馨耳鼻喉科临证特色探析［J］.江西中医药大学学报，2015，27（3）：1-3.

［72］黄纪彬，谢强.南宋盱江名医黎民寿耳鼻喉科辨治特色［J］.江西中医药，2015，46（10）：3-5.

［73］曾冰沁，谢强，陶波等.盱江名著《寿世新编》辨治五官疾病特色探幽［J］.江西中医药，2018，49（11）：3-5.

［74］任伊梅，谢强.盱江名医沙图穆苏《瑞竹堂经验方》耳鼻咽喉科特色初探［J］.江西中医药，2015，46（9）：5-6，69.

［75］谢强，李思宏.盱江名医王文谟《济世碎金方》辨治喉病特色探析［J］.江西中医药，2015，46（9）：3-4，10.

［76］谢强，李思宏.盱江名医龚信喉病论治特色［J］.江西中医药大学学报，2015，27（5）：1-3，10.

［77］李思宏，谢强.盱江名医涂绅《百代医宗》喉病辨治思想初探［J］.江西中医药，2015，46（6）：3-5.

［78］孟丹，张永臣，贾红玲.龚廷贤《寿世保元》五官疾病辨治特色探微［J］.山东中医药大学学报，2018，42（4）：296-299.

［79］傅韩瑶，杨淑荣，谢强.盱江医著《仙传外科集验方》辨治耳鼻喉疾病探析［J］.江西中医药，2022，53（4）：4-5，9.

［80］谢强，黄纪彬，李克巡.盱江名医李梴《医学入门》耳鼻咽喉科学术特色［J］.江西中医药大学学报，2015，27（6）：1-3，20.

［81］芦万华.对盱江名医危亦林所著《世医得效方》中骨伤诊治方法的研究［J］.当代医药论丛，2019，17（1）：191-192.

［82］郝志，贾红玲，张学成，等.明代医家龚廷贤药物外治法探析［J］.山东中医药大学学报，2017，41（4）：361-363，371.

［83］王朝嘉，周步高，刘妙华，等.龚廷贤诊治肝病的思路与用药经验研究［J］.新中医，2022，54（24）：234-238.

［84］邱义勇，李丛.盱江医家龚廷贤癫狂证治探析［J］.中医研究，

2021，34（5）：55-58.

［85］赵海.《寿世保元》中治疗消渴经验［J］.光明中医，2009，24（10）：1868-1869.

［86］冀南，谢军.谢军教授辨治胁痛经验［J］.中国中医药图书情报杂志，2022，46（4）：49-51，55.

［87］徐春娟，陈荣，杨永寿.席弘、席弘学派与《席弘赋》［J］.中国针灸，2008，（11）：845-847.

［88］徐春娟，陈荣，裴丽，等.旴江医家针灸学术思想初探［J］.时珍国医国药，2013，24（6）：1435-1437.

［89］刘兰英，孙建华.不同补泻针法临床应用举隅［J］.承德医学院学报，2008，（4）：398-400.

［90］陈选，刘密，张佳丽，等.《黄帝内经·灵枢》九针十二原之小针之要学术思想探源［J］.中医药学报，2014，42（4）：186-187.

［91］杨琪，王东，王瑞辉.《黄帝内经》"三因制宜"思想在针灸治疗中的应用［J］.吉林中医药，2020，40（5）：581-584.

［92］刘羽茜，王朋.从《黄帝内经》浅谈针灸的"因时制宜"原则［J］.环球中医药，2021，14（8）：1401-1406.

［93］陈于柱，张福慧.敦煌藏文本P.3288V《逐日人神所在法》题解与释录［J］.天水师范学院学报，2019，39（4）：31-34.

［94］肖昌云.针灸人神禁忌学说研究［D］.北京中医药大学，2007.

［95］李世华，王育学.龚廷贤医学全书［M］.北京：中国中医药出版社，1999.

［96］苏妆，鞠宝兆.从《黄帝内经》看腧穴蕴义［J］.中国中医基础医学杂志，2014，20（3）：361，377.

［97］龚居中.红炉点雪［M］.上海：上海科学技术出版社，1959.

［98］胡国臣.陈自明医学全书［M］.北京：中国中医药出版社，2005.

［99］许敬生.危亦林医学全书［M］.北京：中国中医药出版社，2006.

［100］张旭东，赵吉平，刘清国.试论《黄帝内经》之循经取穴［J］.中华中医药杂志，2020，35（10）：4864-4867.

［101］何亚敏，刘密，常小荣，等.《黄帝内经》论灸法［J］.中华中医药杂志，2014，29（4）：1181-1183.

［102］何晓晖，陈明人，简晖.旴江医学研究［M］.北京：中国中医药出版社，2018.

［103］彭丹，胡岗，苏振宏.《黄帝内经》中蕴含的传统人文思想解读［J］.时珍国医国药，2022，33（11）：2732-2734.

［104］何晓晖，谢强，李丛，等.旴江医家医学教育思想探析［J］.江西中医药大学学报，2015，27（1）：1-4.

［105］孙悦.儒医李梴医德观溯源及其当代价值［J］.江西中医药，2021，52（10）：1-3.

［106］邹来勇，涂国卿，汤群珍.浅析旴江医家医德的价值［J］.中医教育，2014，33（5）：54-55.

［107］王梅.浅谈《黄帝内经》中的传统医德［C］//中华中医药学会第十六次内经学术研讨会论文集.山东，2016：339-341.

［108］温长路.《黄帝内经》中的医德学思想［J］.河南中医学院学报，2009，24（4）：1-4.

［109］王晶晶，王洪武.从《黄帝内经》论和谐医患关系的构建［C］//中华中医药学会第十六次内经学术研讨会论文集.山东，2016：344-346.

［110］马思田.从《黄帝内经》讨论医患关系与沟通［J］.家庭医药.就医选药，2016，（7）：287-288.

［111］张稚鲲.龚廷贤医学教育思想评析［J］.中医教育，2008，（4）：69-72.

［112］曹志平.明代父子御医龚信与龚廷贤的医学伦理思想［J］.职大学报，2011，（2）：33-36.

［113］乔黎焱，范彩文，闫行.《黄帝内经》中的人本关怀内涵［C］//

2017国际数字医学会数字中医药分会论文集.广州，2017：1.

［114］何彩云，刘霁堂.《医门法律》医德规范思想［J］.中国中医药现代远程教育，2020，18（20）：80-81，86.

［115］国峰宝，马其南.《黄帝内经》医德文化的阐释及时代价值［J］.中国医学伦理学，2021，34（12）：1609-1612.

［116］欧阳镇.喻嘉言佛医思想新论［J］.东方哲学与文化，2019（1）：193-203.

［117］龙奉玺.《喻昌医学三书》学术思想研究［D］.北京中医药大学，2009.

［118］陈海华，赵艳，王敏.论《黄帝内经》的医德思想及其时代价值［J］.中国医学伦理学，2021，34（04）：522-526.

［119］王茂泓.喻嘉言对盱江医学的影响与贡献［J］.江西中医药，2020，51（10）：6-8，22.

［120］张红霞.《黄帝内经》的医学教育思想及其现代观照［J］.中医教育，2017，36（3）：30-33.

［121］张良莎，袁永飞，龙艺.《黄帝内经》的医学教育观点及其当代价值［J］.医学与哲学，2022，43（16）：63-65，70.

［122］何晓晖，谢强，李丛，等.盱江医家医学教育思想探析［J］.江西中医药大学学报，2015，27（1）：1-4.

［123］冯文林，张国华，张继苹，等.基于《黄帝内经》谈医学生的素质培养［J］.中国中医药现代远程教育，2022，20（6）：33-35.

［124］钱会南.《黄帝内经》人文关怀思想解读［J］.安徽中医药大学学报，2018，37（4）：1-3.

［125］崔珊，刘娟.《黄帝内经》中的医德思想探微［J］.亚太传统医药，2017，13（19）：57-58.

［126］何晓晖.盱江医家医德风范赏析［J］.江西中医药，2016，47（9）：3-8.

［127］赵心华，袁颖，戎芬，等.疫情防控背景下再论"何以为医"——基于《黄帝内经》医德思想［J］.中医药管理杂志，2022，30（15）：37-39.

［128］江振，田鸿来.盱江名医危亦林《世医得效方》骨伤科学术思想探究［J］.四川中医，2021，39（3）：24-27.

［129］陈海华，赵艳，王敏.论《黄帝内经》的医德思想及其时代价值［J］.中国医学伦理学，2021，34（4）：522-526.